Entfalte deine Lebensenergie

Rajshree Patel

Entfalte deine LEBENS ENERGIE

Der mühelose Weg zu mehr Resilienz, Power und purer Lebensfreude

Aus dem Englischen übersetzt von Martin Bauer

Lotos

Die Originalausgabe erschien 2019 unter dem Titel
The Power of Vital Force bei Hay House Inc., USA.

FSC
www.fsc.org
MIX
Papier aus verantwortungsvollen Quellen
FSC® C014496

Verlagsgruppe Random House FSC® N001967

Erste Auflage 2020

Umschlaggestaltung und Motiv: © Guter Punkt, München
Satz: Satzwerk Huber, Germering
Druck und Bindung: GGP Media GmbH, Pößneck
ISBN 978-3-7787-8295-8
www.Integral-Lotos-Ansata.de
www.facebook.com/Integral.Lotos.Ansata

Der angeborenen Resilienz
des Lebens gewidmet

Inhalt

Teil IV:

Ein Upgrade fürs Betriebssystem

Teil V:

Das universale Bewusstsein

Vorwort

Seit mehr als zwei Jahrzehnten versuche ich nach Kräften, ein leistungsfähigerer, besserer Mensch zu werden. Zunächst versuchte ich es mit der Ethik des Silicon Valley – mit harter Arbeit, eifrigem Studieren, viel Fleiß, Arbeit bis spät in die Nacht. Und tatsächlich schaffte ich einen Masterabschluss an einer Eliteuni und hatte meine erste Million verdient, bevor ich siebenundzwanzig war. Nur war ich leider ständig kaputt und unglücklich (ganz zu schweigen von meiner Wut), was mir alles meist gar nicht bewusst war.

Ich gab über eine Million Dollar zur Optimierung meines Körpers aus – die ganze Palette, von der subzellulären Ebene bis hin zur höchsten spirituellen Ebene. Dabei begründete ich das *Biohacking:* die Kunst und Wissenschaft, die Bedingungen innerhalb und außerhalb unseres Körpers so zu verändern, dass wir volle Kontrolle über unsere Biologie bekommen.

Vor diesem Hintergrund gründete ich Bulletproof, ein Unternehmen, das sich der Steigerung menschlicher Leistungsfähigkeit widmet (und dafür Butter in Kaffee mischt). Mittlerweile haben wir mehr als zweihundert Millionen Tassen unseres Denkfix-Kaffees verkauft. Ich habe Bücher über die Funktionsweise des Gehirns verfasst, Hunderte Forscher auf den Gebieten Bewusstsein und Biologie für Bulletproof Radio interviewt und ein neurowissenschaftliches Institut zur Optimierung des menschlichen Gehirns gegründet.

Die Essenz jener Dinge, die hinter meinen Lernprozessen und Erfolgen stecken – das Bindegewebe zwischen allen Formen des Biohacking und der persönlichen Weiterentwicklung –, findest du in diesem Buch.

Am Beginn rannte ich zu Ärzten und Psychologen und stürzte mich auf alles, was versprach, mir Energie und Gesundheit zu verschaffen. Das machte mich noch erfolgreicher; aber noch immer war ich aus unerfindlichen Gründen wütend. Ich war noch immer erschöpft, und um nichts glücklicher. Eines Tages erzählte mir ein indischer Ingenieur, mit dem ich in einem Start-up zusammenarbeitete, von einer neuen Art Meditation, die mir gefallen könnte. *Kann ja nicht schaden,* dachte ich, und ging hin. Auf die Blumen und Kerzen im Meditationsraum reagierte mein Hacker-Verstand misstrauisch. Und obwohl ich während des Kurses mit etwas ungeheuer Wertvollem in Berührung kam, ließ ich mich nicht darauf ein, weil es meinem westlich geprägten Denken widersprach.

Erst zwei Jahre später fiel der Groschen. Mein Chef lud mich zu einem Meditationstraining für Führungskräfte ein, das im Haus eines Intel-Managers stattfinden sollte. Solche Einladungen schlägt man nicht aus. Im Verlauf des Wochenendes fand ich heraus, dass Techniken der vedischen oder yogischen Tradition, insbesondere des Happiness-Programms von Art of Living, mir tatsächlich helfen konnten. Ich integrierte die Übungen in meinen Alltag und praktizierte sie über mehr als fünf Jahre hinweg täglich.

Jeden Samstagmorgen um sieben traf ich mich mit anderen Managern zu Atem- und Meditationsübungen.

Mein Freund Prabakar, Technik-Vorstand eines bekannten Unternehmens, fand dafür eine treffende Formulierung: »Ich kann nicht erklären, warum gemeinschaftliches Atmen etwas bringt, aber danach fühle ich mich, als hätte ich eine geistige Dusche für die ganze Woche genommen. Ich bin in der Arbeit freundlicher.«

Diese Atem- und Meditationsübungen waren meine Einführung in das riesige Feld des Energiemanagements, das in den uralten Lehren der vedischen Tradition steckt. Wie du in diesem Buch sehen wirst, geht es dabei weit über tägliche Übungen zum Stressabbau und zur Leistungssteigerung hinaus. Die hilfreichen Meditations- und Atemtechniken, die ich erlernte, kratzen gerade mal an der Oberfläche dessen, was in diesem Buch steckt. Hier findest du ein umfassendes System, um Körper und Geist aufblühen zu lassen.

Man könnte die ganze vedische Tradition sogar, wie die Autorin es tut, als »antikes Biohacking« bezeichnen. Natürlich haben unser technisches Know-how und das Wissen um unsere Biologie seit der Epoche der Veden immense Fortschritte gemacht. Trotzdem sind ihre Tausende Jahre alten Prinzipien und Methoden bis heute unerreicht, wenn es darum geht, Körper, Geist und Seele aufzuwerten.

Das Buch, das du gerade in Händen hast, enthält ein unglaubliches Konzentrat dessen, wofür es sonst jahrelangen Studiums der verschiedensten fernöstlichen Techniken bedürfte. Doch das Wertvollste, was du daraus ziehen wirst, ist das Wissen um unbewusste geistige Widerstände und Kämpfe, die dir das Leben an allen Ecken und Enden unnötig schwer machen. Mit großer Weisheit und viel Humor erklärt Rajshree Patel, wie die

»Maschine namens Geist« in deinem Leben Probleme schafft – und wie du deinen auf Hochtouren arbeitenden Verstand zur Ruhe bringst, um dein wahres Energiereservoir anzuzapfen.

Geist und Energie sind zwei Seiten der gleichen Medaille – das habe ich nach Jahren des Biohacking verstanden, und das wird auch sehr anschaulich in diesem Buch erläutert. Sobald du deinen Geist zu zähmen gelernt hast, geht dein Energieniveau durch die Decke. Diese Energie sorgt dann dafür, dass auch deine geistige Leistungsfähigkeit – in Form von Gedanken, Gefühlen, Bewusstheit und Lebenseinstellung – ganz von selbst steigt. Deine Grundeinstellung verändert sich, weg von Widerstand und Kampf, hin zu Akzeptanz, Dankbarkeit und Stärke. Diese Aufwärtsdynamik ermöglicht Höchstleistungen, und in diesem Buch erfährst du, wie auch du brillieren und aufblühen kannst.

Du bist ein Wesen grenzenloser Fähigkeiten. Zur Ausschöpfung dieses Potenzials braucht es weder Selbstoptimierung noch Selbsthilfe. Sondern *Selbst-Bewusstheit,* wie Patel schreibt. Das Geheimnis besteht darin, die Fesseln des eingeschränkten Denkens abzustreifen, sich von Emotionen zu befreien, die in Vergangenheit oder Zukunft verhaftet sind, und beschränkende Einstellungen zu überwinden. So gelangen wir zum »universalen Bewusstsein«, zu grenzenloser Intelligenz, Liebe und Potenzialität.

Denke über das kostbare Wissen nach, das in diesen Seiten steckt, und lerne es anzuwenden. Dann wird dir das Leben in einem Ausmaß leichter fallen, das du nie für möglich gehalten hättest. Beziehungen. Beruf. Familie. Kreativität. Glück. Vielleicht gelingt dir sogar etwas wahrhaft Umwerfendes, das du dir nie zugetraut hättest – nicht durch harte Arbeit oder unermüdlichen Fleiß, sondern indem du deine angeborene Kraft ausschöpfst: die Energie des Lebens selbst, die Kraft, die dir das Leben verliehen hat und die dich lebendig erhält. Diese Energie ist die *Lebensenergie*.

Lass dich mit offenem Geist auf dieses Buch ein, und du erlebst das tolle Gefühl, wie dein Leben mühelos wird und spannend.

Dave Asprey
Bestsellerautor, Gründer und CEO von Bulletproof

Einleitung

Meine Geschichte und deine Reise

Mein ganzes Leben lang trieb mich die Frage um: *Wer bin ich?*

Schon als Kind wunderte ich mich darüber, dass verschiedene Menschen in der gleichen Situation völlig unterschiedlich reagieren. Vermutlich stellte sich mir diese Frage auch, weil ich im ländlichen Indien aufwuchs, wo das Leben hart war und viele Menschen (auch ich) regelmäßig hungrig ins Bett gingen. Doch warum überwanden manche Menschen diese Umstände, während andere auf ewig im Elend stecken blieben? Ich fragte mich: *Was ist da in uns, das offenbar bestimmt, wie gut unser Leben läuft?*

Seit dreißig Jahren reise ich nun schon um die Welt und bringe Menschen bei, ihr Potenzial auszuschöpfen. Ich habe das Mysterium des Ichs erkundet, experimentell und ganz handfest, in meinem eigenen Leben und in anderen. Die einfache Frage *Wer bin ich?* prägt bis heute meinen Alltag und meine Arbeit. Sie beeinflusst meine Beziehungen, aber sie hat auch das Leben Hunderttausender Menschen weltweit verändert: von Spitzenmanagern, Hausfrauen, Studenten, Schauspielern und Künstlern bis hin zu Kriegsveteranen. Ich durfte miterleben, wie sehr viele Menschen mühelos ihr tieferes Potenzial erschlossen, ihre innere Kraft fanden und präsent im gegenwärtigen Augenblick wurden. Sie entdeckten ihre wahre Identität und blühten auf: körperlich, geistig, emotional und spirituell. Das veranlasste mich, dieses Buch zu schreiben. Ich wollte ein noch größeres Publikum mit dem Wissen und den Techniken vertraut machen, die sich für mich und unzählige andere auf der Reise zum Selbst als unschätzbar wertvoll erwiesen haben.

Schon am Anfang meiner eigenen Reise wurde mir klar, dass wir alle im Bann einer Riesenlüge stehen. Eltern, Lehrer, die Gesellschaft – sie alle trichtern uns, wissentlich oder unwissentlich, ganz großen Quatsch ein. Die Lüge lautet: Um im Leben Großes zu erreichen, müsst ihr euch anstrengen, hart arbeiten und scharf nachdenken.

Doch im Verlauf der Jahre habe ich gelernt, dass wahres Glück, gute Beziehungen, Elan und Lebensfreude nur sehr wenig von harter Arbeit und scharfem Nachdenken abhängen. Schau dich doch mal um. Die meisten wirklich erfolgreichen Menschen (womit nicht nur beruflicher Erfolg gemeint ist) buckeln sich nicht Tag und Nacht krumm. Sie grübeln nachts auch nicht endlos darüber nach, wie sie den nächsten Schritt auf der Leiter hochsteigen. Ihre Leistungen, ihre Lebenszufriedenheit beruhen nicht oder nicht vorrangig auf harter Arbeit. Sondern auf etwas anderem – etwas viel Größerem.

Doch was ist dieses »Größere«? Eine gewisse magische Qualität, eine unbeschreibliche Anziehungskraft, die wir in Gegenwart von wahrlich erfolgreichen Menschen spüren – von energiegeladenen, lebendigen und dynamischen Menschen. Das mag man Strahlkraft nennen, Zauber oder schlicht Energie. Gemeint ist die Fähigkeit, sich mit ganzem Schwung in etwas einzubringen – was auch immer dieses »Etwas« ist –, entschlossen, ohne Zaudern und Zweifel, sondern mit Klarheit und einem ganz großen *Ja*. Diese Fähigkeit kommt nicht von außen. Wir alle, auch du, werden damit geboren. Als Kinder hatten wir diese innere Präsenz, Kraft, *Lebendigkeit* alle noch. Du musst sie also nicht mühsam erlernen, sondern nur wiederfinden.

Der Schlüssel zum Erfolg liegt nicht in harter Arbeit und klugen Plänen für die Zukunft. Sondern in der mühelosen Kraft des Lebens selbst – des Lebens, mit dem du geboren wurdest. Die Kraft und Intelligenz, die jedes Teilchen unserer Existenz umgibt und durchdringt, steckt auch in dir. Sie macht aus, was und wer wir sind. Wir müssen sie nur erkennen und nutzen, dann wirkt sie für uns und mit uns.

In diesem Buch beschreibe ich, wie du diese Kraft wiedererlangst. Es soll dir nützliche Anleitung und Unterstützung auf deinem Weg der Selbsterkenntnis sein, damit du der Vollkommenheit wieder näherkommst, die in dir steckt.

* * *

Als ich noch jung war, bezog ich die Frage *Wer bin ich?* auf meine kulturelle Identität. Ich kam in Uganda zur Welt, wuchs im ländlichen Indien und in New York auf, als Einwanderin der ersten Generation. *Wer bin ich? Inderin oder Amerikanerin?* Später grübelte ich darüber nach, wer ich als Frau sei: *Wer bin ich als Tochter, als Schwester, als künftige Ehefrau?* Nach meinem Uniabschluss in Jura fragte ich mich: *Wer bin ich als Anwäl-*

tin? Bin ich Staatsanwältin oder Verteidigerin? Später richteten sich die Überlegungen eher nach innen: *Bin ich nur mein Körper? Bin ich meine Gedanken? Oder etwas jenseits davon?*

Die Frage, wer ich denn sei, fühlte sich wie eine Last an, weil ich merkte, dass ich zwischen zwei kulturellen Identitäten feststeckte und in keine wirklich passte. Einerseits war ich in Amerika aufgewachsen, wo man seinen Lebenspartner selbst aussuchte – oder aber ledig blieb, wenn es einem passte. Dagegen gab es in der indischen Kultur, die ebenfalls in mir steckte, überhaupt keine Alternative zum Leben mit Mann und Kindern. Freiwillig ledig zu bleiben kam nicht infrage.

Als einzige Tochter spürte ich gewaltigen Druck: Meine Eltern hatten genaue Vorstellungen davon, wer ich sein sollte. Trotzdem war ich kein Rollenvorbild für indische Mädchen. Ich war schon immer selbstbewusst und rebellisch, mit einer scharfen Zunge und einem aufbrausenden Temperament geschlagen. Als ich sieben war, heiratete eine Tante in Gujarat, dem indischen Bundesstaat, in dem ich aufwuchs. Damals war es noch üblich, dass die Familie der Braut der Familie des Bräutigams eine Mitgift brachte. Bei jeder Runde, die das Brautpaar während des Eheversprechens um das Feuer drehte, bot die Brautfamilie etwas Wertvolles an, etwa eine Uhr, eine Goldkette oder ein silbernes Armband. Ich saß allein auf dem Hausdach und betrachtete das Spektakel. Plötzlich erklärte die Mutter des Bräutigams mitten in der Zeremonie: »Wir wollen nicht *das,* wir wollen *dies,* sonst blasen wir alles ab.« Meine Großmutter konnte nicht aufbringen, was da verlangt wurde, was die Familie in eine kritische Situation brachte. Als ich das sah, rief ich vom Dach aus: »Wir wollen unsere Tante nicht verkaufen. Nehmt euren Sohn und schleicht euch. Ihr solltet *uns* bezahlen!« Da rannte mein Onkel zu mir und zerrte mich weg.

Natürlich erwarten alle Eltern etwas von ihren Kindern, aber indische Eltern sind extrem anspruchsvoll. Es wird dich also kaum überraschen, dass ich jahrelang gegen solche Erwartungen ankämpfen musste. Wäre es nach meinen Eltern gegangen, hätte ich weder studiert noch etwas aus meinem Leben gemacht, sondern früh geheiratet. Sie fürchteten, ich könnte zu »selbstständig« werden und aus der Tradition ausbrechen. Also musste ich ohne ihren Segen zur Uni gehen und mich vollständig über Studienkredite finanzieren. Mit Anfang zwanzig flog ich sogar einmal auf ihren Wunsch hin nach Indien, um mich wegen einer möglicherweise zu arrangierenden Ehe schlauzumachen. Sechs Tage lang fragte ich mich, was zur Hölle ich da tat, dann warf ich den Krempel hin. Diese sechs Tage veränderten mein Leben. Seitdem wehre ich mich gegen die Wünsche meiner Eltern und gegen die Tradition. Ich blieb Single, machte meinen Master und zog nach Kalifornien. Dort arbeitete ich als Bundesanwältin und später als Staatsanwältin. Einige Jahre später nahm mein Leben eine weitere, noch dramatischere Wendung, als ich die Juristerei aufgab und mich dem »natürlichen Gesetz« zuwandte – dem Studium unserer Innenwelt von Verstand, Gefühl und Geist.

Es war nicht leicht, die »Verdrahtung« zu überwinden, die mir vorschrieb, wer ich zu sein hätte, die Konditionierung, die mich dazu brachte, mich selbst in Schubladen mit Etiketten wie »Inderin«, »Tochter«, »Erfolgsmensch«, »Einwanderin« und »Anwältin« zu stecken.

Meine Kindheit, mein Geschlecht, meine ethnischen Wurzeln, meine Traumata und meine Erfolge – sie alle haben meine Identität und Weltanschauung geprägt. (Bei dir verhält es sich natürlich genauso.) Dieses innere Wertesystem trug erheblich zu meinem beruflichen Erfolg bei. Doch gleichzeitig hinderte es mich daran, mein Potenzial auch nur annähernd auszuschöpfen. Es fiel mir nicht leicht, meine Konditionierung zu vergessen und die Komfortzone zu verlassen, die ich einst als mein Ich kannte. Aber heute weiß ich, dass erst dann etwas wirklich Großartiges in unserem Leben geschehen kann, wenn wir wiederentdecken, wer wir wirklich sind. Wir müssen unsere Identität neu verdrahten, um mehr als die Summe unserer flüchtigen Erfahrungen zu sein. Wir müssen das Programm unseres Gehirns umschreiben, das uns darauf dressiert, auf eine ganz bestimmte Weise zu denken, wahrzunehmen und zu glauben.

Ich bin weder Wissenschaftlerin noch Mystikerin, aber nach dreißig Jahren Forschung und empirischer Beobachtung weiß ich eines: Wir bestehen – genau wie das Leben an sich – aus mehr als dem, was wir sehen, hören, berühren und fühlen.

Ich bin nicht der Typ, der etwas einfach so glaubt. Als Anwältin vertraue ich einzig handfesten Beweisen. Die einzige Sprache der Spiritualität, die je für mich funktionierte, war meine persönliche Erfahrung. Ich musste im Lauf meiner Entdeckungsreise immer selbst herausfinden, wer ich in einem weiteren Sinne war; jenseits meiner kulturellen Identität, jenseits der Rollen, die ich in meinem Leben spielte, jenseits meines Körpers, meiner Gedanken und letztlich meines eigenen Geistes. Auf dem Weg entdeckte ich eine Kraft und ein Potenzial, die nicht nur mein eigenes Leben stützen und erquicken, sondern auch das Leben Zehntausender Menschen, mit denen ich das Glück hatte zu arbeiten. Heute ist *Wer bin ich?* für mich mehr als nur eine Frage. Es ist ein Quell des Staunens.

Wobei sich die Pragmatikerin in mir auch fragt, was die Wissenschaft zu diesem Thema sagt. Natürlich bin ich weder Wissenschaftlerin noch Mystikerin, aber nach dreißig Jahren Forschung und empirischer Beobachtung weiß ich eines: Wir bestehen – genau wie das Leben an sich – aus mehr als dem, was sich sehen, hören, berühren und fühlen lässt. Ich weiß, dass wir aus Materie bestehen und aus Energie. Wir sind sowohl Körper als auch Geist. Wir sind sowohl Verstand als auch Gefühl. Wir sind sowohl sichtbar als auch unsichtbar. Wir sind sowohl solide als auch Raum. Wir streben nach Erfolg, aber auch nach einem sinnerfüllten Leben.

Das Problem besteht darin, dass wir darauf getrimmt wurden, das Leben auf rein materieller Ebene wahrzunehmen. Auf Gefühle und Emotionen achten wir kaum und sehen weder das Kraftfeld noch das Bewusstsein, auf dem alles Leben beruht, auch wenn Weise aus aller Welt seit Tausenden Jahren davon sprechen und mittlerweile auch die Wissenschaft sie anerkennt. Niemand lehrt uns, nach innen zu blicken.

Doch so war es nicht immer: Indische Schüler erhielten traditionell zwölf Jahre lang Unterricht in den »handfesten« Disziplinen wie Mathematik, Naturwissenschaften, Lesen und Sprache, parallel dazu aber auch zwölf Jahre spirituelle Schulung. *Gurukula*, »Ausbildung des Geistes«, lehrte sie alles über Seele, Herz, Geist, Energie und Bewusstsein. Viele antike Kulturen legten großen Wert auf das Studium von Natur, Geist und Seele. In Indien gab es diese Tradition seit Urzeiten. Sie endete mit der Kolonisierung und ist inzwischen fast vergessen.

Heutzutage bringt man uns bei, nur auf den äußeren Schein der Realität zu achten. Folglich bestimmt auch nur das, was wir sehen, hören, berühren und fühlen können, unsere Identität. Wir lassen uns völlig von der materiellen Welt vereinnahmen. Wir starren durch weit geöffnete Augen nach draußen. Selbst mit geschlossenen Augen können wir die tiefer gehende Realität des Lebens unterhalb der Oberfläche nicht sehen. Doch wir müssen nach innen blicken, um uns auf die Frequenz dessen einzustimmen, wer wir sind, um unser gewaltiges Potenzial und die unendlichen Möglichkeiten zu erkennen, die unter der Oberfläche unserer äußeren, materiellen Wirklichkeit schlummern.

Nach innen blicken wir in aller Regel erst in Not- oder Krisenzeiten – oder rein zufällig. Bei mir kam beides zusammen. Der glückliche Zufall trat an einem Frühlingsabend des Jahres 1989 ein. Ich war Mitte zwanzig und unterwegs zu einem, wie ich glaubte, Konzert. In der Veranstaltungshalle entdeckte ich meinen Irrtum. Es ging nicht um den berühmten Sitarspieler Ravi Shankar, sondern um den spirituellen Lehrer gleichen Namens, auch Sri Sri Ravi Shankar genannt. Damals interessierte ich mich nicht die Bohne für Gurus und Spiritualität. Doch als mir mein Fehler aufging, war es schon zu spät, um ohne größeres Aufsehen zu verschwinden. Also setzte ich mich, verdrehte die Augen und machte mich innerlich über die Worte des Meisters lustig. Seine Ausführungen über das Leben, Erfolg, Glück und die Natur der Wirklichkeit waren ja vielleicht ganz unterhaltsam, aber ich empfand sie als kitschig und idealistisch, als abgehoben von der Realität auf dem Planeten Erde. Die ganze Geschichte jenes schicksalhaften Abends erzähle ich später, vorerst soll genügen, dass ich wider »besseres Wissen« beschloss, mich für einen Workshop anzumelden, den Sri Sri am folgenden Wochenende anbot.

Während dieses Workshops erfuhr ich mehr über die Philosophie und die Techniken der Veden und lernte eine uralte Atemtechnik. Am zweiten Tag erlebte ich etwas, das man wohl als metaphysische Offenbarung beschreiben könnte. Bis heute finde ich keine angemessenen Worte dafür, was damals passierte. Nur so viel: Plötzlich schwebte mir ein Bild vor Augen, *wer ich bin,* jenseits aller Schubladen, Grenzen und Beschränkungen. Ich erlebte eine Explosion grenzenloser Energie, totaler Bewusstheit und ein gewaltiges, überströmendes Gefühl von Dankbarkeit und grenzenloser Liebe, das nicht im Zaum gehalten werden konnte. Ich weinte innerlich, aber ohne jegliche Traurigkeit – oder zumindest *dachte* ich, es wäre nur innerlich. Ich merkte gar nicht, dass ich laut schluchzte – während der Atemmeditation! Es fühlte sich an, als hätte ich mit offenen Augen geträumt, so lebendig waren die Bilder.

Als ich schließlich die Augen öffnete, sah ich, dass alle anderen die Meditation längst beendet und sich über ihre Erfahrungen ausgetauscht hatten – und jetzt starrten sie alle auf mein tränenüberströmtes Gesicht. Während ich mich nun im Raum umsah, hätte ich nicht sagen können, ob ich von außen durch meine Augen in mich hineinblickte oder ob ich in meinem Körper steckte und durch die Augen hinaussah. Stell dir einen Raum vor, dessen Wände nur aus Fenstern bestehen, sodass du nicht mehr weißt, wo drinnen oder draußen ist – so fühlte sich das an. Ich hatte gerade mit unheimlicher Klarheit gespürt, dass es sich bei *wer ich bin* um Energie handelt; voll unfassbarer Liebe und Bewusstheit. Ich spürte, dass ich jederzeit an jedem beliebigen Ort sein konnte. Zum ersten Mal verstand ich, dass etwas noch schneller von einem Ort zum anderen gelangen kann als Licht: mein Geist. Ich! *Wir.* Unser Geist, unsere Bewusstheit kann jederzeit überall sein. Wir erkennen das bloß nicht, weil wir uns so auf unseren Körper fixieren. In jenem Augenblick spürte ich mit absoluter Gewissheit: Ich bin mehr als nur ein Körper. Ich bin etwas viel Mächtigeres und Unbeschreibliches, das in und um diesen Körper zu Hause ist.

All das konnte ich mir nicht erklären. Die Folge meiner Erfahrung – *die* konnte ich sehr wohl fassen: das schier übermenschliche Gefühl, *alles* zu können. Da ich nun diese gewaltige Kraft, dieses unfassbare Potenzial in mir erblickt hatte, lösten sich alle Selbstzweifel auf. Sie verschwanden, einfach so. Ohne es überhaupt zu bemerken, hörte ich auf, Dinge zu sagen wie *Das kann ich nicht. Das schaffe ich nicht. Das werde ich nie. Ich glaube nicht, dass das möglich ist.* Plötzlich definierte ich mich neu. Aber ich ersetzte nicht mein altes System an Glaubenssätzen durch ein neues. Mir ging auf, dass ich mehr vermochte, als ich mir je hätte träumen lassen. Ebenso viel wie all die Menschen, die ich bewunderte: Rollenvorbilder und visionäre Anführer, von guten Freunden, die Auschwitz überlebt hatten, bis hin zu meinem Vater, der mit unbezähmbarem Willen noch die schwierigsten Situationen meisterte. Menschen wie Gandhi, Nelson Mandela und Martin Luther King, die vor Energie nur so sprühten, einer Energie, die verhieß, dass alles möglich ist. An jenem Wochenende spürte ich, dass alles, was diese Menschen auszeichnet, auch in mir steckte. Plötzlich erfüllten mich Selbstgewissheit, Klarheit und Selbstgefühl, wie ich es mir nie hätte träumen lassen.

Wohlgemerkt interessierte sich mein Juristengehirn auch weiterhin nicht im Geringsten für Metaphysisches. So umwerfend die Erfahrung auch gewesen war: Ein Teil von mir tat sie als Zufallstreffer ab. Doch was am nächsten Tag und über die folgenden Wochen in der Arbeit passierte, interessierte mich sehr wohl. Meine Leistungsfähigkeit war geradezu explodiert. Fälle, für deren Bearbeitung ich vorher vier Stunden gebraucht hatte, erledigte ich jetzt in einer Stunde. Ich schaffte jetzt fünfundzwanzig Fälle in der Zeit, in der meine Kollegen vielleicht zehn oder elf abarbeiteten. Das innere Schnattern, das Rauschen im Gehirn, das mir so vertraut war, verstummte fast vollständig. Ich ging so in der Arbeit auf, dass die Erledigung der Fälle fast auf Autopilot lief.

Trotzdem machte ich eher widerwillig den nächsten Schritt und meldete mich erst auf das Drängen eines Freundes hin, den ich zum Wochenendkurs mitgenommen hatte, zu einem zehntägigen Schweige-Retreat an. Wobei ich mir weiterhin keine spirituelle Erleuchtung erhoffte, sondern eine Effizienzsteigerung. Ich malte mir aus, wie ungeheuer produktiv ich werden könnte, wenn ich diese Sache volle zehn Tage durchzöge. Und vielleicht, als Nebeneffekt, würde mir währenddessen auch klarer werden, was ich im Leben will. Die Vorstellung, heiraten zu müssen, erfüllte mich weiterhin mit Schrecken. Ich kannte ja die traditionellen indischen Ehen mit ihren total fest gefügten Rollen für beide – und die amerikanischen Scheidungsraten. Mein Vater rief mich immer noch jede Woche im Büro an, um mir einen neuen Heiratskandidaten schmackhaft zu machen. Aber ich wehrte mich tapfer. *Möchte ich wirklich lieber Karriere statt Kinder?* Auf diese Frage wusste ich noch keine gute Antwort.

Ich weiß noch, wie ich einmal zu The Bodhi Tree ging, einer bekannten Buchhandlung in Los Angeles, und dort eine Wand mit Bildern von Heiligen und Weisen sah. Ich überlegte: *Wenn eine dieser Figuren heutzutage lebte, würde ich mein Leben dann anders betrachten?* Doch ich hielt all die Geschichten von Yogameistern für erfundenes Zeugs aus imaginären Vergangenheiten, für ebenso real wie Noahs Arche oder die wunderbare Brotvermehrung. Ich glaubte, absolut niemand auf diesem Planeten könnte wirklich so erleuchtet sein.

Mit dieser Haltung ging ich ins Schweige-Retreat. Doch sie wurde bald völlig erschüttert. Dank meiner Erfahrung aus dem ersten Workshop eröffnete sich mir schon nach drei, vier Tagen eine völlig neue Welt, unüberschaubar groß und unbegreiflich. Die Erkenntnis überkam mich: *Die Wirklichkeit – die Welt, die ich vor mir sehe, fühle, spüre und erlebe – ist nichts weiter als das Konstrukt meiner inneren Wahrnehmung.* Ich begriff, dass jeder Mensch in seiner eigenen Wirklichkeit herumläuft. Was wiederum bedeutete, dass die Wirklichkeit gar keine Wirklichkeit war. Was auch immer um mich herum geschah, egal wie eindeutig es schien, spiegelte letztlich nur wider, was in meinem Geist vorging. In allererster

Linie bestimmte mein Geist, was ich erlebte und wie ich es erlebte.

In diesem Augenblick begann meine Reise ins Innere. Sie verlief nicht ohne Konflikte. Mitunter musste ich mit Zähnen und Klauen kämpfen, um mich von der Konditionierung meines Gehirns und meinen Selbstzweifeln zu befreien. Die Weisen sagen, man müsse sich entspannen, um Neues zu entdecken und Großes zu leisten. Lass dir gesagt sein, ich fand es die *Hölle*, mich zu entspannen, weil meine linke Gehirnhälfte so dominant ist. Mein rationales, skeptisches Juristengehirn sträubte sich gegen jeden einzelnen Schritt dieser Reise weg vom Ich-Erfolg-fixierten, Ich-Ergebnis-orientierten, pragmatischen indischen Mädchen, zu dem mich meine Eltern erzogen hatten. Sie hatten mich bestens darauf getrimmt, in der Welt da draußen Leistung zu bringen. Diese Erziehung hat mir gute Dienste erwiesen. Aber wirklicher Erfolg, mit tief empfundener Freude und dem Gefühl, etwas Sinnvolles zu tun, stellte sich erst ein, als ich dank der erlernten Methoden dazu kam, die Welt neu zu sehen.

Nach dem Retreat beschloss ich Knall auf Fall, meine Karriere hinzuwerfen – zum Entsetzen meiner Eltern. Sri Sri hatte mich eingeladen, ihn nach Indien zu begleiten, und ich entschied, für sechs Wochen mitzugehen. Ich sah das als eine Art Auszeit, bevor ich dreißig wurde und richtig ins Erwachsenenleben mit all seinen Pflichten einstieg. Nun, aus den sechs Wochen wurden fünf Jahre – in denen ich Meditation, Atemtechniken und vedische Philosophie lernte und später lehrte. Meine konsternierten Eltern hielten mich anfangs für verrückt. *Du hast WAS getan? Deinen Job hingeschmissen? Du hast sie doch nicht mehr alle!* Und dann ging ich noch ausgerechnet nach Indien. Sie waren extra von dort ausgewandert, und ich ging jetzt in irgend so ein Kuhdorf, um schweigend dazusitzen und den ganzen Tag nichts zu machen. So wirkte es zumindest auf sie.

Über die nächsten Jahre hinweg baute ich Sri Sris Organisation Art of Living auf, eine Einrichtung zur Verbreitung von Weisheit und Techniken der vedischen Tradition. Das Ziel lautet, den Menschen zu helfen, ein glücklicheres, erfolgreicheres und friedvolleres Leben zu führen. Ich baute eine Infrastruktur auf, die in rascher Abfolge zur Eröffnung von zahlreichen Art-of-Living-Zentren in aller Welt führte. Wir wuchsen rasant. Von Indien flog ich nach Hongkong, Japan, Südamerika, Europa, Kanada und in die USA, wo überall neue Zentren zum Studium der vedischen Traditionen entstanden. Sobald eines lief, zog ich weiter, in die nächste Stadt, ins nächste Land. Die Jahre verflogen nur so. Inzwischen habe ich in mehr als fünfunddreißig Ländern gelebt, habe Hunderte Meditationszentren eröffnet und so auf das Leben Tausender Menschen Einfluss genommen. Doch in meinem Hinterkopf hörte ich noch lange die Klagen meiner Eltern: *Wie kommt sie nur darauf? Folgt einem dahergelaufenen Guru und gründet für ihn Zentren in aller Welt? Und noch dazu als unverheiratete Frau!*

Eine größere Macht stand hinter all dem, und ich stand mit ihr in Kontakt. Meine Energie pulsierte und vibrierte mit einer Frequenz, wie ich sie nie zuvor erlebt hatte. Alles in mir schwang mit. Ich traf die richtigen Menschen, und das, was passieren musste, geschah auch. Ohne Event-Koordinator, ohne Marketing und ohne Ressourcen organisierte und hielt ich täglich drei Kurse mit jeweils mehr als dreihundert Teilnehmern. Innerhalb weniger Jahre wuchs unser »Start-up« über die Grenzen Indiens und in alle Welt hinaus, wo es Hunderttausenden Menschen jeden Alters und aller Berufe half. Ich bildete Lehrer aus und entwickelte spezielle Kurse zu Themen wie Unternehmenskultur, Führungsqualität, bewusste Erziehung, Beziehungen und so weiter. In all den Kursen ging es darum, das menschliche Potenzial, die uns innewohnende Kraft, optimal auszuschöpfen. Heute arbeitet das kleine Start-up, in das ich einst einstieg, in mehr als hundertfünfzig Ländern, mit Zehntausenden Lehrern in aller Welt.

Manchmal schwirrt mir der Kopf, wenn zurückdenke. Art of Living begann mit einem unbekannten Guru und vier Lehrern. Ich hatte das Glück, zu den vier zu gehören. Heute arbeiten allein in Indien fünfzigtausend Lehrer für uns. Sri Sri, der früher in seinem Heimatland nur kleinen Menschengruppen bekannt war, wird in aller Welt verehrt und von Millionen gefeiert – als Yogameister und als humanitäre Leitfigur. Als Friedensbotschafter bereist er die Welt, trifft Staatsoberhäupter und unterstützt Friedensverhandlungen in Ländern wie Sri Lanka, Pakistan und Kolumbien.

Um dabei mitzuarbeiten, musste ich mich ständig außerhalb der Grenzen meines eigenen Denkens bewegen. Nie hätte ich mir träumen lassen, dass Art of Living zu einer gewaltigen, weltweit agierenden Einrichtung wachsen würde, die nicht nur in Menschen etwas bewegt, sondern auch äußerlich auf die Gesellschaft einwirkt, mit sozialen Programmen wie der Resozialisierung von Strafgefangenen (IAHV Prison Program), der Förderung benachteiligter Schüler (YES! for Schools), der Behandlung posttraumatischer Belastungsstörungen bei Kriegsveteranen (Project Welcome Home Troops), der Katastrophenhilfe und der Notversorgung mit Nahrung, Kleidung, Trinkwasser und Strom. Die Liste geht noch weiter: Im Kampf gegen den Klimawandel haben wir mehr als eine Million Bäume gepflanzt. Wir haben uns für Frauenrechte eingesetzt und vieles mehr. All das hat absolut nichts zu tun mit meiner früheren Vorstellung von einem Guru, der mit seinen Anhängern in den Bergen in einer Strohhütte sitzt. Die Organisation bewirkt auf allen Ebenen Gutes für die Menschen; sie betrachtet es als ihre Aufgabe, Spiritualität dadurch zu fördern, dass sie die Welt stressfreier und gewaltfreier macht.

Vitalkraft oder Lebensenergie ist die fundamentale Energie in und um uns, die uns Leben schenkt und es erhält. Wenn wir aus dieser Quelle schöpfen, bringen wir mehr Energie – mehr Leben *– in alles, was wir tun.*

Aber natürlich habe nicht *ich* allein all das bewirkt. Ich war verbunden mit der Energie des Lebens selbst, und sie führte mich bei jedem Schritt. Sie verhalf mir zu einem Leben, das meine wildesten Träume übertraf. Das mag jetzt ein wenig esoterisch klingen, vielleicht sogar ein bisschen kitschig, aber ich stehe nach wie vor fest mit beiden Beinen auf der Erde und wandle die eben beschriebene Verbindung auch heute noch in lebendige, vibrierende und produktive Energien um. Die Lebensenergie, die ich auf Sri Sris Workshop erstmals spürte, war dieselbe, die mich meine Fälle schneller bearbeiten ließ. Es war dieselbe, die mich privat glücklicher, dynamischer, begeisterter und energiegeladener machte. Sie senkte mein Stressniveau, ließ mich achtsamer und bewusster werden. Alles, was ich mir wünschte, kam aus derselben Quelle. Diese Kraft, die ich meine, heißt auch in der vedischen Tradition Vitalkraft oder Lebensenergie. Diese fundamentale Energie in und um uns schenkt uns Leben und erhält es. Wenn wir aus dieser Quelle schöpfen, bringen wir mehr Energie – mehr *Leben* – in alles, was wir tun. Diese gewaltige Kraft treibt all unsere körperlichen und geistigen Funktionen an.

Deine Reise durch dieses Buch

Wie mir durch meinen großen Weckruf im Jahr 1989 klar wurde, suchen wir meist da draußen nach Antworten, obwohl all unsere Erfahrungen in unserem Inneren entstehen und wir folglich auch nur dort ansetzen können, um etwas zu verbessern. Unablässig versuchen wir, unsere innere Landschaft aus Gedanken, Gefühlen, Geist und Wahrnehmung dadurch zu beeinflussen, dass wir die Dinge und Menschen um uns hin und her schieben. Ständig fahnden wir da draußen – in Dingen, Situationen und anderen Menschen – nach den Gründen, nach Ursachen und Wirkungen. Wir blicken durch unsere Augen nach draußen. Immer durch die Linse unserer Konditionierung. Aber dabei erwägen wir nie, dass wir selbst für die Dinge verantwortlich sein könnten, die uns umgeben. Nie fragen wir uns, ob die unsichtbaren Mauern, gegen die wir laufen, vielleicht in unserem Kopf entstehen.

Sobald wir diese Möglichkeit zulassen, folgt daraus zwingend: Wir ganz allein sind dafür verantwortlich, wie wir unsere Wirklichkeit konstruieren. Diese Erkenntnis schmerzt möglicherweise, aber gleichzeitig erfahren wir auch ein großes Geheimnis: Wir können unsere Wirklichkeit selbst beeinflussen. Wir müssen nur lernen, die Welt anders zu betrachten. Nicht mehr durch die Augen des konditionierten Ichs, das ohnehin nur auf den Urteilen, Wahrheiten, Wertungen oder Erwartungen beruht, die andere an uns weitergegeben haben. Wir können die Mauern unserer eigenen Überzeugungen und Denkschemata sprengen und uns freimachen für diese Lebensenergie, die nichts will, als uns zu helfen und zu erquicken.

In diesem Buch stelle ich einfache Techniken vor, mit denen du mühelos das konditionierte Ich, diesen, wie ich ihn nenne, »Eisberg des Geistes« zum Schmelzen bringst und so die Lebensenergie anzapfst, die in dir steckt. Ich zeige einen gangbaren Pfad hin zu der unerschöpflichen Kraft- und Intelligenzquelle, die jenseits des denkenden Verstandes existiert. Auf ihm geht es darum, dir nicht mehr selbst im Weg zu stehen, sondern loszulassen, damit Großartiges in deinem Leben passieren kann – damit du die Lebensenergie in dir nutzen kannst, um dein Leben neu zu erschaffen, deine Realität, dein Selbst.

Was meine ich mit diesem »Selbst«? Jenen Teil von dir, der unbegrenzt ist, dein reines Potenzial. Den Veden zufolge hat das Selbst drei Eigenschaften: grenzenlose Energie, grenzenlose Intelligenz oder inneres Wissen und grenzenloses Potenzial für etwas, was wir Liebe, Verbundenheit und Zugehörigkeit nennen können. Die Veden fassen diese Qualitäten mit dem Wort *Satchitananda* zusammen – Existenz, Bewusstsein, Glückseligkeit. Gemeint ist die Erfahrung, die ich machte: dass ich jenseits meines Körpers, meiner Gedanken, meiner Gefühle, meiner ganz persönlichen Ansammlung von Erinnerungen und Erfahrungen existiere. Während dieser Erfahrung erhaschte ich einen Blick auf mein Selbst, das sub-subatomare Wesen dessen, was mich ausmacht, noch unter der Quantenebene meiner eigenen Identität.

So erschütternd meine Erfahrung auch war, versuchte mein rationaler Verstand, sie als verrückten Zufallstreffer abzutun. Erst nachdem ich Tausenden Menschen zugesehen hatte – in den USA, in Deutschland, Indien, Südamerika und weltweit –, wie auch sie ihr Selbst entdeckten, gestand ich mir endlich ein, welch umwerfende Erfahrung ich gemacht hatte. Wir sind viel mehr, als es zunächst scheint. Aber um die Unbeschränktheit unserer Natur zu erfahren und ausleben zu können, müssen wir zunächst erkunden, inwiefern wir uns durch unsere eigenen Gedanken fesseln.

Um das Potenzial in deinem Inneren zu erschließen – und damit dein Leben grundlegend zu verändern –, reicht es aber nicht, sich der Sache rein verstandesmäßig zu nähern. Zuerst musst du etwas von der Festplatte des Gehirns löschen und Speicherplatz freimachen. Du musst einen Riss in den Eisberg machen, damit der Ozean hindurchfließen kann. Wenn du auch nur ein wenig in den Ozean des Bewusstseins eintauchst, der den Eisberg umgibt, wird er dich um ein Vielfaches beim Schwimmen unterstützen.

Die in diesem Buch vorgestellten Techniken sind allerdings so ausgelegt, dass sie nicht nur Risse im Eisberg erzeugen, sondern einen Abgrund öffnen, so tief wie der Grand Canyon. Selbst wenn du nur ein, zwei davon anwendest, fängst du schon an, anders zu denken, zu fühlen und zu handeln. Es wird dir gelingen, die innere Landschaft deiner Gedanken, Gefühle und Empfindungen zu kontrollieren. Du wirst erkennen, was es bedeutet, weniger Stress zu erfahren, effektiver zu arbeiten und gelassener zu leben. Indem du das Vergangene loslässt, wirst du im gegenwärtigen Augenblick leben. Deine Leistungen werden sich verbessern, weil du dir selbst und deiner Umwelt gegenüber achtsamer wirst. Du lernst, deinen Geist besser zu steuern. Dadurch sparst und gewinnst du Energie. Dein Energielevel steigt und dein Geist wird ganz natürlich und mühelos erhoben – eine positive Rückkopplung, die wir in diesem Buch ausgiebig erkunden werden.

Wir müssen gar nicht versuchen, uns irgendwie zu verbessern, weil wir schon perfekt sind.
Wir entdecken nur wieder, wer wir wirklich sind, indem wir die Schichten der Konditionierung abschälen, die unseren perfekten Kern verhüllen.

Aber mir geht es hier nicht um Selbsthilfe oder Selbstoptimierung. Eher um Selbstverwirklichung. Wir müssen gar nicht versuchen, uns irgendwie zu verbessern, weil wir schon perfekt sind. Wir entdecken nur wieder, wer wir wirklich sind, indem wir die Schichten der Konditionierung abschälen, die unseren perfekten Kern verhüllen. Der erste Schritt dorthin – aus unserem Kern, aus unserer angeborenen Bewusstheit zu leben – besteht darin zu erkennen, was uns den Blick verstellt und im Weg steht.

In Teil I, »Strom einschalten«, beginnen wir, uns wieder mit der Lebensenergie in uns und um uns herum vertraut zu machen. Du erfährst, inwiefern diese Energie sich von dem unterscheidet, was du aus dem Physikunterricht weißt, und warum es so wichtig ist, deinen inneren Akku wieder aufzuladen. In Teil II, »Energiefresser«, widmen wir uns dem schlimmsten Energieverschwender unseres Systems: dem Geist. Wir untersuchen, wie die Mechanismen unseres Geistesapparats uns den Akku leer saugen und unser Potenzial ersticken.

In Teil III, »Neustart und Aufladen«, erfährst du, wie du deine Strahlkraft wiederfindest. Mithilfe einer Reihe von einfachen, aber effektiven Techniken erlernst du, wie du den Akku deiner angeborenen Lebensenergie schonst und neu lädst. Diese jahrtausendealten Techniken helfen uns dabei, die Quelle selbst anzuzapfen und so einen körperlichen, mentalen, emotionalen, kreativen und spirituellen Energieschub zu erleben. Im tieferen Sinn geht es nicht so sehr darum, in allem, was wir tun, dynamischer und effektiver zu werden, sondern darum, uns zum Mit-Schöpfer unserer Welt aufzuschwingen und gemeinsam mit der Lebensenergie unsere Wünsche zu verwirklichen. Sobald wir uns dem Fluss des Lebens hingeben, können wir beginnen, die Materieteilchen um uns nach unseren bewussten Vorstellungen zu organisieren und reorganisieren. Die verkörperten Praktiken von *Yama* und *Niyama*, die ich im 9. Kapitel vorstelle, bilden die treibende Kraft hinter den Vorsätzen, die wir umsetzen wollen. Sie helfen uns, das Herz zu öffnen und von einem Ort erhabener Emotion und Aufmerksamkeit aus zu handeln. Damit stärken wir unseren Vorsatz und verleihen uns die Kraft, unsere Wirklichkeit zu verändern.

Mit diesen Techniken ausgestattet sind wir bereit, tiefer einzutauchen. In Teil IV, »Ein Upgrade fürs Betriebssystem«, untersuchen wir die zwei wichtigsten Grundeinstellungen, mit denen wir unser Leben bestreiten und die so viel Unzufriedenheit verursachen. Wir lernen, diese Grundhaltungen durch die Kraft unserer Bewusstheit zu verrücken und zu verändern, bis wir den Geist wieder in seinen erhabensten Zustand zurückversetzt haben: jenem Anfängergeist, der sich ganz dem Flow des Augenblicks hingibt. In Teil V, »Das universale Bewusstsein«, kommen wir schließlich zu unserem Kern: zu Bewusstsein, oder, wie die Veden es nennen, Satchitananda. Die Veden betrachten Energie und Bewusstsein als zwei Seiten derselben Medaille. Steigern wir unsere angeborene Energie, so erweitern wir auch unser Bewusstsein. Und während sich unser Bewusstsein erweitert, finden wir, was wir im Leben wirklich suchen: das Gefühl, mit der Welt in Einklang zu stehen, Teil von etwas Größerem zu sein.

Danke, dass du mich auf diese Reise ins Ich begleitest. Diese Reise ist meine Mission, seit dreißig Jahren. Um damit deinerseits Erfolg zu haben, brauchst du nichts weiter als ein offenes Herz und einen offenen Geist. Erwarte das Unerwartete. Tiefe Selbstreflexion ist das entscheidende Element dieses Prozesses, lass dir also bitte Zeit und gib dir genügend Raum, die hier vorgestellten Ideen zu verarbeiten und dir zu überlegen, wie sie sich in deinem Leben anwenden lassen. Mach dich vor allem darauf gefasst, dass du dein Selbstbild komplett ändern wirst, wenn deine Bewusstheit sich zu wandeln beginnt. Und denke daran: Alles, was du benötigst, steckt bereits in dir. Du optimierst dich nicht, musst nichts Neues aufnehmen. Alles ist schon da. Du entdeckst lediglich die grenzenlose Kraft und das unendliche Potenzial wieder, die schon immer in dir steckten.

TEIL I

STROM EINSCHALTEN

1. Kapitel
Energie ist Leben

Lange bevor ich meine Studien der inneren Welt begann, erlebte ich einen Schlüsselmoment. Als ich vierundzwanzig war, machten wir im Rahmen des Jurastudiums eine Exkursion in die Gerichtsmedizin, um später besser für Mordprozesse gewappnet zu sein. Ich war noch nie im Leichenschauhaus gewesen und verband keinerlei Erwartungen damit. Wir stiegen eine Treppe hinunter. Rechts und links lagen, wie ich annahm, etliche mit Tüchern bedeckte Leichen. Ich machte mir keine großen Gedanken. Dann kamen wir in einen Raum, in dessen Mitte ein Seziertisch stand. Darauf lag der Leichnam einer Frau, die im achten oder neunten Monat schwanger gewesen sein musste. Der Gerichtsmediziner begann die Obduktion mit dem üblichen Y-Schnitt. Routiniert arbeitete er weiter, untersuchte und maß jedes Organ. Ich stand völlig perplex da. Auf mich wirkte es, als schliefe die Frau nur.

Dann entfernte der Gerichtsmediziner den Uterus der Frau, schnitt ihn auf und holte den toten Fötus heraus. Er hob ihn an einem Bein hoch, legte ihn auf eine Waage und sagte »3300 Gramm«. Mein Gehirn spielte jetzt völlig verrückt. *Wieso geht er so grob mit dem Baby um? Was ist mit der Frau los?*

Die Todesursache war ein Querschläger gewesen, der das Herz der Frau durchschlagen und dann das Herz des

Fötus erwischt hatte. Natürlich wusste ich, dass die beiden tot waren, aber irgendwie registrierte mein Hirn diese Tatsache nicht richtig. Die Frau wirkte wie eine ganz normale Schwangere. Der Umstand, dass sie nicht mehr lebte, drang irgendwie nicht zu mir durch. An diesem Punkt drifteten meine Gedanken ab, sie wirbelten um die Frage: Was macht den Unterschied zwischen Leben und Tod aus? Nicht metaphysisch, sondern ganz praktisch: Was bedeutet es zu leben, *Leben zu haben?* Alle anderen Organe von Mutter und Kind waren gesund, und trotzdem lebten die beiden nicht. Die Frau sah aus, als ob sie schliefe, aber offenkundig gab es keinerlei Spur von Bewegung, Bewusstsein, Vitalität. Unweigerlich fragte ich mich: *Was macht uns lebendig? Was ist der Unterschied zwischen Leben und bloßer Existenz?*

Die gleiche Frage stellte ich mir hinsichtlich meiner eigenen Existenz: *Was mache ich mit meinem Leben? Bewege ich mich lebendig durch die Welt oder schlafwandle ich?*

Ich grübelte, wie die Frau ihr Leben wohl gelebt hatte, bevor es endete. *Ging sie ihren eigenen Weg oder tat sie nur, was alle von ihr erwarteten? Inwieweit lebte sie wirklich, während sie noch lebendig war? Wie lebendig bin ich selbst auf meinem Weg durchs Leben?*

Bevor wir weitermachen, möchte ich, dass du diese Frage für dich beantwortest: *Wie lebendig fühle ich mich in diesem Augenblick?* Springst du morgens energiegeladen aus dem Bett, freust dich, deinen Partner neben dir zu sehen, erwartest den Tag vor dir mit Spannung und bist dankbar, auf diesem Planeten durchs Weltall zu kreisen? Oder quälst du dich raus, schon gestresst, bevor der Tag überhaupt losgeht? Deine Antwort verrät viel. Nicht nur über deine äußeren Lebensumstände, sondern auch darüber, wie es um das Leben in dir steht.

Kraftstoff fürs Leben

Der Vorfall in der Gerichtsmedizin warf in mir unerwartet einen ganzen Komplex an Fragen darüber auf, was es bedeutet, lebendig zu sein. In meinem Leben hatte ich »alles«. Aber irgendwie fehlte mir etwas. Damals wusste ich das nicht, aber die Qualität unseres inneren Lebens, die Vorgänge in unserem Geist hängen direkt mit unserem Energieniveau zusammen. Mir war nicht klar, dass die Energie, die uns lebendig und dynamisch macht, eine fundamentale Kraft ist, die sich leicht anzapfen lässt. Die Gleichung lautet ganz einfach: Je mehr Energie du hast, desto *lebendiger* bist du. Energie ist Leben und Leben ist Energie! Je mehr Energie dir zur Verfügung steht, desto positiver und offener ist dein Geist und desto mehr blühst du auf.

Ich verrate dir jetzt ein großes Geheimnis: *Alles ist Energie.* Das sagt die moderne Physik, und das sagten weise Menschen schon vor Tausenden von Jahren. Menschen und alle anderen Lebewesen bestehen aus physischen Einheiten elektromagnetischer Energie. Deine Zellmembranen sind so gebaut, dass sie Strom leiten. Dein Herz und dein Gehirn sind elektrische Systeme, und Ärzte können die Wellen ihrer Aktivität am EKG und EEG ablesen. Im allergrößten Maßstab bestimmt elektromagnetische Energie die Bewegung der Sterne und Planeten. Im allerkleinsten Maßstab bestehen Atome wiederum aus Protonen und Elektronen, die eine positive beziehungsweise negative elektrische Ladung aufweisen.

Kurz, Energie liefert den Treibstoff für alles im Leben – Pflanzen, Tiere, iPhones, Glühbirnen und auch menschliche Körper. Jede menschliche Aktivität verbraucht Energie: Augenzwinkern, Gehen, Reden, Denken, Verdauen und Erfinden. Wir brauchen Energie für jede Ebene unserer Existenz: die physische, geistige, emotionale, spirituelle und sexuelle. Je besser jede Ebene funktionieren soll, desto mehr Lebensenergie braucht es. Doch meistens halten wir kaum inne, um uns diesen Zusammenhang zwischen Lebensenergie und der Qualität unserer Existenz klarzumachen. Schließlich hat uns nie jemand beigebracht, wie wir diese Kraft nutzen und so unsere Leistungsfähigkeit und Lebensqualität maximieren.

Doch Energie treibt nicht nur unseren Körper, sondern auch Geist und Gefühle an. Wir schwingen mit ihr. Unser Energieniveau scheint sowohl in unseren Worten, Taten, Gedanken, Gefühlen als auch bei unserem Aussehen durch. Diese Lebensenergie ist die *Lebendigkeit* selbst. Je mehr du diese Energie spürst und nutzt, gedeihst auch du. Du wächst, blühst auf und entwickelst dich weiter. Je niedriger dein Energieniveau sinkt, desto mehr musst du kämpfen, du wirst schwächer und ineffektiver, und irgendwann bleibst du stecken.

Sei mal ganz ehrlich: Wenn du müde und ausgelaugt bist, dich von den täglichen Anforderungen überwältigt fühlst, wenn du nicht mal die Energie hast, aus dem Bett zu steigen, spielt es gar keine Rolle mehr, was in deinem Leben gerade vorgeht – das Glas wird immer halb leer aussehen. Du fühlst dich nur halb lebendig und ausgepowert. Körper, Geist und Verstand laufen nicht annähernd auf hundert Prozent.

Was unternehmen wir nicht alles, um uns selbst und unser Leben zu optimieren! Wir büffeln in Schule und Uni, suchen uns den richtigen Job, lesen Selbsthilfebücher, besuchen Workshops und Seminare, studieren spirituelle Praktiken, gehen zum Therapeuten, experimentieren mit unserer Ernährung sowie mit neuen Fitnesstrends und basteln endlos an Körper und Geist herum, Stichwort Biohacking. Und vergessen dabei völlig, uns genau dessen zu bedienen, was die Quelle unseres Körpers, Geistes und Lebens selbst ist.

All unsere Versuche der Selbstoptimierung scheitern am gleichen Paradoxon: Um irgendwas im Leben zu verändern, brauchen wir ein gewisses Maß an Energie. Je größer die Veränderung sein soll, desto mehr Energie erfordert es! Um etwas zu verbessern – deine Ernährung, deinen Fitnesszustand, deine inneren Einstellungen oder deine berufliche Karriere –, brauchst du Hartnäckigkeit, Durchhaltevermögen, Entschlossenheit, Initiative und Ausdauer. Mit anderen Worten, du musst vor Energie nur so sprühen. Fehlt dir diese Energie, klappt das Ganze nicht. Sind unsere Akkus leer, klagen wir darüber, dass wir *im Hamsterrad feststecken, uns für nichts motivieren können, nichts gebacken kriegen, uns nicht entscheiden können, ausgebrannt und überfordert sind.* Es fehlt uns schlicht die Energie, aus unseren ausgelatschten Denk- und Verhaltensschemata auszubrechen, und so schwingt der Geist immer wieder zurück zum Alten und Bekannten. Worauf ich hinauswill: Deine positiven Qualitäten und die Geisteszustände, die dir in deinem Leben gute Dienste erwiesen haben, hängen mit *hoher*

Lebensenergie zusammen, während negative Qualitäten, die alles zum Kampf werden lassen, mit *niedriger Lebensenergie* zusammenhängen.

Der ganze Bereich aus Körper und Geist ist im Grunde ein Akku. Das mag so manchem klar sein, aber nur die wenigsten haben gelernt, diesen Umstand aktiv zu nutzen. Jeder weiß, was den Akku auflädt – Essen, Schlaf, sportliche Betätigung und äußere Stimulanzien –, aber wir haben nie gelernt, unseren Zugang zu jener grenzenlosen Kraft zu erweitern, die uns in jeder Sekunde am Leben erhält. Betrachten wir mal die wichtige Rolle, die diese Lebensenergie auf jeder Ebene unserer Existenz spielt.

Körperlicher Akku

Beginnen wir mit der offenkundigen Tatsache, dass Energie deinen Körper antreibt. Energie ist eine mechanische Notwendigkeit für jede Bewegung. Im Körper laufen nicht nur chemische, sondern auch elektrische Prozesse ab, und Energie treibt jede körperliche Aktivität an, ob wir jetzt sitzen, gehen, zwinkern, atmen, verdauen, Muskeln aufbauen oder wachsen. Erst Energie ermöglicht deinem Körper, überhaupt zu funktionieren und nach außen zu handeln.

Den meisten von uns wurde weisgemacht, dass die Energie für unseren Körper aus drei Quellen stammt: aus Nahrung, Schlaf und Sport. Wenn du isst, werden nicht nur Kalorien und Nährstoffe frei, sondern auch elektrische Energie. Diese bildet den Treibstoff für deine Mitochondrien, das »Gehirn« deiner Zellen. Beim Schlafen schaltet dein Körper vorübergehend auf »Ruhemodus« und füllt seine Energiereserven auf. Und beim Trainieren sorgt die körperliche Betätigung für die Ausschüttung chemischer Botenstoffe, die dir einen Energieschub versetzen. Aber das Auftanken über Essen, Schlaf und Sport hat seine Grenzen. Isst du zu viel oder das Falsche, macht dich das müde und schlapp. Schläfst du zu viel, kommst du hinterher nicht mehr richtig in die Gänge. Übertreibst du es beim Sport, bist du danach so kaputt, dass du dich kaum mehr rühren kannst. Natürlich gilt aber auch umgekehrt: Wenn du nicht genügend Zeit hast, ausgiebig zu schlafen, Sport zu treiben oder anständig zu essen, steht deinem Körper viel weniger Energie zur Verfügung für all das, was er leisten muss.

Tatsächlich gibt es aber eine weit bessere Methode, Energie nachzutanken, als essen, schlafen und trainieren. Du trinkst brav deinen Weizengrassaft, gehst ins Fitnessstudio, schläfst acht Stunden täglich und fühlst dich trotzdem müde und ausgelaugt? Und bist trotzdem nicht auf der Höhe deiner Leistungsfähigkeit? Dann nimmst du offenbar noch nicht genug Energie auf, um das gesamte System *inklusive Geist* zu versorgen.

Geistiger Akku

Nicht nur der Körper braucht Energie, um optimal zu laufen, sondern auch dein rastlos arbeitender Geist. Wahrnehmung, Wachsamkeit, Achtsamkeit, Kreativität, Urteile, Pläne, das Abrufen gespeicherter Informationen – all das sind elektrische Vorgänge, die eine ungeheure Menge Treibstoff fressen. Wir alle wissen, wie sehr die kognitiven Fähigkeiten leiden, wenn wir müde sind. Ohne ausreichende Lebensenergie läuft unser Geist nicht rund.

Ein beschäftigter Geist ist der schlimmste Energiefresser überhaupt. Er ist eine Monstermaschine, die Energie verbrät, als gäbe es kein Morgen.

Fühlst du dich müde und erschöpft? Dann stell dir die Frage, welcher *Teil* von dir müde ist. In neunundneunzig Prozent der Fälle ist nämlich der Geist ausgelaugt, nicht der Körper. Tagsüber läuft das Körper-Geist-System auf Hochtouren und wir stärken den Körper mit Essen, Schlaf und Sport, aber das reicht nicht, damit der Geist sich erholt. Der Geist bekommt praktisch keine Pause. Selbst während des Schlafes arbeitet er weiter und spielt die Sorgen und Ängste des Tages noch einmal durch.

Ein beschäftigter Geist ist der schlimmste Energiefresser überhaupt. In Teil II gehen wir ausführlicher darauf ein, auf wie vielfältige Weise ein rastlos grübelnder Geist uns Energie raubt. Für den Augenblick reicht es zu wissen, dass dieser Computer, den wir Geist nennen, unablässig läuft. Und wie jeder Computer zieht er dabei Saft aus dem Akku.

James Kozloski, ein bekannter Computer-Neurowissenschaftler, erklärt: »Das Gehirn verbraucht sogar beim Nichtstun jede Menge Energie.« Stell dir dann erst mal vor, wie viel *mehr* Energie ein Gehirn verbraucht, das sich in Zweifeln verstrickt, über alles und jeden urteilt, mit den Widrigkeiten des Lebens hadert und endlos grübelt. Dein Gehirn verbraucht mehr Energie als jeder andere Körperteil! Ohne Unterlass denkt, denkt, denkt, plant, plant, plant es, sorgt, sorgt, sorgt es sich. Es hält nie die Klappe. Egal, was du tust, du schaffst es nicht, dass es mit dem Denken aufhört. Dein Geist läuft sogar, wenn es gar keinen Grund gibt. Er ist eine Monstermaschine, die Energie verbrät, als gäbe es kein Morgen. Folglich muss er täglich oder zumindest regelmäßig an eine Energiequelle angeschlossen werden. Je ausgelaugter du dich fühlst, desto dringender musst du dich darum kümmern, was in deinem Kopf abläuft. Sonst schlafwandelst du nur noch, anstatt zu leben.

Wie arbeitet dein Geist, wenn du erschöpft bist? Mit als Erstes wird deine Wahrnehmung negativ. Dann schlagen deine Gedanken ins Negative um. Allmählich färben sich dein Selbstbild und dein Bild anderer Menschen ebenfalls negativ. Dein Geist verfällt in einen Stressmodus. Du wirst weniger anpassungsfähig, unflexibler, unwilliger, missmutiger, oft auch sturer, unbeweglicher und starrer in deinen Haltungen. Je mehr deine geistige Energie abnimmt, desto mehr irritiert dich Unerwartetes, desto mehr möchtest du, dass alles angenehm vorhersehbar bleibt. Alles muss so laufen, wie du es dir vorstellst. Statt auf neue Situationen einzugehen, reagierst du bloß noch. Deine Bereitschaft umzudenken, mit anderen zusammenzuarbeiten, verschwindet völlig.

Um die eigenen Annahmen und Einstellungen hinterfragen und eine Sache aus neuem Blickwinkel betrachten zu können, braucht es freie Kapazitäten im Geist. Wobei »freie Kapazitäten« nichts anderes bedeutet als »verfügbare Energie«. Solange deine Akkus voll sind, bist du geduldiger, gewillter, wendiger, kooperativer und eher dazu bereit, gegebenenfalls deine Meinung oder deinen

Ansatz zu ändern. Dein Geist ist »vernünftiger«. Wird der Akku leerer, mag dein Geist altgewohnte Pfade immer weniger verlassen. Dann läufst du zum Therapeuten oder zum Lebenscoach und verschwendest eine Menge Geld, Zeit und Energie auf den Versuch, deine alten, starren Einstellungen zu korrigieren.

Ein ausgelaugter Geist hat kaum freie Kapazität, seine Perspektive zu erweitern und Neues zuzulassen. Er verhält sich wie dein alter Laptop mit seiner vollgemüllten Festplatte, der grässlich langsam und zickig geworden ist und gern einmal abstürzt. Ein erschöpfter Geist entfernt sich immer weiter vom gelassenen Da-Sein im Augenblick, vom Zustand des Flows, dem tollsten Zustand überhaupt. Präsenz, Gewahrsein, Achtsamkeit, Flow – all das ergibt sich aus hoher Lebensenergie auf geistiger Ebene. Bei vollem Akku verstummt das Geschnatter im Geist, wir müssen uns gar nicht anstrengen, achtsam oder präsent zu sein. Natürlich und mühelos dimmen wir den denkenden Geist herunter und aktivieren die Kraft unserer tieferen Bewusstheit, Intuition, Einsicht und Klarheit.

Wenn dein Geist nicht nur so eben den Tag bewältigen, sondern sein Potenzial ausschöpfen soll, reicht es nicht, dich gesund zu ernähren, Sport zu treiben und genug zu schlafen. Wenn du total fokussiert, hellwach, scharfsinnig und effektiv sein willst, brauchst du eine beständige, verlässliche Kraftstoffversorgung fürs Gehirn. Außerdem musst du herausfinden, welche Prozesse deinen geistigen Akku leer saugen. Schau dir an, welche Programme unnötig im Hintergrund deines Geistes laufen und welche Dateien geöffnet sind, obwohl du sie im Moment nicht brauchst. Lerne dann, unnötig laufende Prozesse zu beenden, die nur Energie verbrauchen.

Halte dir dabei vor Augen: Deine Lebensqualität hängt hauptsächlich vom Geist ab! Und dessen Zustand wiederum davon, wie viel Energie er bekommt. Dass Energie, Geist und Lebensqualität aufs Engste miteinander verknüpft sind, gehört zu den wichtigsten Lehren der Veden. Und zu den am wenigsten verstandenen. Dabei handelt es sich hier wahrscheinlich um den wichtigsten Schlüssel für ein gelungenes Leben. Deswegen rede ich in diesem Buch auch so viel über den Geist. Willst du dein Energieniveau anheben, kraftvoller und positiver leben? Dann setze bei deinem Geist an.

Emotionaler Akku

An jedem Tag, in jeder Situation erlebst du eine breite Palette von Gefühlen, positiven wie negativen. Auch wenn du dir dessen nicht bewusst bist, erfordert es eine Menge Energie, diese Gefühle zu spüren. Gefühle zu haben, auszudrücken oder zu erleben (auch positive!), zieht Saft aus dem Akku. Wobei negative Gefühle, das kennst du vielleicht von dir selbst, *noch mehr* Lebensenergie verbrauchen. Je intensiver ein Gefühl, desto mehr Energie ist nötig, um es zu verarbeiten und hinter sich zu lassen. Deswegen fühlt man sich so müde, antriebslos und gefangen, wenn man deprimiert, traurig oder ängstlich ist. Alle Energie geht dann dafür drauf, diese Gefühle zu verarbeiten und zu bewältigen.

Dagegen geben positive Gefühle zwar einen Vitalitäts-Kick in Form von Begeisterung, Freude, Dankbarkeit, Liebe und Zufriedenheit, um sie aber überhaupt spüren zu können, müssen wir anfänglich Energie aufbringen.

Verdammt schwer, Glück, Dankbarkeit oder Begeisterung zu fühlen, wenn man kaputt ist, oder? Man braucht Energie, um lachen, leben und lieben zu können. Bei leerem Akku beachten wir die schönsten Dinge nicht mehr und wissen die tollsten Geschenke nicht mehr zu schätzen. Ohne die nötige Energie vegetieren wir nur dahin, statt wirklich zu leben. Denn »leben« bedeutet, das volle Spektrum menschlicher Möglichkeiten auszukosten, zu spüren, zu fühlen. Liebe, Freude, Glück, Dankbarkeit, das Genießen jedes Augenblicks, was auch immer man tut – all das braucht Kraft. Hast du bereits genug Energie, um diese Gefühle zu spüren, dann versetzen sie dir einen zusätzlichen Energieschub. Ein Engelskreis.

Nur mit voll aufgeladenem Akku schaffen wir es durch alle Gefühle, die das Leben bereithält, ohne stecken zu bleiben. In Teil II erfahren wir, was Emotionen mit unserem Energieniveau anstellen können und wie Energiemangel dafür sorgt, dass wir – mitunter jahrelang – in nutzlosen Gefühlen stecken bleiben. Je tiefer wir uns in unsere negativen Gefühle vergraben, desto mehr Kraft saugen sie ab und desto größer wird die Belastung für das gesamte System.

Spiritueller Akku

Wir benötigen auch Energie, um auf spiritueller Ebene funktionieren zu können. Ich rede hier allerdings nicht von Religion, sondern vom Gefühl, zu einem großen Ganzen zu gehören, ein erfülltes, sinnvolles Leben zu führen, das auch eine Bedeutung hat. Ohne dieses Gefühl leben wir nur auf Autopilot. Gibt es etwas Großartigeres als jene Augenblicke, in denen wir uns zutiefst verbunden fühlen mit dem Leben und unseren Mitmenschen? Dieses Gefühl der Verbundenheit nenne ich Spiritualität.

Wenn wir uns ausgelaugt fühlen, empfinden wir sogar die Menschen, die wir am liebsten haben, und die Dinge, die uns am wichtigsten sind, als Belastung. Wir ertrinken in den Anforderungen des Alltags, konzentrieren uns nur noch auf die materielle Ebene und verlieren den Blick dafür, was wirklich zählt. Es braucht Energie, um Bedeutung und Sinn in dem erkennen zu können, was wir tun. Wenn wir einen Augenblick lang spüren, dass wir mit allem anderen verbunden sind, dass alles einen Sinn hat, gibt uns das einen Riesen-Energieschub, der uns noch erfüllter macht und unsere Verbundenheit mit den anderen noch verstärkt. Wieder ein Engelskreis!

Kreativer und sexueller Akku

Deine kreative Energie, die deine sexuelle Energie einschließt, aber auch über sie hinausgeht, ist deine Leidenschaft im Leben. Um etwas zu erschaffen oder erneuern zu können, brauchst du jede Menge Energie. Ist dein Akku schon im roten Bereich, bist du weniger originell und leidenschaftlich. Du bist konventioneller. Um Musik, Kunst, Literatur, Theater und Filme schätzen, geschweige denn erschaffen zu können, brauchst du ein gewisses Energieniveau im System. Egal, wie kreativ oder talentiert du bist – wenn dein Akku auf zehn oder zwanzig Prozent runter ist, stirbt deine Kreativität. Energiemangel führt zu einem Mangel an Originalität, Begeisterung und neuen Ideen, egal auf welchem Feld du dich betätigst: Sex, Kunst, Musik, Technik oder sonst wo. Du brauchst sogar ein gewisses Energieniveau, um deine sexuellen Bedürfnisse zu erkennen, auszudrücken oder umzusetzen. Wenn du erschöpft bist, wirst du sagen »nicht heute Nacht, Schatz«, egal wie sehr du dir Sex wünschst oder die andere Person begehrst.

Gut möglich, dass dein Akku gerade leer ist und dies so ziemlich alles in deinem Leben beeinträchtigt.

Wie du siehst, ist der Körper-Geist-Komplex auf allen Ebenen eine Art Akku. Die glücklichsten, erfolgreichsten Menschen strotzen nur so vor Power – sie haben am meisten Lebensenergie. Offenbar wissen sie, wie sie ihre Akkus schonen und aufladen. Nikola Tesla sagte einmal, alles im Universum sei Energie und Schwingung – zapfe diese allgegenwärtige Kraft an und die Welt liegt dir zu Füßen. Nicht nur Autos und Computer laufen mit Energie, nein, auch du läufst damit. Aber dir wurde nie beigebracht, wie du deine Akkus anders als durch Schlaf und Nahrung auflädst. Dabei gibt es viel einfachere und wirksamere Methoden, wie wir erfahren werden.

Akku leer

Gut möglich, dass dein Akku gerade leer ist und dies so ziemlich alles in deinem Leben beeinträchtigt. Wenn du erschöpft, müde, gestresst, ungeduldig, ideenlos, unmotiviert, zerstreut oder ausgebrannt bist, schickt dir dein Gehirn damit eine deutliche Botschaft: SPRIT IST ALLE!

Über die letzten dreißig Jahre habe ich wiederholt festgestellt, dass die meisten Menschen den Großteil ihres Lebens im Zustand einer persönlichen Energiekrise verbringen. Sie stecken im Überlebensmodus fest, mit gerade ausreichend Energie, um den Tag irgendwie zu überstehen. Das ist so, als ob der Ladestand deines Smartphones bei zehn Prozent liegt, du aber trotzdem hoffst, dass es noch zehn Stunden durchhalten möge – obwohl du keinen Ladestecker hast. Eine Zeit lang kannst du so noch irgendwie weitermachen. Du befeuerst das erschöpfte System mit Koffein, Aufputschmitteln und Adrenalin. Und vielleicht glaubst du ja wirklich, das gäbe dir »die zweite Luft«, doch auf lange Sicht erschöpft es deine inneren Energiereserven nur noch mehr. Bis dann alles zusammenkracht.

Dein Energieniveau beeinflusst stark, wie du denkst, fühlst und handelst. Und das wiederum beeinflusst, wie du dich in der Welt bewegst und dein Dasein erlebst. Alles, was du tust, ist von Energie durchwoben, und der Zustand deines Lebens spiegelt den Füllstand deiner Akkus wider. Wenn du lebendig und energiegeladen bist, entwickeln sich auch deine Beziehungen, deine Geschäfte, dein Leben dynamisch und spannend. Bist du aber dumpf und kaputt, verliert auch dein Leben alle Farbe. Das ist vielleicht die wertvollste Lektion, die ich im Lauf der Jahre gelernt habe: Wenn du im Leben nicht aufblühst, liegt das an fehlender Energie. Immer.

Es gab mal eine Zeit in deinem Leben, da hattest du so viel Energie, dass du gar nicht wusstest, wohin damit. Schau dir ein beliebiges Kind an und du wirst dich daran erinnern, wie viel Energie und Lebensfreude in dir steckten, als du selbst noch klein warst. Das Gesicht eines Kindes strahlt geradezu. Du siehst dieses Strahlen in seinen Augen, seinem Lächeln und hörst es in seinem ansteckenden Lachen. Du weißt aus eigener Anschauung, wie viel Lebensenergie ein Kind hat – wie viel DU früher hattest – nämlich viel mehr als jeder Erwachsene. Ein Kind stellt mit seiner Lebensenergie die Eltern weit in den Schatten. Du kannst die Kraft dieser angeborenen Energie in dem einfachen Glucksen eines Babys hören, das mühelos einen ganzen Raum erfüllt. Das Brüllen eines kleinen Kindes bringt die Wände zum Wackeln! Stell dir nur vor, was du in deinem Leben mit solcher Urkraft anstellen könntest!

Kleinkinder nehmen kaum mehr zu sich als ein bisschen Karottenbrei und Milch, und sie machen definitiv keine zehntausend Schritte am Tag. Sie kennen keine Tabletten, Proteinshakes, Energydrinks und Cappuccinos – nur jede Menge Schlaf und einen Überfluss jener Kraft namens Lebensenergie. Früher einmal hatten wir alle diese Energie. Das muss die Wissenschaft dir gar nicht erklären, denn du hast dies am eigenen Leib verspürt.

Ich finde es fast absurd, dass wir als Gesellschaft viele Milliarden für Selbsthilfe, Spiritualität, Therapien und Führungskräfteseminare ausgeben und durch Bücher, Workshops und Seminare Fähigkeiten zu erlangen versuchen, mit denen wir schon auf die Welt kamen.

Du wurdest mit allen Voraussetzungen für ein rundherum erfolgreiches Leben geboren. Du kamst als ein Bündel Lebensfreude zur Welt, voller Begeisterung, Selbstbewusstsein, Resilienz, Gewandtheit, Positivität, Liebe,

Akzeptanz, Kraft, Energie, Aufmerksamkeit, Achtsamkeit, Entschlossenheit und, und, und. Du bestandst aus mehr Vitalität und Energie als Körpermasse. Ich finde es fast absurd, dass wir als Gesellschaft viele Milliarden für Selbsthilfe, Spiritualität, Therapien und Führungskräfteseminare ausgeben und durch Bücher, Workshops und Seminare Fähigkeiten zu erlangen versuchen, mit denen wir schon auf die Welt kamen. Denn letztlich kommt doch alles wieder auf das Gleiche hinaus: auf unsere Lebensenergie. Lerne, die angeborene Kraft in dir selbst zu nutzen, und alles wird gut.

Am Geist eines Kindes lässt sich wiederum ablesen, was es heißt, auf geistiger Ebene vor Lebensenergie nur so zu sprühen. Denk bitte noch einmal zurück an deine eigene Kindheit. Kinder stecken von Natur aus voller Energie. (Wobei diese Energie durch frühkindliche Traumata oder Vernachlässigungen leider schnell erstickt werden kann – aber bei der Geburt ist sie in wirklich jedem Kind vorhanden. Mir geht es hier eher um den natürlichen Zustand, mit dem jedes Kind zur Welt kommt.) Als du jung warst und voller Energie stecktest, warst du geistig ungleich flexibler und anpassungsfähiger. Du konntest Fehler begehen, mit den Schultern zucken und sofort weitermachen. Noch lähmte dich keine Angst, später etwas zu bereuen, dein Geist war von einem Gefühl von Freiheit, grenzenlosen Möglichkeiten und Positivität erfüllt, das höchstwahrscheinlich unendlich viel stärker war, als du es jetzt als Erwachsener erlebst. Es gab keinen Ärger über Widrigkeiten des vorigen Tages, keine Sorgen um das Morgen. Du lebtest im Augenblick. Dein Geist war ungehindert, frei. Klar warst du auch mal traurig oder wütend, aber diese Gefühle waren auch im

Nu wieder vergessen. Du warst voller Liebe und Optimismus, voller Kreativität und Begeisterung. Du kanntest keine Zweifel an dir selbst, hattest keine Angst vor Misserfolgen oder Zurückweisung. Ganz natürlich warst du von Selbstbewusstsein, Freude und Staunen erfüllt. Diese Haltung des kindlichen Geistes (man könnte auch Anfängergeist dazu sagen) ist eine direkte Folge hoher Lebensenergie. Dieser Satz gilt auch anders herum: Ein dynamisches, voll aufgeladenes System ist die natürliche Folge eines im Augenblick präsenten Geistes.

Die Eigenschaften eines kindlichen, vor Kraft strotzenden Geistes – Lebendigkeit, Tatkraft, Positivität, Selbstbewusstsein, Freude, Bewusstheit, Resilienz – möchte ich künftig mit »energiegeladen« zusammenfassen. Müdigkeit, Depression, Überdruss, Zweifel, Verunsicherung, Ängstlichkeit und Ineffizienz sind umgekehrt nur eine Folge von »Energiemangel«. Die Intensität der Gefühle zeigt jeweils den Ladezustand des Akkus an. Eine klinische Depression bedeutet, dass der Akku völlig leer ist, während Verliebtheit über beide Ohren von einem randvollen Akku zeugt. Dazwischen liegen zuerst *Mir geht's gut,* dann *Es läuft okay* und schließlich *Muss ja, muss ja.* Es existiert ein enger Zusammenhang zwischen deinem Energieniveau und deiner Fähigkeit, das Leben, das du dir wünschst, anzuziehen und selbst zu gestalten. Mit einem flexiblen und widerstandsfähigen Geist – eine unmittelbare Folge hoher innerer Energie – meisterst du die Herausforderungen des Lebens. Wer vor Energie strotzt, ist resilient. Ohne Energie gerät man in ein Hamsterrad.

Und wohin ist nun deine angeborene Energie verschwunden? Diese Frage führt ein wenig in die Irre. Denn tatsächlich umgibt diese Energie dich noch immer.

Du schwimmst geradezu in einem Ozean angeborener Lebensenergie. Niemand nahm sie dir weg. Aber sie ging zur Neige, aus Gründen, auf die wir noch ausführlich eingehen. Doch keine Angst, du kannst deinen Akku wieder ganz auffüllen. Lebensenergie ist eine erneuerbare Ressource. Du musst nur lernen, dich mit ihr zu verbinden, den Akku wieder aufzuladen und zu verhindern, dass er sich wieder leert.

Ich bitte all jene, denen wissenschaftliche Begründungen wichtig sind, um ein wenig Geduld; um solche Dinge geht es in den nächsten Kapiteln. Jetzt möchte ich erst mal, dass du genau darauf achtest, wie sich deine Gesundheit, Konzentrationsfähigkeit, Präsenz im Augenblick, berufliche Leistungsfähigkeit und die Qualität deiner Beziehungen verändern, wenn du energiegeladen beziehungsweise ausgelaugt bist. Dadurch wird deine eigene Erfahrung zum Maßstab, der bei unseren Erkundungen tieferer Schichten deiner angeborenen Lebensenergie noch eine wichtige Rolle spielt.

Die Quelle anzapfen

Um Körper und Geist – und damit unser Leben – zu vitalisieren, müssen wir eine unerschöpfliche Energiequelle anzapfen, mit unendlich mehr Power als Nahrungsergänzungspillen und Trainingspläne. Jeder Mensch treibt im Energiefeld jener Lebenskraft, die die Inder *Shakti* nennen und die wir uns als »Urkraft« vorstellen dürfen. Es handelt sich um ein Feld, eine Kraft der Positivität selbst. Wir wissen nur meist nicht, wie wir sie anzapfen können und wie sie uns abhandenkommt. Sobald wir es herausfinden, werden wir besser, stärker und schneller in allem, was wir tun. Wir schaffen dann nicht nur, was wir tun müssen, sondern auch alles, was wir tun *möchten*.

Der westlichen Kultur verdanken wir den Strom, die Glühbirne, ganz allgemein die Energie für all unsere äußeren Aktivitäten. Die östliche Kultur hingegen weist uns den Weg zu innerer Erleuchtung.

Diese angeborene Energiequelle, die uns angeborene Positivität, erfüllt und umgibt uns. Und die Tausende Jahre alte Weisheit der indischen Veden zeigt uns, wie sie sich ganz einfach anzapfen lässt. Der westlichen Kultur verdanken wir den Strom, die Glühbirne, ganz allgemein die Energie für all unsere äußeren Aktivitäten. Die östliche Kultur hingegen weist uns den Weg zu innerer Erleuchtung, sie zeigt uns, wie wir die Elektrizität *in uns* anschalten und erhalten.

Ich nenne die uralte Lehre der Veden gern die ursprüngliche Positive Psychologie. Die Veden vermitteln uns mächtige Techniken, um unsere Lebensenergie zu nutzen und Geist, Gefühle und Verstand zu beherrschen.

In diesem Buch stelle ich die drei zentralen Techniken vor, wie man sich direkt in die Urkraft einklinkt; in das uns umgebende und durchdringende Feld von Intelligenz und Positivität:

1. Unser Atem steht in direkter Verbindung zu unseren Gedanken und Gefühlen. Atemübungen helfen, mühelos Stress abzubauen, und machen den Geist wieder ruhig, präsent und fröhlich. Das ermöglicht uns, ein dynamisches Leben zu führen.

2. »Mühelose Meditation« hilft uns, Traumata zu überwinden und alte Denkschablonen hinter uns zu lassen. So verhilft sie uns zu einem Zustand der Klarheit, Positivität und Energiegeladenheit.

3. Verlagerung innerer Einstellungen – wir erkennen, wie wir ticken, und beginnen, unseren Geist neu zu verdrahten.

Wir werden erforschen, wie diese drei Techniken uns nicht nur Energie geben, sondern zur Plattform werden, von der aus wir unsere Visionen mitgestalten können, unsere Träume, das Leben, das wir führen wollen.

Bitte vergiss nie, dass es hier nicht um Selbstoptimierung geht, sondern Selbst-Bewusstheit. Viele Menschen betrachten meine Arbeit irrtümlicherweise als eine Art Selbsthilfe. Aber Selbsthilfe geht davon aus, dass irgendwas in uns kaputt sei und repariert werden müsse. Ich hingegen glaube – wie die Veden –, dass wir als vollkommene Wesen zur Welt kommen: mächtig, fröhlich, lebenssprühend, kreativ und von einem Gefühl der Verbundenheit erfüllt. Positivität macht unseren Kern aus, und sie verlässt uns nie. Doch dann werden wir älter und die Schwierigkeiten, Verluste und Rückschläge des Erwachsenenlebens rauben uns Energie und vernebeln uns den Blick auf die Perfektion unserer selbst. Wir werden immer erschöpfter und entfernen uns immer weiter von unserem Kern und unserer angeborenen Energie. Aber dieser Kern bleibt trotzdem bestehen, auch wenn wir ihn vorübergehend aus den Augen verlieren.

Lass nur mal den Gedanken zu, dass du mit allen Fähigkeiten zur Welt kamst, die du für ein gelungenes Leben brauchst. Das ist die kosmische Ironie unserer Existenz: Ein Leben lang strampeln wir uns im Streben nach Selbstoptimierung ab, nur um dann herauszufinden, dass wir alles, was wir uns wünschen, längst in uns tragen. Wir merken gar nicht, dass in dieser Urkraft der Schlüssel zum Neustart unseres gesamten Systems liegt. Erst wenn uns das klar wird, erlangen wir all die Fähigkeiten, die wir als Kind bereits hatten, ganz natürlich zurück – all die Fähigkeiten, die wir so dringend brauchen, um durch das Chaos und die Anforderungen des Lebens zu navigieren.

Alle Selbsthilfemethoden und spirituellen Techniken zielen letztlich darauf ab, dich wieder zu diesen Fähigkeiten zurückzuführen. Ich glaube, es geht einfach nur darum, die angeborene Lebensenergie zu steigern. Mehr musst du nicht tun. Dann fließt deine Energie von selbst dorthin, wo sie gebraucht wird, und sie manifestiert sich in den Dingen, die du in dir selbst fördern und die du in deinem Leben schaffen willst. Dieser Prozess verläuft natürlich und organisch. Deshalb verwende ich auch so gern das Wort *mühelos*. In diesem Buch erfährst du, wie du mit dieser Energie in Verbindung treten, sie anzapfen und so nutzen kannst, dass du die Ketten sprengst, die dich fesseln. Es kostet ja sogar Energie, sich selbst zu fesseln! Du richtest Energie gegen dich selbst, anstatt sie in konstruktive Bahnen zu lenken. Es braucht jede Menge Energie, endlos herumzugrübeln, sich selbst Schranken aufzuerlegen, sich gegen die Wirklichkeit zu sträuben und Dingen aus dem Weg zu gehen. Diese Energie kannst du besser darauf verwenden, deinen Zielen näherzukommen.

Für große Träume brauchst du viel Energie. Für ein großartiges Leben brauchst du viel Energie. Das ist der mühelose Weg, alle Aspekte deines Lebens zu verwandeln. Der einfachere Weg. Zapfe die Urkraft an, verbinde dich mit ihr und gestalte im Zusammenspiel mit der Lebensenergie genau das Leben, das du willst und verdienst.

2. *Kapitel*

Jenseits des Glaubens

Als ich 1989 erste Erfahrungen mit dieser Energiesache machte, geschah das rein zufällig. Ich interessierte mich kein bisschen für Spiritualität, Bewusstsein oder indische Gurus. Wie erwähnt war ich eine pragmatische, vernunftorientierte Juristin (und Bundesanwältin). Mein gesamtes Leben, meine gesamte Denkweise war auf Fakten, Beweise, Leistung und Erfolg ausgerichtet. Ich glaubte nur an das, was ich sehen oder berühren konnte, und verschwendete keine Sekunde auf hohle Theorien, die keinerlei Bedeutung für mein Leben hatten. All das New-Age-Geklingel von »Licht und Liebe«, von Einssein und Erleuchtung klang in meinen Ohren verblasen. Ich fand dieses gefühlsduselige Zeug – und die Leute, die daran glaubten – lächerlich.

Viele Menschen denken, in Indien würden alle meditieren, Yoga machen und spirituell leben. Leider muss ich diese Illusion zerstören. Bis vor Kurzem hielten die meisten Inder Yoga und Meditation für überholten Kram. Yoga erlebte in Indien erst eine gewisse Renaissance, nachdem es im Westen so beliebt geworden war! Folglich hielt ich – wie die meisten Inder, die ich kenne – all das spirituelle Zeugs für ausgemachten Unfug.

*Als ich die Anzeige gelesen hatte, fragte ich mich,
was wohl mit »vedisch« gemeint war.
Eine Art klassische Musik?*

Ich wäre nie zu Sri Sris Veranstaltung gegangen, wenn die Hand des Universums mir keinen Schubs gegeben hätte. Mein Vater hatte mich gerade wieder angerufen, um mir einen möglichen Heiratskandidaten schmackhaft zu machen, als mein Blick auf eine Zeitschrift fiel. Sie lag am Boden. Die Seiten waren zerknittert und mit Kaffeeflecken übersät. Ich hob sie auf, um sie wegzuwerfen, als ich eine kleine Anzeige für eine Veranstaltung mit Pandit Ravi Shankar, vedischer Meister, sah. Im Glauben, es handele sich um ein Konzert des gleichnamigen Sitarspielers, rief ich beim Veranstalter an und reservierte einen Platz. Ich fühlte mich in Los Angeles noch nicht richtig heimisch und hoffte, beim Konzert vielleicht ein paar Leute zu treffen und Verbindung zur indischen Community aufzunehmen. Vielleicht würde ich ja selbst einen indischstämmigen Partner kennenlernen. Das wäre doch eine schöne Lösung gewesen.

Als ich die Anzeige gelesen hatte, fragte ich mich, was wohl mit »vedisch« gemeint war. Eine Art klassische Musik? Und als mein Blick schließlich auf die Formulierung »erleuchteter Meister« gefallen war, hatte ich das für Werbefuzzi-Blabla gehalten. Dass etwas nicht stimmte, ahnte ich erst beim Betreten des Veranstaltungsraums. Nichts deutete auf ein Konzert hin. Auf der Bühne standen weder Verstärker noch Mikrofone, lediglich ein Stuhl und eine Vase mit Blumen. Das Publikum trug Ketten aus Holzperlen und wallende Röcke beziehungsweise Pluderhosen statt »normaler« Kleidung und schwebte umher, als hätte es keine Sorgen auf dieser Welt. Unaufgefordert umarmten die Menschen mich. *Wow*, dachte ich, *hat dieser berühmte Typ keine anderen Fans mehr? Nur noch einen Haufen Hippies, die auf östliche Musik stehen?*

Als Sri Sri dann die Bühne betrat und sich hinsetzte, war es zu spät zum Gehen. Außerdem war ich jetzt doch neugierig. Wo ich schon einmal hergekommen war, fürs Parken bezahlt und mich hingesetzt hatte, konnte ich ebenso gut auch bleiben.

Erleuchtet oder nicht, imponierte mir der sogenannte Meister kein bisschen. Rückblickend stießen mich die Ruhe und der Friede, die von seiner Präsenz ausgingen, anfangs eher ab. Sie überstiegen einfach meinen Horizont. Eine solche Gelassenheit und Menschenliebe hatte ich nie zuvor erlebt. Komisch, wie getrimmt wir darauf sind, Wert, Status und Erfolg mit harter Arbeit, Anstrengung und Autorität gleichzusetzen. Sri Sri wirkte kein bisschen bestimmt, autoritär oder angestrengt, aber er war klar, entschlossen und präsent.

Den Großteil seines Vortrags begleitete ich innerlich mit hämischen Kommentaren. Ich verdrehte heimlich die Augen. *Wenn seine Ideen wirklich so toll sind, warum lehrt er sie dann nicht in Indien? Dort lebt eine Milliarde hilfsbedürftiger Menschen. Bestimmt ist er ein Scharlatan, der nur Bullshit erzählt.* Pausenlos ging das so. Seine Ideen stießen mir als kitschig und sentimental auf. Die begeistert nickenden Zuhörer fand ich erbärmlich. So wollte ich auf keinen Fall werden. Ich wollte nicht mal etwas mit ihnen zu tun haben. Am liebsten hätte ich ihnen zugerufen: »Sucht euch einen Job!«

Je länger der Vortrag ging, desto bissiger wurde meine innere Stimme. *Was soll der Käse? Hör auf mit deiner*

Sonntagspredigt. Das hier hat nichts mit meinem Leben zu tun. Ich hielt wirklich alles für blanken Unfug. Diese versponnene, abgehobene Philosophie eignete sich vielleicht fürs Wolkenkuckucksheim, hatte aber keinerlei Bezug zum wahren Leben auf dem Planeten Erde. Ich sah keinerlei Relevanz für mein eigenes Leben in Santa Monica und in der Bundesanwaltschaft, wo ich täglich mit Verbrechern zu tun hatte und für deren Verurteilung ich sorgte. Als Sri Sri anfing, über die Natur unseres Geistes zu sprechen, wie uns fixe und eingeschränkte Einstellungen davon abhielten, den Fluss des Lebens wahrzunehmen, wurde ich wütend und streitlustig. Diese Idee, dass mein Geist, meine Gefühle und meine innere Landschaft die treibende Kraft meines Lebens sein sollten, war mir völlig neu, und instinktiv lehnte ich sie ab.

Dazu solltest du wissen, dass mein Leben damals ein unablässiger Kampf war, im Haifischbecken der Bundesanwaltschaft und jeden Tag vor Gericht. Man hatte mir eingebläut, die Motive aller Menschen zu hinterfragen und immer auf der Hut zu sein, sonst würde ich hinters Licht geführt. Gewaltverbrechen, Drogendelikte, Mordfälle waren meine täglichen Begleiter. Ich hatte mit Zeugen zu tun, die ständig ihre Aussage änderten. Meinen skeptischen Verstand auch nur eine Sekunde lang auszuschalten, kam für mich schlicht nicht infrage. Ich wäre noch nicht mal auf den Gedanken gekommen, dass das überhaupt möglich ist. Doch es ist sehr wohl möglich, wie ich nur wenige Tage später selbst erfahren sollte.

Trotz meines inneren Widerstands während des Vortrags schrieb ich mich hinterher für einen Wochenendkurs ein. Wenig überraschend, entgingen meine kritischen Schwingungen dem Guru keineswegs. Nach dem Kurs sah er mich direkt an, beugte sich vor und sagte etwas, das ich nie vergessen werde: »Sieh's doch mal so: Dein ganzes Leben lang hast du die Dinge *auf deine Art* gemacht. Wenn das für dich funktioniert hat, toll. Aber wenn es funktioniert hätte, wärst du jetzt nicht hier. Was nicht funktioniert, muss man aber ändern, oder? Probier das hier doch vierzig Tage lang daheim für dich aus und lass deine eigene Erfahrung darüber entscheiden, ob es funktioniert oder nicht. Wenn nicht, hör einfach auf. Wenn es aber funktioniert, dann mach weiter und schau, was es dir im Leben bringt.«

Das klang vernünftig. Als Anwältin schätzte ich den Wert harter Fakten. Ich war erwachsen, hielt mich für einen Freigeist und könnte doch wohl selbst entscheiden, ob mir etwas guttat. Nach dieser Logik beschloss ich, Sri Sris Herausforderung anzunehmen und vierzig Tage lang seine Methoden aus dem Kurs anzuwenden. Wie sich herausstellte, brauchte es keine vierzig Tage, bis mir der Unterschied aufging. Am Sonntag kehrte ich vom Kurs zurück, und schon am Montag geriet ich beim Arbeiten in einen totalen Flow. Das weiße Rauschen in meinem Kopf, das mich immer begleitet hatte, die übliche Mischung aus Sorgen, Ängsten und Werturteilen, verstummte fast völlig. Ich ging ganz in meiner Arbeit auf, anders kann ich es nicht ausdrücken. Irgendwie strömte alles durch mich hindurch, ohne dass ich das Gefühl hatte, es drängen, anschieben oder kontrollieren zu müssen. Und das alles schon am ersten Tag nach dem Kurs!

Alles fühlte sich anders an. Ich war fröhlicher und strotzte vor Energie. Ich schaffte in kürzerer Zeit mehr.

Das ist ja verrückt, dachte ich. *Was hat der Kurs mit mir angestellt?* Ich arbeitete geschickter und schneller, nicht härter. Die Widerstände, die einschränkenden Überzeugungen in meinem Gehirn bröckelten. Ich gab mich dem Strom des Lebens hin, und die Dinge geschahen wie von selbst. Je mehr ich mich in diesen Flowzustand begab, desto reicher beschenkte mich das Leben. Ich zog das Glück geradezu an: Chancen, Kooperationen, glückliche Zufälle, Hilfe von unerwarteter Seite. Eine Anwaltskanzlei bot mir einen Job mit einem Anfangsgehalt von 250 000 Dollar an, mit der Aussicht auf eine Partnerschaft in zwei Jahren. All das fiel mir in den Schoß, ich musste nichts dazu tun. Im richtigen Moment lief ich den richtigen Menschen über den Weg. Brauchte ich etwas, war auch die Hilfe nicht fern. So etwas hatte ich noch nie erlebt.

Bitte hinterfrage alles, was du auf diesen Seiten liest!
Bleib neugierig. Finde all deine Antworten selbst.

Heute, fast dreißig Jahre später, möchte ich Sri Sris Ratschlag an dich weiterreichen: *Probier es einfach aus.* Erkunde eine neue Art, die Welt wahrzunehmen und zu leben. Erkunde die Techniken; sie können dir helfen, das zu erreichen. Du musst es auch keine vierzig Tage lang versuchen, wenn es dir widerstrebt. (Raten würde ich es dir aber schon.) Probiere die in diesem Buch vorgestellten Ideen und Techniken einfach aus, solange du es liest. Sei offen. Vergiss kurz einmal deine alten Überzeugungen und lass einen neuen, breiteren Blickwinkel auf dich und die Welt zu. Hast du wirklich etwas zu verlieren? Die Zeit, die du für die Übungen investierst, bekommst du in Form von Energie zehnfach zurück. Ich rate dir, die Sache wissenschaftlich anzugehen, als Experiment, und objektiv zu schauen, was passiert. Probieren geht über Studieren.

Bitte hinterfrage alles, was du auf diesen Seiten liest! Bleib neugierig. Lass deinen Verstand eingeschaltet und die Erfahrung für sich sprechen. Finde all deine Antworten selbst, indem du diese Ideen und Techniken ausprobierst und in deinem Leben anwendest. Du wirst feststellen, dass schon nach kürzester Zeit etwas in Bewegung kommt – schon nach Sekunden wirst du es spüren und innerhalb weniger Tage erste Erfolge bemerken. So mächtig sind diese Ideen und Techniken: Sie verändern fast augenblicklich die Art, wie du die Welt um dich herum wahrnimmst. Deswegen haben sie sich ja auch über Tausende Jahre bewährt. Wir reden hier nicht von Mystizismus, sondern von einer ganz praktischen Philosophie zur Ausschöpfung des eigenen Potenzials.

Lass bitte mal kurz die Vorstellung zu, dass wir in einer Welt unendlicher Energie, Intelligenz und Möglichkeiten leben. Stell dir vor, dass diese unendliche Energie, Intelligenz und unendlichen Möglichkeiten auch in dir stecken und du nur auf sie zugreifen musst. Wohlgemerkt sollst du mir da nicht blind vertrauen. Finde selbst heraus, durch eigene Erfahrung, was Sache ist. *Glauben* bedeutet, Dinge zu akzeptieren, die sich nicht beweisen lassen. Das geht mir völlig gegen den Strich. Ein Beweis nach den Maßstäben anderer Menschen reicht genauso wenig. Was heute als gesichert gilt, wird morgen vielleicht schon widerlegt. Der beste Beweis ist deine eigene Erfahrung, das Ergebnis deiner persönlichen Reise ins Ich. Lass das die Richtschnur bei deiner Erkundung der Energie in deinem Leben sein.

Vielleicht musst du deine Zweifel kurz hintanstellen, die Ärmel hochkrempeln und dich in die Suche nach diesem gewissen Extra stürzen, das deinem Leben möglicherweise fehlt. Du wünschst dir ein außergewöhnliches Leben? Dann musst du auch Ungewohntes tun. Dazu gehört die Bereitschaft, wieder Anfänger zu sein, etwas Neues auszuprobieren und dies mit offenem Geist anzugehen.

Die Macht, die dich umgibt und durchdringt

Betrachten wir uns genauer, was die Veden über diese grenzenlose Energie sagen, von der wir hier reden – diese Energie, die sich, wie im vorherigen Kapitel gezeigt, auf so vielfältige Weise äußert.

Die Veden nennen die Vitalkraft oder Lebensenergie gelegentlich Shakti, oder, in ihrer körperlichen Umsetzung, *Prana*. Shakti ist in der Überlieferung die ursprüngliche Schöpfungskraft, aus der alle Dinge entstehen (weshalb sie auch Urkraft genannt wird). Es ist die uranfängliche kosmische Kraft, die alles im Universum bewegt, das unsichtbare Prinzip, das alles beherrscht. Sie ist unsichtbar, bestimmt aber jeden Aspekt des Lebens. Diese Energie umgibt uns überall, und sie steckt auch in uns. Aus dieser Quelle speisen wir unseren körperlichen, geistigen, emotionalen, spirituellen, sexuellen und kreativen Akku.

Shakti ist keine unpersönliche, unbelebte, mechanische Kraft und erst recht keine Göttin, die verehrt sein will. Es ist intelligent und bewusst, liebend und nährend. Shakti gilt als das weibliche Prinzip der Welt, die wir durch unsere Sinne wahrnehmen. Mehr dazu gleich. Im Augenblick musst du nur wissen, dass es sich um *eine Kraft* handelt, *zu der man eine Verbindung aufbauen, die man anrufen und mit der man in Beziehung treten kann*. Du kannst die Kraft nutzen, um dein Leben zu verbessern. Darum geht es in diesem Buch: um die Freisetzung dieser machtvollen weiblichen Kreativkraft, die uns mit Leben und Lebensfreude erfüllt. Bleib unvoreingenommen. Wir erkunden einen neuen Weg, der auf zeitloser Weisheit beruht und uralten mystischen Techniken. Dieser Pfad wird uns tief ins Unbekannte führen.

Wenn du mit dieser Energie in Beziehung trittst, treibt sie dich an, nährt dich, dient dir. Es handelt sich um eine unbedingt liebende, nährende Kraft, die heilt und erquickt. Vielleicht glaubst du nicht an Lebensenergie oder an irgendein universales Bewusstsein. Du solltest aber wissen, wie intensiv in der wissenschaftlichen Community über Energie und Bewusstsein diskutiert wird, über die Natur der Quantenrealität. Philosophen und Mystiker haben seit Urzeiten von diesen Dingen gesprochen, und heute nehmen auch Neurowissenschaftler und Physiker an diesem Diskurs teil. Lass dich nicht von esoterisch klingenden Begriffen abschrecken. Sogar brillante Köpfe wie Albert Einstein, Nikola Tesla und Max Planck sinnierten endlos über das Wesen dieser mysteriösen Lebenskraft – jener Substanz, auf der die gesamte Realität beruht – und das uns umgebende Intelligenzfeld. Sie wussten, dass wir uns in diesem dynamischen, dichten Energiefeld bewegen wie Fische im Wasser, auch wenn sie es nicht beweisen konnten. An dieser Stelle möchte ich lediglich festhalten: Nur weil diese Energie nicht sichtbar oder physikalisch nachweisbar ist, heißt das noch nicht, dass sie nicht existiert. Natürlich heißt das auch nicht, *dass* sie existiert. Lassen wir die Frage also zunächst offen. Am Ende entscheidest du selbst, nach deinen eigenen Erfahrungen.

Wir müssen lernen, wie unser Energiesystem funktioniert und wie wir die uns angeborene Lebensenergie steigern. Ohne diese Energie liefe diese Maschine, die du *bist, gar nicht, geschweige denn mit maximaler Leistung.*

Energiemangel macht uns, wie bereits beschrieben, langsam und träge. Mit schierer Willensanstrengung schleppen wir uns durch den Tag, doch dieser Zustand ist weder effektiv noch dauerhaft. Wir müssen lernen, wie unser Energiesystem funktioniert und wie wir die uns angeborene Lebensenergie steigern. Ohne diese Energie liefe diese Maschine, die *du* bist, gar nicht, geschweige denn mit maximaler Leistung. Energiemangel lähmt den Geist, weil er eine Wahrnehmung von *Das schaffe ich nicht, das ist zu viel* erzeugt. So entsteht innerer Widerstand. Lebensenergie hilft uns, besser zu funktionieren. Gleichzeitig löst sie aber auch ganz tief in uns etwas aus. Sobald wir die Energiequelle in uns anzapfen, vereinigen wir uns mit dem Strom des Lebens – jenem Ort aller Schöpfung und Manifestation.

Die Kraft des Lebens

Alle Materie entsteht und besteht nur durch eine Kraft … [Hinter dieser Kraft müssen wir] einen bewussten, intelligenten Geist annehmen. Dieser Geist ist der Urgrund aller Materie.

Max Planck
Quantenphysiker und Nobelpreisträger

In diesem Buch verwende ich die Begriffe angeborene Energie, Lebensenergie, Lebenskraft, Vitalkraft, Urkraft und Shakti synonym. Die Begriffe bedeuten also alle das Gleiche. Die Veden sprechen viel von Lebensenergie, doch das Konzept existiert nicht nur in Indien. Fast jede Kultur hat ihre eigenen Bezeichnungen für die universale Energie, die jede Kreatur belebt und uns in einem dynamischen Gewebe des Lebens verbindet. Die chinesische Medizin spricht vom Chi, der lebensspendenden Energie, auf der das menschliche System und die gesamte Natur beruhen. Die Chinesen betrachten Chi als die Kraft, die Leben einhaucht, eine nichtstoffliche Essenz, die sich in aller Materie manifestiert. Die alten Griechen kannten diese Urkraft als Pneuma (übersetzt: Atem, Geist oder Seele). Der Philosoph Zenon sprach von »kreativem Feuer«. Pneuma galt als das aktive Prinzip, das vom Individuum bis hin zum Kosmos alles zusammenhält, als Kraft, die der Materie Struktur verleiht. Selbst in der amerikanischen Popkultur kommt diese mysteriöse Lebensenergie vor, etwa als »die Macht« in *Krieg der Sterne*. Der Jedi-Meister Obi-Wan Kenobi beschreibt sie Luke Skywalker perfekt: »Die Macht ist es, die dem Jedi seine Stärke gibt. Es ist ein Energiefeld, das alle lebenden Dinge erzeugen. Es umgibt uns, es durchdringt uns, es hält die Galaxis zusammen.«

Aus der Quantenphysik wissen wir, dass wir im Grunde ständig in einem Meer von Energie schwimmen. Selbst die Urknall-Theorie besagt, dass am Anfang reine Energie stand, die explodierte und so alles erschuf, was im Universum existiert.

Dieses Energiefeld, das alles durchdringt – bestehend aus elektrischen Impulsen und Schwingungen – ist kein leerer Raum. Es ist angefüllt mit Information. Den Veden zufolge handelt es sich um ein Feld von Energie, aber auch Intelligenz. Es beinhaltet eine Allwissenheit, die Mystiker mitunter auch als Bewusstsein bezeichnen. Die vedischen Meister nennen es universales Bewusstsein. Planck spricht von einem »bewussten, intelligenten Geist«. Die Veden nennen dieses universale Bewusstsein auch *Shiva*, das maskuline Element. Sie betrachten dieses Energie- und Informationsfeld als universale und vereinigende Grundkraft, auf der alles beruht. Das Feld hat sowohl dynamische Energie (Shakti) als auch reine Bewusstheit beziehungsweise reines Bewusstsein (Shiva). Die beiden sind zwei Seiten derselben Medaille: das Weibliche und das Männliche, das Sichtbare und das Verborgene, das Manifeste und das nicht Manifeste, das Reale und das Potenzielle. Bewusstsein oder Intelligenz an sich schlummert vor sich hin, doch wenn sie erweckt wird, wird sie zu Energie. Die Energie kann dann in einem subtilen, unsichtbaren Zustand bleiben oder, sobald sie dicht genug wird, sich in Materie verwandeln. Das ist die Kurzfassung davon, wie unsere verborgenen Absichten sich aus reiner Gedankenform in materielle Wirklichkeit verwandeln.

Die Weisen sagen, in diesem Feld stecke alle Information, eine Aufzeichnung von allem, was jemals geschah, aber auch eine vollständige Geschichte der Zukunft. Um dieses Feld von Information und Weisheit zu nutzen – die Quelle aller Klarheit, Intuition, Erkenntnis und Aha-Erlebnisse – musst du deinen Geist nur auf seine Frequenz einstimmen. Du musst den Lärm in deinem Kopf herunterdimmen, bis du ein klares Signal empfängst. Der Geist braucht, wie ein Computer im WLAN, eine starke Verbindung, um Informationen herunterladen zu können.

Energie und angeborene Intelligenz sind zwei Seiten derselben Medaille: Steigere dein Energieniveau, und dein Bewusstsein erweitert sich parallel dazu. Erweitere dein Bewusstsein, und dein Energieniveau steigt von selbst.

Die in diesem Buch vorgestellten Techniken werden seit Tausenden Jahren genau dafür genutzt: Sie helfen, Gedankenmüll zu beseitigen, Rauschen wegzufiltern und das Bewusstsein so zu erweitern, dass der Geist sich in ein größeres Feld von Informationen einklinken kann. Aus diesem Raum erweiterten Bewusstseins kannst du die gesamte Potenzialität dessen herunterladen, der du bist. Du musst das Signal nur verstärken, um dich einklinken zu können. Und wie geht das? Indem du deine Lebensenergie steigerst. Dadurch erweitert sich dein Bewusstsein ganz natürlich, und du bekommst weiteren Zugang zu diesem Informationsfeld. Erinnere dich daran, dass Energie und angeborene Intelligenz zwei Seiten derselben Medaille sind: Steigere dein Energieniveau, und dein Bewusstsein erweitert sich parallel dazu. Erweitere dein Bewusstsein, und dein Energieniveau steigt von selbst. Dieses Buch stellt Techniken vor, die von beiden Seiten her ansetzen.

Die Kraft von Prana

So, und wo steckt jetzt diese Lebensenergie in der Körper-Geist-Maschine, die du »Ich« nennst? Du findest sie nicht isoliert in irgendeinem Körperteil oder Gehirnareal. Nein, sie ist ein *Feld*, das den Körper umgibt und durchdringt. Sie durchzieht jede Zelle unseres Seins. Sie ist das Substrat, aus dem wir bestehen, neben den fünf Elementen Erde, Wasser, Feuer, Luft und Raum. Man könnte von einem Element der Lebendigkeit reden oder einem Element des Gedeihens. Shakti ist die Kraft, die eine Blume aus einem Samen wachsen und aufblühen lässt. Und das Gleiche macht sie mit uns – sie nutzt die in unseren Genen steckende Information und sorgt dafür, dass wir unser volles Potenzial ausschöpfen.

Solange sie nicht von Energie belebt wird, ist jede Materie unbelebt, tot. Ebenso, wie Wasser eine Grundvoraussetzung für das Leben ist, gibt es auch ohne Shakti kein Leben. Im menschlichen System fließt Shakti in verkörperter Form. Dann spricht man von Prana (ein Sanskrit-Wort für die Energie, die Geist, Körper und Seele antreibt). Diese Energie, die der Auslöser für jede körperliche und kognitive Funktion ist, bestimmt, auf welchem Niveau das gesamte System läuft. Bei geringer Lebensenergie sind wir müde und erschöpft, Stimmung und Konzentrationsfähigkeit leiden, unser Körper wird anfällig für Krankheiten. Je höher unser Energieniveau liegt, desto mehr können sich unsere Fähigkeiten entfalten: Der Körper ist gesünder, Geist und Verstand werden scharfsinnig und schnell, die Laune bessert sich und so weiter. Lebensenergie treibt jeden Teil der Maschine an, jeden Teil von dir.

Das unseren Körper umgebende Feld elektromagnetischer Energie wird mitunter als »menschliches Biofeld« bezeichnet, die Energie selbst nennen Wissenschaftler »Bioenergie« oder »Bioplasma«. Wie gesagt, gehört unser persönliches Biofeld zum allgemeinen Energiefeld, das uns durchdringt und umgibt. Das ist wissenschaftlich erwiesen. Forscher so renommierter Universitäten wie Harvard, Princeton und Yale haben dieses Energiefeld und seine Funktionsweise untersucht, in von unabhängigen Experten geprüften Doppelblindstudien, mit stichprobenartig ausgewählten, kontrollierten Experimenten. Viele alternative Heilmethoden, die auf der Umlenkung und Stärkung von Energieflüssen im Körper beruhen, wurden inzwischen wissenschaftlich untersucht, von Akupunktur, Reiki, Qigong bis hin zur Klangtherapie.

Wie gesagt, äußert sich diese Energie in unendlich vielen Formen, abhängig vom Medium, durch das sie fließt und sich manifestiert. Du siehst sie nicht, aber du kennst sie genau. Lebensenergie kann in Form körperlicher Energie auftreten: als Bewegung und Schwung, als Feuer unter deinem Hintern, wenn du etwas dringend erledigen musst. Auf geistiger und emotionaler Ebene zeigt sie sich als Leidenschaft und Motivation, als Strahlkraft und Begeisterung. Sie macht den Extra-Kick aus, dieses unbeschreibliche »gewisse Etwas«. Beruflich sorgt sie dafür, dass wir Initiative zeigen und Risiken eingehen.

Sie ist die Kraft, die Innovationen befeuert, Wachstum und Weiterentwicklung, Resilienz und Gewandtheit. Auf einer anderen Ebene stellt sie deine wichtigste kreative und sexuelle Energie dar – jene Kraft, die etwas erschafft, seien das nun Ideen oder Embryos. Auf spiritueller Ebene äußert sie sich in verstärkter Bewusstheit und größerer Verbundenheit mit der Gesamtheit des Lebens. Fließt die Lebenskraft stark und klar, erlebst du einen körperlichen Zustand von Gesundheit und Harmonie. Diese Vitalität belebt jede Zelle deines Wesens.

Diese Lebensenergie zu nutzen, ist in den Veden der Schlüssel zum Erfolg. Sie macht uns glücklich und präsent, sie sorgt dafür, dass wir uns mit dem großen Ganzen im Einklang fühlen. Fändest du eine Methode, diese Energie in Flaschen abzufüllen und zu verkaufen, würdest du rasch zum Milliardär. Warum? Weil sie uns genau diesen Extra-Kick gibt, nach dem wir uns alle sehnen. Sie bringt uns zum Strahlen. Sie ist unser Geheimrezept für das gesamte Leben.

Betrachten wir uns ein wenig genauer, wie ein hohes Energieniveau uns erfolgreicher macht:

Das Geheimrezept

Fragt man meinen Mann, gehört zum Geheimrezept des Lebens unbedingt Butter. Spaß beiseite; was ich Geheimrezept nenne, ist dieser gewisse Zauber, der von Menschen ausgeht, die voller Lebensenergie stecken. Wir spüren ihn sofort und fühlen uns magisch von ihm angezogen, auch wenn wir nicht erklären können, warum. Leidenschaftliche, dynamische, erfolgreiche, fröhliche und selbstbewusste Menschen ziehen uns einfach an – Menschen, die von Lebensenergie erfüllt sind. Sie haben *Ausstrahlung*. Wir spüren, wie sie einen Raum voller Menschen elektrisieren, wenn sie ihn betreten. Wir erkennen sie an ihrem Lächeln oder ihrem Blick. Ausstrahlung hat weniger mit Glück oder guten Genen zu tun als vielmehr mit Lebensenergie.

Ich finde den Bestsellerautor und Coach Tony Robbins ein wunderbares Beispiel für diese Strahlkraft. Er sprudelt derart vor Lebensenergie, dass es ihn zur Naturgewalt macht. An ihm ist definitiv etwas Überlebensgroßes. Sein Magnetismus, seine Kraft haben ihn unfassbar erfolgreich gemacht. Dieser Mann ist unermüdlich: Er leitet Unternehmen, die Milliarden wert sind, coacht einige der erfolgreichsten Menschen dieser Erde und verbringt etliche Monate des Jahres auf Workshops, wo er zwölf Stunden am Stück auf der Bühne steht und Tausenden Menschen zu persönlichen Durchbrüchen verhilft. Er springt herum, begeistert, brüllt, bringt Menschen zum Lachen und zum Weinen. Er läuft und läuft und läuft, aber worauf liegt sein Fokus? Nicht auf dem Außen. Sein »Geschäft« erfordert ganz selbstverständlich und natürlich, dass er seine Aufmerksamkeit nach *innen* richtet. Dadurch fördert er gewaltige Mengen jener angeborenen Urkraft zutage, von der wir hier reden. Zwar strahlt er jede Menge Energie nach außen ab, doch sein Fokus liegt darauf, die *innere* Landschaft umzukrempeln, sodass er von einem Ort der Klarheit und Stärke aus agieren kann. Er selbst ändert bei Bedarf seine Denkgewohnheiten und inspiriert andere ebenfalls dazu mit dem Ziel, Energie aus dem Inneren zu schöpfen. Diese innere Energie kultiviert er ganz bewusst. Wenn du zu einer Tony-Robbins-

Veranstaltung wie »Unleash the Power Within« oder »Date with Destiny« gehst, bemerkst du vielleicht, dass bestimmte Atemübungen, die er verwendet, um sein Publikum bei der Stange zu halten, von vedischen und yogischen Techniken abgeleitet sind (die ich weiter unten vorstelle).

Hohe Lebensenergie äußert sich oft in Führungsqualitäten und Anziehungskraft. Sie fördert zwischenmenschliche Kompetenzen wie Glaubwürdigkeit, Aufrichtigkeit, Einfühlungsvermögen und Kooperationsfähigkeit von innen heraus – nicht als bewusstes, manipulierendes Verhalten, sondern als wahrhaftigen Ausdruck unserer Persönlichkeit. Lebensenergie verleiht Anführern die Fähigkeit, Menschen mitzureißen und Dinge zu bewegen. Sieh dir nur die großen Persönlichkeiten der Geschichte an, etwa Mahatma Gandhi, Martin Luther King oder Nelson Mandela. Ihnen allen wohnt eine Power inne, die bei jedem Wort durchscheint. Sie lässt sich an gewissen Modulationen und am Ton der Stimme erkennen. Wie viel Emotion und Energie steckten in Martin Luther Kings »I have a dream«! *Das* ist Lebensenergie! Und genau diese Kraft steckt auch in dir.

Deine Grenzen sprengen

Ich habe zahllose Workshops und Seminare für Führungskräfte abgehalten und mit vielen Spitzenmanagern gearbeitet und ich kann dir versichern: Führungsqualitäten lassen sich aus keinem Lebenslauf ableiten. Was zählt, ist immer das Unbeschreibbare. Echte Anführer durchbrechen die Grenzen ihrer eigenen Konditioniertheit und handeln aus dem Kern ihres Wesens heraus, aus ihrem natürlichsten Zustand. Wirklich jede Führungspersönlichkeit – sei es in der Familie oder Gemeinde, im Geschäftsleben, in Kunst oder Politik – hat einen Punkt in sich berührt, der jenseits dessen liegt, was ihr als möglich erklärt und eingetrichtert wurde.

Führungsqualitäten beruhen nicht allein auf Selbsterkenntnis und Erfahrungen. Ein wahrer Anführer zeichnet sich dadurch aus, dass er Denkschablonen erkennt und sprengt. Diese Schablonen bestehen aus unserem konditionierten Denken, unseren festbetonierten Ansichten, unseren Grenzen, unseren Vorstellungen davon, »was ist«, beruhend auf dem, was wir sehen, berühren und fühlen. Doch ohne Lebensenergie siehst du nicht das Unbekannte, das Potenzial jenseits deines eingeschränkten Ichs. Was sich messen lässt, hat Grenzen, aber du selbst bist grenzenlos. Sobald du in diesen uneingeschränkten Raum tauchst, siehst du über den äußeren Anschein der Dinge hinaus und erkennst, dass viel mehr in dir steckt, als du je geglaubt hast. Nur dann kannst du aus deiner Größe heraus leben und andere dazu inspirieren, es dir nachzutun.

Solange wir an unseren Denkschablonen kleben, machen wir uns ständig klein. Wir stecken unsere Identität in eine kleine Schublade, halten uns für ohnmächtig und unbedeutend. Denk mal darüber nach: Angenommen, ich stecke mir ein bestimmtes Ziel. Dann bin ich schon zufrieden, wenn ich es erreiche. Ich hoffe gar nicht mehr auf mehr, ziele gar nicht höher. Das gilt im Geschäftsleben (etwa bei der Gründung eines Unternehmens) ebenso wie im Privaten (bei Partnersuche oder Hauskauf). Wenn mir in meinen prägenden jungen Jahren eingebläut wurde, dass es bestimmte Grenzen gibt, dann stellen diese Grenzen das Äußerste dar, was ich mir überhaupt erträume. Das meine ich mit meiner Behauptung, wir agierten nur innerhalb der Grenzen unseres Denkens. Dabei gibt es gar keine Grenzen dafür, *wer wir sind*. Größe zeigt sich nicht daran, dass man erreicht, was man für machbar hält. Wenn ich weiß, dass ich drei Meter weit springen kann, und springe dann drei Meter, ist das keine große Sache. Größe beweisen wir, indem wir Dinge schaffen, die wir selbst für unmöglich hielten. Dafür müssen wir aber die Grenzen unseres Denkens sprengen und uns mehr vornehmen, als wir uns zutrauen – uns vornehmen, sechs Meter weit zu springen, auch wenn alles in dir behauptet, mehr als drei Meter schaffst du nicht.

Wie gesagt, bin ich ausgebildete Juristin. Indischstämmig, zupackend, pragmatisch. Eins plus eins macht zwei. Weder daheim noch in der Schule lernte ich, grenzenlos zu denken. Ich musste aus dem Feld der meinem Geist bekannten Möglichkeiten heraustreten in ein Feld unbekannter Möglichkeiten.

Du weißt bereits, dass Art of Living anfangs gerade einmal vier Lehrer hatte. Nach ein paar Jahren des Herumreisens und der Gründung neuer Zentren wollten wir eher wieder in der Zentrale bleiben, um mehr Zeit mit dem Meister und miteinander verbringen zu können. Ich sagte mir: *Eines Tages werden wir hundert Lehrer haben. Dann müssen wir vier nicht mehr weg, die Neuen reisen statt uns*. Schon das war ein ungeheuer verwegener Gedanke! Von vier auf einhundert, wie sollte das gehen? Als wir dann diese Marke erreichten, kam mir der wilde Gedanke: *Wenn wir erst mal fünftausend Lehrer haben, können wir einfach nur herumhängen und uns entspannen*. Ich wollte das Universum herausfordern, wie weit wir noch wachsen könnten. Wäre ich immer brav innerhalb konventioneller Denkschablonen geblieben, hätte ich es vielleicht auf vierhundert Lehrer gebracht. Aber indem ich die Kraft und Potenzialität tief in mir anzapfte, konnte ich die Grenzen dessen sprengen, was ich je für möglich gehalten hätte. Und irgendwann hatten wir dann fünfzigtausend Lehrer allein in Indien. Und wir wachsen weiter! *Das* vermag Denken außerhalb der konditionierten Grenzen.

Wie gesagt, bin ich ausgebildete Juristin. Indischstämmig, zupackend, pragmatisch. Eins plus eins macht zwei. Weder daheim noch in der Schule lernte ich, grenzenlos zu denken. Ich musste aus dem Feld der meinem Geist bekannten Möglichkeiten heraustreten in ein Feld unbekannter Möglichkeiten. Wenn ich dir sagen würde, du kannst vier Millionen investieren und bekommst vierzig Millionen zurück, würdest du Zweifel anmelden. Du würdest nachfragen: »Was meinst du? Erzähl mehr, zeig mir deinen Geschäftsplan.« Du würdest ihn dir ansehen und analysieren und die gebotene Vorsicht walten lassen. Du würdest meine Idee mit dem Blick deines eingeschränkten Geistes analysieren und dich vergewissern, dass die Zahlen stimmen. Und natürlich ist das nur vernünftig und oft nötig. Doch echter Erfolg stellt sich so nicht ein. Erreichen wir ein Ziel, das wir für erreichbar halten, empfinden wir das nicht als Erfolg: Wir konnten das, und dann machten wir es halt. Erst wenn wir aus unserem eingeschränkten Denken ausbrechen, haben wir das Gefühl, wirklich etwas erreicht zu haben, Erfolg gehabt zu haben. Führungsqualität bedeutet, auch andere Menschen aus ihrem Denk-Gefängnis zu befreien. Wirklich erfolgreiche Anführer tun genau das. Sie tun Dinge nicht, weil diese vernünftig sind. Sie sind von ihrer Natur her »verrückt« – sie sprengen Normen, als wären sie, wie die Menschen vor Tausenden Jahren glaubten, von den Göttern inspiriert.

Den Flow finden

Wer sich mit seiner Lebensenergie verbindet, hat auch im Alltag mehr Erfolg, denn sie steigert Produktivität und Leistung; so wie ich das auf beeindruckende Weise nach meinem ersten Workshop erlebte. Schau dir Mönche und andere Menschen an, die ernsthaft Meditation betreiben. Oft essen und schlafen sie deutlich weniger als Durchschnittsmenschen. Trotzdem bersten sie nicht nur vor Energie, sondern erbringen auch unfassbare geistige Leistungen. Das schaffen sie, indem sie sich *im Fluss des Lebens* treiben lassen. Unterhält man sich mit erfolgreichen Menschen, erzählen sie oft von ihren Strategien, um ihre innere Energie zu steigern und Flowzustände zu erreichen. Wir wissen, dass Flow – ein Zustand, in dem das Ich-Bewusstsein sich auflöst und wir eins werden mit dem, was wir tun – der Schlüssel zu Kreativität, Erkenntnis und dauerhafter Konzentration ist. Im Flowzustand lässt sich auch prima Energie nachtanken, denn in diesem Zustand verbindest du dich direkt mit der Energiequelle selbst. Diese Quelle versiegt nie, sie sprudelt unendlich.

Kein Wunder also, dass das von Produktivität besessene Silicon Valley versucht, auf diesen Zug aufzuspringen. Dave Asprey, der Unternehmer, Risikokapitalgeber und Chef von Bulletproof, schuf rund um die Idee des Biohacking ein Milliardenimperium. Er verspricht Selbstoptimierung, körperliche und geistige Höchstleistungen, und verwendet viele vedische Ansätze. In seinem Blog schrieb er, er habe über fünf Jahre hinweg täglich Art-of-Living-Atemtechniken angewendet, um sein Nervensystem zu »hacken«. (Es handelt sich dabei um genau die Techniken, die ich am Abend des »Konzerts« von Sri Sri lernte.) »Die Methode ist einfach, zuverlässig und wird weltweit von 25 Millionen Menschen angewendet«, erzählte er. »Sie funktioniert.«

Schon bevor ich diese Techniken entdeckte, führte ich ein hochfrequentes Leben. Als Anwältin bewältigte ich zahllose Termine und einen Riesenhaufen Arbeit. Aber jeden Morgen erwachte ich müde, und wusste nicht warum. Ich kämpfte mich durch den Tag, ohne mir darüber klar zu werden, dass da etwas schief lief. Doch kaum hatte ich angefangen, bewusst auf meinen Energiehaushalt zu achten, tat sich mir eine neue Welt auf. Ich tat zwar das Gleiche wie zuvor – ernährte mich gleich, machte den gleichen Sport, den gleichen Job und traf die gleichen Freunde –, aber mit größerer Begeisterung. Egal, worum es ging, ich dachte mir: *Nichts wie ran!* Dieses Gefühl verbreitete sich in meinem ganzen System. Nachdem ich verstanden hatte, wie sehr mein Geist mich auslaugte und vom Strom des Lebens fernhielt, und die Methoden erlernt hatte, wie ich Lebensenergie nachtanken konnte, schaffte ich plötzlich alles in einem Bruchteil der Zeit. Ich musste mich nicht hochpuschen, um zur Arbeit zu gehen oder Dinge anzupacken; ich befand mich schlicht in einem dynamischen, produktiven Zustand. Plötzlich litt ich nicht mehr unter chronischem Zeitmangel. Ich brauchte keine neun bis zehn Stunden Schlaf mehr, um mich voll ausgeruht zu fühlen. Das hält bis heute an. Ich leite Zehn-Tages-Retreats für Tausende von Menschen und jette danach um die Welt, um das nächste zu leiten. Alles, ohne besonders viel Schlaf zu brauchen.

Oft werde ich gefragt, wie ich diese Belastungen stemme. Woche für Woche halte ich Veranstaltungen für Hunderte Teilnehmer ab, spreche vor riesigem Publikum und höre mir täglich stundenlang die Fragen und Nöte der Teilnehmer an. Auch das erfordert meine volle Aufmerksamkeit und Hinwendung. Die meisten Menschen schwärmen nicht gerade davon, wie toll ihr Leben läuft. Sie klagen über Schwierigkeiten und Nöte, über pflegebedürftige Eltern, Krankheiten, Geldmangel, Depressionen und so weiter. Ich habe nicht immer eine Lösung parat, aber ich höre ihnen zu und lehre sie Techniken, die ihnen erlauben, ermutigt und gestärkt nach Hause zu gehen, in dem Vertrauen, dass sie ihre Aufgabe schon bewältigen können. Doch diese Stärke kommt nicht von mir, sondern aus der Lebensenergie dieser Menschen.

Ich wette, du erinnerst dich zumindest an ein paar Momente totaler Klarheit und Verbundenheit in deinem Leben. Diese Augenblicke müssen sich nicht zufällig ergeben.

Zugegeben, ich habe eine Geheimwaffe. Sie besteht in meinem Verhältnis zur alles durchwebenden Kreativkraft des Lebens. Nicht immer, aber meistens ist da etwas, was durch mich hindurch wirkt. Kürzlich sollte ich bei PayPal einen längeren Vortrag halten, erfuhr mein Thema aber erst, als ich dort ankam. Präsenz im Augenblick ist die beste Vorbereitung für solche Fälle. Ich spazierte bei PayPal hinein, fragte: »Worüber reden wir heute?«, und legte los. Für mich spielt es keine große Rolle, wie die Aufgabenstellung genau lautet. Ich bin da, bin präsent und lass zu, ein Instrument für etwas Größeres zu sein. Ich verbinde mich mit Shakti, jener Energie, die die Dinge ganz natürlich geschehen lässt. Sobald ich mich dem Flow des Augenblicks hingebe, kennt meine Energie kaum Grenzen. Wenn alles nur so flutscht, ich ganz klar im Kopf bin, weiß ich, dass ich mit etwas jenseits meines Egos, meiner Talente, meines Verstandes verbunden bin. Ich lasse zu, zum nützlichen Instrument dessen zu werden, was passieren will und muss. Den Schub an Energie, Kreativität und reiner Intelligenz, den ich dann erfahre, kann ich gar nicht in Worte fassen.

Mit dieser Schilderung möchte ich dir zeigen, was in jedem Einzelnen von uns steckt. Diese Kraft ist weder fremdartig noch unerreichbar – du hast sie selbst schon gespürt. Ich wette, du erinnerst dich zumindest an ein paar Momente totaler Klarheit und Verbundenheit in deinem Leben. Du warst dann so im Augenblick, dass völlig unvorhergesehene Dinge aus dir herauskamen. Vielleicht warst du völlig in einen kreativen Prozess versunken, vielleicht betratst du eine Bühne und hieltest die Rede deines Lebens, vielleicht warst du über beide Ohren verliebt oder völlig präsent für die Schönheit der Natur. Oder dir stand urplötzlich völlig klar vor Augen, was *exakt* du als Nächstes tun musstest. In diesen Augenblicken standst du in Verbindung mit etwas Größerem, und du wurdest zum Gefäß für die Energie der

Schöpfung selbst. Du klinkst dich dann nicht nur in ein Kraftfeld ein, sondern in reine Intelligenz, in pures Potenzial, pures Bewusstsein.

Diese Augenblicke müssen sich nicht zufällig ergeben. Je bewusster du dich mit der Lebensenergie in dir beschäftigst, desto mehr greift die Kraft des Lebens dir unter die Arme. Flowzustände werden häufiger und intensiver. Je mehr du dich mit dieser Energie verbindest, desto mehr erweckt sie deine inneren Kreativkräfte. Denn Shakti ist genau das: eine dynamische Kreativkraft, die sich in dieser Welt äußern will. Wörtlich übersetzt bedeutet der Begriff »manifeste Schöpfung«. Seit Einstein wissen wir, dass Energie sich in Masse verwandeln kann. Genau das passiert hier. Wenn du dich mit Shakti verbindest, verbindest du dich mit deiner ureigenen Kraft, etwas zu erschaffen. Du verbindest dich mit deiner eigenen Natur als Schöpfer*in.

So wie Christen die Gottesmutter anbeten, verehren wir in Indien Devi, die göttliche Mutter. Jedes Jahr feiern wir auf einem neuntägigen Fest die weibliche Energie. Sich in sie einzuklinken, so die Vorstellung, ist wie die Verbindung zur eigenen Mutter – was in dem Fall bedeutet: Die Essenz bedingungsloser Liebe. Du ehrst sie, und sie schenkt dir Liebe, Fürsorge, Unterstützung. Bei anderen Gelegenheiten verbindest du dich mit deinem Vater, und er schenkt dir seine Liebe, Fürsorge, Unterstützung. Beide lieben dich auf ihre ganz eigene Art und geben dir, was du brauchst. Und je enger deine Beziehung zu den zwei Seiten ist, die gemeinsam diese kreative und intelligente Lebenskraft erschaffen, desto mehr erwacht diese Kraft auch in dir.

3. Kapitel

Antikes Biohacking

Vor Tausenden Jahren saß ein Wissenschaftler im Schneidersitz an einem Fluss. Er lauschte dem Murmeln des fließenden Wassers und verfolgte das Kommen und Gehen seiner eigenen Gedanken und Gefühle. Dieser Wissenschaftler war ein Experte des Geistes. Jahrzehntelang hatte er anhand seines eigenen Geistes erforscht, wie er funktionierte und wie sich diese Funktionen optimieren ließen. Selbstbetrachtung und Selbst-Bewusstheit waren seine Instrumente, und er entwickelte Methoden, die Energie in sich zu bewahren und zu steigern, die all seine kognitiven Funktionen antrieb und stützte.

Dieser Wissenschaftler oder *Rishi* entwickelte die Fähigkeit, diese Vitalkraft, wie er sie nannte, zu nutzen und zu steigern. Er erkannte, dass die Energie, die ihm Leben schenkte und ihn lebendig hielt, nicht rein physischer Natur war. Sie war auch eng mit dem Zustand seines Geistes verknüpft. Tatsächlich beobachtete er eine wechselseitige Beziehung zwischen dem Niveau an Lebensenergie in seinem System und dem Funktionieren seines Geistes. Änderte sich das eine, änderte sich auch das andere. Er erkannte, dass die Dinge, die er in seinem Geist pflegen wollte – Freude, Präsenz, Schwung, Gelassenheit, Verbundenheit –, mit einem Zustand hoher Energie einhergingen. Strotzte er vor Vitalkraft, war sein Geist scharfsinnig, agil und mächtig. Sein Bewusstsein war erweitert und erhaben. Weisheit und Klarheit nahmen zu.

Fehlte es ihm jedoch an Lebensenergie, blieb sein Geist ineffektiv. Er rannte sich fest, in Grübeleien über Vergangenheit oder Zukunft, in negativen Gedanken, in emotionalen Überreaktionen, Zweifeln und Frust, in Urteilen über sich und andere. Je mehr das Energiesystem danieder lag, desto mehr steckte der Geist in Gedanken und Gefühlen fest, die ihn nur noch weitere Kraft kosteten. Energiemangel, merkte der Rishi außerdem, ging immer mit einem eingeengten Bewusstsein und damit vermindertem Gewahrsein einher.

Der Rishi, den viele auch Seher nannten, entdeckte, dass er seinen geistigen Zustand und seine Gedanken beeinflussen konnte, indem er sein Energiesystem »hackte«. Und mehr noch: Das konnte *jeder!* Aus den Erkenntnissen dieses Rishi und vieler anderer ließen sich zwei wichtige Schlüsse ziehen: Erstens braucht es für ein optimales Leben eine gesteigerte Bewusstheit. Und zweitens erweitert sich unser Bewusstsein ganz natürlich, sobald wir gewisse Techniken und Methoden nutzen, um die uns angeborene Energie zu steigern.

Die Techniken zur Nutzung dieser Energie, die dieser Rishi entwickelte, flossen vor mehr als fünftausend Jahren in die Veden ein, eine Sammlung heiliger Schriften, die Lehren, Geschichten, Hymnen und Gedichte enthält, aber auch Themen wie Neurowissenschaft, Medizin, Physik, Geschichte und Kosmologie behandelt. Auf diesen Schriften beruhen Yoga und der Buddhismus. Lies in die Veden hinein, und du wirst eine Gebrauchsanleitung für den menschlichen Geist finden – sozusagen ein Benutzerhandbuch. Ganz detailliert steht dort, wie Geist, Körper und Energiesystem funktionieren und wie man diese Funktionen optimiert. Dieses antike Wissen über den menschlichen Geist findet sich im *Vedanta* (von *veda*, »Wissen« und *anta*, »Ende« oder »Krönung«). Wörtlich übersetzt bedeutet Vedanta »ultimative Weisheit« in Bezug auf einen selbst: das Wissen, wie man mit Bewusstsein umgeht, die Energie maximiert und den Körper gesund erhält. Ähnlich wie der Buddhismus lehrt der Vedanta: Beherrsche deinen Geist, und du kannst in deinem Leben alles ändern. Im Vedanta stehen auch die praktischen Alltagstechniken zur Beherrschung des Geistes. Im Rahmen dieses Buchs verwende ich die Begriffe Veda, Vedanta und yogisch synonym.

Wir begeben uns auf eine Reise und suchen Zugang zum Bewusstsein, das den Geist lebendig werden lässt. Wir begeben uns an die Quelle von Gedanken und Gefühlen, um unsere Art des Denkens und Fühlens zu verändern.

Bei vielen modernen Wellness-Trends – bei Yoga, Achtsamkeitsmeditationen, Training der emotionalen Intelligenz, Performance Enhancement, Biohacking, selbst bei Dingen wie Hypnotherapie und neurolinguistischer Programmierung (NLP) – geht es im Grunde um Beherrschung des Geistes. Diese Techniken zur Handhabung von Gedanken sind wichtig und wertvoll, doch die Rishis haben schon damals eine Abkürzung gefunden, einen Weg, den Geist direkt zu beeinflussen, ohne Fokussieren, Benennen und Beobachten von Gedanken und Gefühlen – was ja alles nur wieder Kraft erfordert. Die Rishis haben uns gezeigt: Der natürlichste, müheloseste

Weg, den Geist zu beherrschen, besteht darin, die eigene Lebensenergie zu stärken. Mithilfe dieser Vitalkraft begeben wir uns auf die Reise und suchen den Zugang zum Bewusstsein, das den Geist lebendig werden lässt. Wir begeben uns an die Quelle von Gedanken und Gefühlen, um unsere Art des Denkens und Fühlens zu verändern.

Die uralten vedischen Methoden haben nicht umsonst fünftausend Jahre überdauert. *Denn sie funktionieren.* Tatsächlich kennst du wahrscheinlich ein paar vedische Techniken und wendest sie an, ohne dir dessen bewusst zu sein. So ist die Yogaübung »herabschauender Hund« nichts anderes als eine vedische Technik zur Beherrschung des Geistes. Vielen hier im Westen ist nicht klar, dass Yogaübungen nicht nur den Körper stärken, sondern auch den Geist lenken. Yoga und Ayurveda (die indische Ernährungs- und Gesundheitsphilosophie) beruhen beide auf den Veden.

Yoga ist schlicht eine praktische Methode zur Umsetzung vedischer Lehren. Eine Technik, die Körper, Geist, Atem, Verstand, Gedächtnis und Ego zum Erblühen bringt. Wer den optimalen Daseinszustand erreicht hat, befindet sich »im Yoga«, wörtlich »zusammen angeschirrt« oder »vereint« – du verbindest und harmonisierst all die verschiedenen Aspekte deiner selbst.

Jetzt magst du dich fragen, wie das geht. Wie gerät man in einen Zustand von Yoga? Genau das beschreibt der Vedanta, sogar mit Körperstellungen und Hatha-Yoga-Übungen. Diese Stellungen hat sich niemand einfach ausgedacht, sie sind das Ergebnis jahrzehntelanger methodischer Beobachtungen am eigenen Körper. Zum traditionellen Hatha-Yoga gehören Bewegungen, die jeder Mensch ganz natürlich vollführt. Schau mal eine Zeit lang einem Baby zu, und du erkennst, dass jede einzelne Yogaübung etwas ist, das Babys machen, während sie heranwachsen und verschiedene Aspekte ihres Ichs entwickeln. Babys krümmen sich zum Dreieck, wenn ihre Leber und ihr Verdauungstrakt sich entwickeln, sie rollen sich zur Kobra, wenn ihr Rückgrat wächst und stärker wird. Ein Kleinkind macht buchstäblich alle traditionellen Yogaübungen! Als Erwachsene versetzen wir mit denselben Übungen den Körper wieder in seinen natürlichen Zustand zurück, in dem er gedeihen kann.

Yoga gehört zum vedischen System, ist aber nur ein kleiner Teil davon. Die Veden in ihrer Gesamtheit stellen ein vollständiges System zur Verfügung, wie wir uns mit der Quellenergie wiederverbinden, die uns Leben schenkt und uns lebendig erhält. Während Yoga aber einen Boom erlebt, ist die tiefere Weisheit, wie wir unsere Energie handhaben können (unsere Energieintelligenz, wie ich es nenne), leider weitgehend in Vergessenheit geraten. Dabei zeigt uns diese Weisheit den Königsweg, wie wir unseren Geist und unser Selbst wieder aufladen.

Die vedischen Lehren sind außerordentlich gehaltvoll und »saftig«. Bis heute sind sie der wissenschaftlichen Forschung um Jahrzehnte voraus. Neurowissenschaftler forschen noch immer daran, wie Gedanken und geistige Systeme überhaupt funktionieren, dabei verstanden Rishis das schon vor Tausenden von Jahren. Dazu mussten sie nur in sich selbst blicken. Der Unterschied zwischen modernen Neurowissenschaftlern und den weisen Alten besteht allein darin, dass die Alten ihre eigenen Gedanken und Abläufe im Gehirn beobachteten, während die moderne Wissenschaft Bilder von Gehirnen ihrer Probanden betrachtet. Alles, was Neurowissenschaft und Psychologie heute »entdecken«, wussten die Rishis bereits.

Betrachten wir jetzt die Veden als »Wissenschaft des Geistes« genauer, um uns eine genauere Vorstellung davon zu verschaffen, woher die Konzepte und Techniken kamen und warum sie bis heute relevant sind.

Die ursprüngliche Positive Psychologie

Wie die moderne Disziplin der Positiven Psychologie lehren uns die Veden, was es bedeutet, als menschliches Wesen zu gedeihen. Ihre experimentell überprüften Techniken verraten uns genau, was wir tun müssen, um unser Ziel zu erreichen. Wie die Positive Psychologie konzentrieren sich auch die Veden auf die positiven Aspekte des Menschseins statt auf Krankheit und Störungen. Achtsamkeit, Dankbarkeit, Glück, Widerstandskraft, Mitgefühl … all diese Dinge, die in der Positiven Psychologie eine so große Rolle spielen, waren schon zu Zeiten Buddhas und Christi seit Tausenden Jahren erforscht.

Du würdest staunen, *wie viele* unserer sogenannten wissenschaftlichen Durchbrüche den Alten längst bekannt waren. Hier nur ein Beispiel: Forscher wiesen nach, dass Dankbarkeit uns gesünder und glücklicher macht. Studien zeigten, dass erwiesene Dankbarkeit die Gehirnfunktion positiv beeinflusst, die körperliche Gesundheit fördert, die Funktion der Herzkranzgefäße verbessert, die Vitalität steigert und die Lebenserwartung erhöht.[1] Heute wissen wir, dass eine dankbare Grundhaltung den Körper auf zellulärer Ebene verändert und selbst die Genexpression beeinflusst.[2] Dankbarkeit macht uns gesünder, glücklicher, dynamischer, lebendiger – und lässt uns sogar *länger leben*. Das ist toll – aber nicht neu. Die Rishis hätten das schon vor fünftausend Jahren erläutern können! Sie hatten es durch Selbstbeobachtung erkannt. Ihnen war klar, dass eine dankbare Grundhaltung, das Gefühl, alles sei im Überfluss vorhanden, uns körperlich, geistig, emotional und seelisch gesund und glücklich macht. (Mehr dazu im 9. Kapitel: Die inneren Superkräfte ausleben.)

Schau dir nur einige der aktuellsten »Entdeckungen« an, die sich auch schon in den Jahrtausende alten Veden finden:

Glück bringt Erfolg (nicht umgekehrt)

Wir alle streben nach Erfolg, weil wir hoffen, er mache uns glücklicher. Dabei wurde schon x-mal nachgewiesen, dass Glück zum Erfolg führt, nicht umgekehrt. Im Jahr 2012 erschien in der Zeitschrift *Psychological Bulletin* eine Übersichtsstudie, die über zweihundert andere Studien auswertete. Ihr zufolge führte Erfolg nicht notwendigerweise zu positiven Gefühlen und erhöhtem Wohlbefinden. Vielmehr zeigte sich, dass glückliche Menschen sich Ziele setzen, die ihren aktuellen Glückszustand verstärken. Sie verfolgen ihre Ziele hartnäckiger und motivierter.[3] Anders ausgedrückt: Sie taten genau das, was nötig war, um später Erfolg zu haben. Dasselbe steht schon in den Veden: Glück ist ein energiegeladener Zustand, der Gedanken, Verhaltensmuster und Taten positiv beeinflusst. Glück ist also die Voraussetzung für Erfolg, nicht dessen Folge.

Es gibt drei Hauptwege zum Glück

*Die Veden kennen noch eine weitere Glücksebene;
aber so weit ist die Positive Psychologie noch nicht.
Auf diesem Niveau bist DU SELBST das Glück.*

Die Rishis sprechen von drei Ebenen des Glücks: Genuss, Engagement und Sinnhaftigkeit. Martin Seligman, der Vater der Positiven Psychologie, redet ebenfalls von drei Stufen des Glücks.[4]

Da ist also erst mal Genuss *(Ich habe mir ein neues Auto gekauft, ich sehe gut aus, ich amüsiere mich, ich gehe mit meinen Freunden weg)*, verbunden mit unmittelbarer Bedürfnisbefriedigung. Die Veden sprechen hier von »Sinnesgenuss«. Das ist die unterste Stufe des Glücks. Dieses Glück ist kurzlebig, es kommt und geht, und je mehr du ihm nachläufst, desto unerfüllter fühlst du dich; desto mehr brauchst du, um dich wieder glücklich zu fühlen.

Mehr Glück findet man auf der zweiten Stufe, im Engagement, im aktiven Mitwirken. So verschafft es dir vielleicht Sinnesgenuss (Stufe eins), auf der Couch liegend ein Fußballspiel anzusehen. Dauerhafter glücklich macht es dich aber, selbst Fußball zu *spielen*. Auf dieser zweiten Ebene des Glücks werden nicht mehr nur die Sinne befriedigt, auch der Geist ist aktiv dabei. Folglich berührt dich das Ganze tiefer in deinem Inneren.

Die dritte Stufe des Glücks erklimmst du, wenn du etwas machst, das dich mit einem tiefen Gefühl von Bedeutung, Sinnhaftigkeit erfüllt. Das könnte zum Beispiel sein, eine Jugendmannschaft im Fußball zu trainieren. Du bringst dich ein, bist aktiv, darüber hinaus genießt du aber auch den Zusammenhalt, die Gemeinschaft, den Sinn dessen, was du für andere leistest. Dieses Glück hält am längsten an.

Aber hier ist noch nicht Schluss. Die Veden kennen noch eine weitere Glücksebene; aber so weit ist die Positive Psychologie noch nicht. Auf dieser Ebene bist DU SELBST das Glück. Ohne besonderen Grund strahlt ein Baby Freude, Frieden und Glück aus. Das Baby ist von seiner Natur her Glück. Seine Freude kommt nicht von außen, sondern strahlt von ganz tief drinnen aus. Glück ist der Stoff, aus dem wir bestehen. Es ist die Essenz dessen, was uns im Innersten ausmacht. Diese Ebene des Glücks existiert jenseits aller äußeren Umstände, sie ist die Natur deines Bewusstseins. So kommen wir zur Welt: als Wonneproppen, als Glückskinder.

Meditation tut Körper und Geist gut

Wie oft hast du schon gehört, dass Meditation die Gesundheit fördert? Inzwischen haben Tausende wissenschaftliche Studien nachgewiesen, dass Meditation in so ziemlich jeder Hinsicht guttut: Sie fördert positive Gefühle und das Wohlbefinden, verbessert die körperliche Gesundheit, erhöht Kreativität und Konzentrationsfähigkeit, steigert das Empathievermögen, verbessert unsere Beziehungen und unsere Führungsqualitäten.[5] Noch einmal: Das ist schon seit Jahrtausenden bekannt. Die Veden haben Meditation detailliert als geeignetes Werkzeug beschrieben, um Geist, Körper und Seele zum Erblühen zu bringen. Wobei ich an dieser Stelle betonen möchte, dass Meditation im vedischen Sinn etwas ganz anderes ist als die neuerdings so beliebten Achtsamkeitsübungen in der westlichen Welt (mehr dazu im 6. Kapitel).

Alles ist Energie

Möchtest du die Geheimnisse des Universums ergründen, denke über Energie, Frequenz und Schwingung nach.

Wer hat das wohl gesagt? Kein indischer Guru und kein antiker Philosoph, sondern der Physiker und Ingenieur Nikola Tesla, der sich intensiv mit den Veden beschäftigte und mit dem indischen Guru Swami Vivekananda befreundet war. Tesla versuchte jahrelang, die Prinzipien der östlichen Metaphysik mit den wissenschaftlichen Methoden des Westens zu beweisen, und verwendete sogar Sanskrit-Wörter wie Prana zur Beschreibung natürlicher Phänomene. Vor allem wollte Tesla beweisen, dass tatsächlich alles Energie *ist*.

Doch was bedeutet das genau? Der vedischen Kosmologie zufolge besteht alles Leben aus Prana und *Akasha*, also Energie, die den Raum durchströmt. Selbst unsere Körper sind frei fließende biochemische und elektrische Energie. Das ist wissenschaftlich bewiesen. Es gibt ein elektromagnetisches Feld in unserem Körper und um ihn herum, das sogenannte »Biofeld«. Klingt das vertraut? Kein Wunder – bei der vedischen Kosmologie handelt es sich schlicht um eine uralte Formulierung von Einsteins spezieller Relativitätstheorie. So sehr Tesla sich auch abmühte, mussten wir doch warten, bis Einstein mit seinem $E = mc^2$ uns die Parallele zur Kosmologie der Rishis aufzeigte. Einstein wies nach, dass Masse und Energie schlicht unterschiedliche Zustände derselben Grundsubstanz sind – die die Veden als ein all-durchdringendes, einheitliches Feld des Bewusstseins beschreiben.

* * *

Dies ließe sich endlos fortführen. Man könnte die Veden jahrelang studieren und trotzdem nur an der Oberfläche der ihr innewohnenden Weisheit kratzen. Für unsere Zwecke reicht es, uns darauf zu konzentrieren, was diese Texte uns über den Geist lehren, und wie man das entwickelt, was ich den »Großen Geist« nenne: die friedliche, dynamische wahre Kraft unseres Bewusstseins.

Die indische Tradition von zwölf Jahren Ausbildung für die Welt da draußen und zwölf Jahren für die Innenwelt ist längst passé. Leider lernen wir heute keine zwölf Jahre (oder auch nur ein Jahr) lang, wie wir mit dem Lärm in unserem Kopf umgehen. Irgendwann im Erwachsenenalter merken wir dann, dass wir nach außen hin gesund wirken, aber innerlich verkümmern – überlastet, erschöpft oder tieftraurig –, und übernehmen endlich selbst die Verantwortung für unser inneres Erleben. Wir erkennen, dass wir unseren Geist steuern müssen. Doch bevor wir die Techniken dafür lernen, müssen wir verstehen, wie diese Maschine namens Geist funktioniert und wie sie uns Energie raubt.

TEIL II

ENERGIEFRESSER

4. Kapitel
Eine Maschine namens Geist

Dein menschlicher Geist ist die Grundlage für alles, was du denkst, fühlst und tust. Er ist die Basis, von der aus du alles erreichst, was du im Leben willst. Am Anfang steht der Gedanke, dann kommt die Handlung und erst dann folgt das Ergebnis.

Worauf sich dein Geist konzentriert, das wächst in deinem Leben. Er ist der Faktor, der alles verändern kann, zum Besseren oder zum Schlechteren. Wenn du in allem brillieren willst, was du im Leben anpackst, musst du wissen, wie dein Geist funktioniert, wie du mit ihm umgehst und ihn auf jene Bereiche ansetzt, die dir am wichtigsten sind. Bei allem, was wir so kaufen, liegt eine Bedienungsanleitung bei, aber für das, was wir am häufigsten benutzen, fehlt diese leider. Niemand bringt uns bei, weder daheim noch in der Schule, wie wir unseren Geist effizient und effektiv einsetzen.

Wirklich alles hängt vom Zustand deines Geistes ab: deine Gedanken, Wahrnehmungen, Entscheidungen, Urteile und Lebensziele. Wo fängst du also an? Öffnen wir doch mal die Abdeckung dieser Maschine namens Geist und schauen uns an, was so drinsteckt. Du musst dir *ansehen*, welche Programme und Inputs dafür sorgen, dass er präsent, aufmerksam und klar ist, und was ihn betäubt, benebelt und verwirrt.

Wenden wir uns erneut der Frage zu, mit der dieses Buch begann: *Wer bist du?* Denke an dieser Stelle nicht zu philosophisch. Im Augenblick rede ich noch nicht über das Selbst. Bleib also möglichst konkret in deiner Antwort. Was ist der Stoff, der dich ausmacht, dieses Ding, das du »ich« nennst? Wer bist du, jenseits deines Namens, Titels, Geschlechts, jenseits deiner Rollen? Bist du Körper? Geist? Beides? Weder noch? Bestehst du vorwiegend aus Körper oder aus Geist?

Ich weiß nicht, wie es dir ergeht, aber als ich die Frage zum ersten Mal hörte, fand ich sie lächerlich. *Wer ich bin? Na ja, Rajshree halt. Ich bin Juristin, Amerikanerin indischer Abstammung, Frau, und vermutlich bin ich auch mein Körper, mit allem, was ich denke, fühle und glaube.* Das war »ich«. Damals wusste ich nicht mal genau, was mit Geist gemeint war, obwohl ich das Wort ständig benutzte. Mein Verstand war mein Geist, oder? Doch schon bald, nachdem ich angefangen hatte, meinen Geist aus vedischer Perspektive zu betrachten, ging mir mein Fehler auf. Es spielt keine Rolle, wenn dir der Unterschied zwischen Geist und Verstand momentan nicht klar ist. Konzentriere dich auf die Frage, aus welchen Elementen dieses System besteht, das man *du* nennt.

Bei genauerer Betrachtung wird hoffentlich klar, dass du auf verschiedenen Ebenen operierst. Da gibt es diesen Teil, den ich damals mühelos identifizierte, den physischen Organismus namens Körper. Daneben gibt es diese immaterielle, denkende Substanz namens Geist, mit der ich vertraut war, auch wenn ich dir nicht ansatzweise hätte beschreiben können, was sie ausmachte. Und schließlich gibt es noch eine immaterielle Essenz, die manche Menschen Seele nennen. Natürlich kannte ich diese Begriffe seit Kindertagen, und ohne groß darüber nachzudenken, glaubte ich an eine Seele. Nie hätte ich mir aber vorstellen können, mich mit ihr zu identifizieren. Heute betrachte ich diese Essenz als »Herz-Geist« oder »Großen Geist«. Mehr dazu später.

Die sieben Ebenen deines Lebens

Bei ihrer wissenschaftlichen Selbsterkundung erkannten die Rishis sieben verschiedene, aber miteinander verbundene Ebenen oder Fähigkeiten, aus denen wir bestehen. Das menschliche System setzt sich zusammen aus:

- **Körper:** Die physische Materie aus Zellen, Organen, Knochen und Gewebe, die unsere Anatomie ausmachen.
- **Atem:** Die Luft, die in unseren Körper hinein- und aus ihm herausströmt, die Leben bringt und es erhält.
- **Geist:** Die Fähigkeit der Wahrnehmung, inklusive der fünf Sinne.
- **Verstand:** Die Fähigkeit, zu benennen, zu beurteilen, einzuordnen, zu überlegen, zu analysieren und zu planen.
- **Gedächtnis:** Die Fähigkeit, Daten und die Erfahrungen eines Lebens zu speichern.
- **Ego:** Die Ebene unserer Identität, Persönlichkeit und unseres Ich-Gefühls.
- **Bewusstsein:** Die Ebene reiner Achtsamkeit, auch bekannt als Seele oder »Großer Geist«.

Die Rishis betrachteten den Geist nicht als homogene Einheit, sondern als eine Reihe von eigenständigen Fähigkeiten. Die Veden unterteilen den Geist in drei Ebenen: Wahrnehmung, Verstand und Gedächtnis. Daneben existiert jenseits des Körper-Geist-Komplexes noch unsere persönliche Identität – das Ego. Und dann verfügen wir, wieder auf einer separaten Ebene, über Bewusstsein, jene tiefere Essenz, die du vielleicht Seele nennst. Diese sieben Ebenen wirken zusammen und bilden dadurch ein Ganzes. Denk nur an ein Auto: Da gibt es den Motor, die Räder, den Treibstoff, das Lenkrad. Die einzelnen Elemente dienen verschiedenen Zwecken, aber sie müssen zusammenspielen, damit das Auto läuft. Fehlt nur ein einziger Teil, kann man schon nicht mehr fahren. Jedes Teil erfüllt seinen eigenen Zweck und funktioniert nach eigenen Regeln.

Einerseits funktioniert jedes Element unabhängig von den anderen, andererseits ist es eng mit ihnen verwoben. Das Gleiche gilt für deinen Körper. Zu jedem beliebigen Augenblick macht dein Körper etwas bestimmtes, macht dein Atem etwas ganz anderes, und der Geist wiederum beschäftigt sich mit etwas völlig anderem. Und trotzdem beeinflussen sich die Ebenen unablässig. Wälzt der Geist ängstliche, besorgte Gedanken, schlägt auch das Nervensystem Alarm. Wir atmen schneller, und das wiederum beeinflusst das Immunsystem, das Hormonsystem und die Verdauung. Umgekehrt wirkt sich eine Verdauungsstörung auf das Nervensystem aus, was den Atem beeinträchtigt und damit alle Ebenen des Geistes. Du weißt sicher aus eigener Erfahrung, wie ein kranker oder müder Körper sich auf Geist und Stimmung auswirkt. Alles hängt zusammen.

Diese sieben Ebenen sind wie die Abteilungen einer Organisation. Jede hängt an der gleichen angeborenen Kraftquelle und zieht daraus die Energie, die sie zum Funktionieren braucht. Doch in jeder Schicht gelten unterschiedliche Regeln, was Energie kostet und was Energie bringt. Stell dir diese Regeln als Prinzipien für die optimale Leistungsfähigkeit vor. Wenn du die Regeln verletzt, schmälerst du dein Wohlbefinden, deine Möglichkeiten, deine Energie.

Wer bestimmt, Körper oder Geist?

Natürlich kennst du die Warnungen: »Faules Herumsitzen bringt dich um.« Das ist wissenschaftlich erwiesen!

Wie gesagt, gelten für die Ebenen jeweils unterschiedliche Regeln. Was für eine Ebene gut ist, muss den anderen nicht unbedingt nützen. Nimm zum Beispiel deinen Körper. *Anstrengung und Aktivität* machen ihn leistungsfähiger und effizienter. Das ist die Regel, nach der ein Körper funktioniert. Er lebt auf, wenn er *sich bewegen,* wenn er *handeln* darf. Dein System ist darauf hin gebaut, körperlich aktiv zu sein. Deswegen machst du Sport. Wenn du dich körperlich anstrengst, fühlst du dich energiegeladen. Hängst du hingegen den ganzen Tag faul auf der Couch herum, macht dich das nur noch schlapper, nicht nur körperlich, sondern auch geistig. Ein bewegungsarmer Lebensstil schadet deiner Gesundheit und verringert deine Lebenserwartung, weil er dir Energie raubt. Natürlich kennst du die Warnungen: »Faules Herumsitzen bringt dich um.« Das ist wissenschaftlich erwiesen! Herumgammeln raubt dem Körper seine Vitalität. Deswegen gehst du ja ins Fitnessstudio! Vielleicht sitzt du täglich viele Stunden am Schreibtisch, aber dann musst du zum Ausgleich aufs Laufband und auf irgendeinen Hinterhofparkplatz starren, ohne vom Fleck zu kommen.

Der Geist hingegen funktioniert gerade nach dem umgekehrten Prinzip. Die mentalen Fähigkeiten – Wahrnehmung, Verstand und Gedächtnis jetzt mal zusammengenommen – brauchen kein *Machen und Tun.* Auf geistiger Ebene erblühst du nicht durch Anstrengung. Der Geist braucht Entspannung und Nichtstun, um optimal zu funktionieren. Je mehr *Aktivität* in ihm herrscht, je mehr du nachdenkst, dich sorgst und planst, desto weniger konzentriert und klar werden Verstand und Wahrnehmung. Wenn dein Geist überdreht, wenn in deinem Kopf heilloses Gequassel herrscht, sinkt deine Leistungsfähigkeit; der Geist läuft nicht mehr optimal, du wirst unkonzentriert und vergesslich. Dann verlegst du deine Autoschlüssel, vergisst Termine, erlebst eine Kreativblockade und zögerst aus lauter Verunsicherung wichtige Entscheidungen hinaus. Stress bedeutet nichts anderes als ein überdrehter, überlasteter Geist. Und chronischer Stress, das hat die Forschung gezeigt, greift die Gedächtnisfunktion massiv an.[1]

Häufig begehen wir den Irrtum, den Geist wieder auf Trab bringen zu wollen, indem wir ihn *mehr* anstrengen. Aber er ist da anders als der Körper. Er funktioniert nach dem Prinzip des *Loslassens*. Weniger Anstrengung. Weniger Aktivität. Muße ist der Königsweg zu einem gesunden Geist! Er blüht auf, wenn wir uns geistig *weniger* anstrengen, uns *weniger* festbeißen. Lass den Mist von gestern los! Lass den Mist, der morgen vielleicht passiert, los. Lass den Kommentar deines Partners los, die gescheiterte Bewerbung, das geplatzte Geschäft. Lass den ganzen geistigen Müll los, und unversehens läuft dein Geist wieder mit voller Kraft, ganz im Augenblick präsent. Das passiert von selbst. Plötzlich strotzt dein Geist nur so vor Energie, Klarheit und Kreativität. Dein Gehirn blüht auf, sobald du loslässt. Je mehr du dich aber *bemühst*, aktiv loszulassen, desto stärker bleibt der ganze Mist kleben. Paradox, oder? Der Witz ist: Du musst dich gar nicht bemühen. Die Fähigkeit, loszulassen, stellt sich von selbst ein, sobald dein Energieniveau steigt. Je mehr Energie sich in deinem System befindet, desto stärker bewegt sich dein Geist dorthin, wohin es ihn ganz natürlich zieht: hin zu einem Zustand der Mühelosigkeit und Energieeffizienz.

Bei neunundneunzig Prozent der Betroffenen lähmt nicht ein erschöpfter Körper das ganze System, sondern ein ausgelaugter Geist. Er ist der schlimmste Energiefresser, den du dir vorstellen kannst! Die überwältigende Mehrheit deiner Lebensenergie fließt in die Erhaltung der drei geistigen Ebenen und ihrer ständigen Aktivität. Aber obwohl dich geistige Anstrengung mehr Kraft kostet als alles andere, hat dir nie jemand beigebracht, was du dagegen tun kannst. Selbsthilfe- und Positive-Thinking-Methoden helfen da gar nicht, denn sie verlangen deinem Geist noch zusätzliche Aktivität ab.

Vor allem hat uns niemand beigebracht, dass der Geist nach anderen Prinzipien läuft als der Körper. Also versuchen wir mit ihm das Gleiche, was beim Körper Wunder bewirkt – mehr Aktivität, mehr Anstrengung –; das hilft wie gesagt kein bisschen. Und deswegen gibt es unzählige Menschen, die zwar einen topfitten Körper haben, aber trotzdem weit unter ihren Möglichkeiten bleiben. Sie schlucken Vitamine und Nahrungsergänzungsmittel, essen bewusst, mühen sich auf Indoorbikes ab und schlafen acht Stunden – aber ihr Geist bleibt weiter träge und ineffektiv. Warum? Weil Mineralien, Gemüse und Sport zwar *dem Körper* guttun, aber nichts gegen das hektische Treiben im Geist ausrichten, das unsere Batterien leer saugt. All das unnötige Geschwätz im Geist, die negativen Gefühle, die limitierenden Glaubenssätze ziehen Lebenskraft ab und legen das ganze System lahm. Und kein Weizengrassaft, kein Proteinshake und kein Fitnesstraining dieser Welt reicht, dieses Problem auch nur anzugehen.

Fehlt es dir an Schwung? Fühlt sich das Leben lau an, obwohl du dich nach Kräften bemühst? Dann deutet alles darauf hin, dass du besser auf deinen Geist achten solltest. Es wird Zeit, zwei verkannte Tatsachen anzuerkennen: (1) Dein Geist ist der schlimmste Energiefresser des gesamten Systems. (2) Willst du etwas im Geist verbessern, musst du auch nach den Regeln des Geistes vorgehen – das heißt, mehr ohne Anstrengung als mit Anstrengung zu agieren.

Die Mechanik deines Geistes

Dein Geist lässt sich also in drei Bereiche unterteilen. Stell dir einen Eisberg vor. Da gibt es die Spitze, die Wasserlinie und die große Masse des Berges, die verborgen unter Wasser liegt. Von außen sieht man nur die Spitze, die aus dem Wasser ragt. Dabei liegen fast neunzig Prozent eines Eisbergs unter Wasser. Schon Sigmund Freud verglich den menschlichen Geist mit den drei Zonen des Eisbergs. Die Analogie ist auch bestechend: Die Spitze lässt sich mit dem *bewussten Geist* vergleichen – jenem schmalen Anteil an Gedanken und Wahrnehmungen, die wir im Alltag bewusst wahrnehmen. Auf der Ebene darunter liegt der *vorbewusste Geist,* um die Wasserlinie herum. Dazu gehören alle Dinge, an die du zwar aktuell nicht denkst, die du dir aber jederzeit vergegenwärtigen könntest. Auf die Frage, was du gestern Abend gegessen hast, würde dein Geist kurz ins Vorbewusste hinuntertauchen und die Antwort hervorkramen.

Noch eine Ebene darunter liegt der vom Wasser verborgene Teil des Eisbergs: das *Unbewusste*. Jener Speicher mit den Erfahrungen, Überzeugungen, Wahrnehmungen, Gefühlen und Erinnerungen eines Lebens, die du vielleicht nicht bewusst wahrnimmst und auf die du möglicherweise auch keinen Zugriff hast. Unterhalb des Eisbergs liegt der Ozean selbst, der für deine eigentliche Bewusstseinsfähigkeit steht – das universale Bewusstsein.

Beginnen wir mit der Spitze des Eisbergs. Dort finden wir die Ebenen der Wahrnehmung und des Intellekts, die in den Veden *Manas* und *Buddhi* heißen. Sie befinden sich naturgemäß nah an der Außenwelt, die wir über unsere fünf Sinne wahrnehmen, und liegen damit am weitesten von unserem innersten, wahren Selbst entfernt. Während sich unsere Wahrnehmung auf allen Ebenen des Eisbergs abspielt, arbeitet der Verstand nur in der Spitze. Fürs Erste wollen wir uns auf den Verstand konzentrieren, jenen Teil unserer geistigen Hardware, der unsere internen Akkus am stärksten leer saugt.

Verstand: das Kontrollzentrum

Der Verstand ist eine wichtige Fähigkeit, die uns gute Dienste leistet, aber auch jede Menge Ärger machen kann. Hier, über dem Meeresspiegel, denken, planen, entscheiden, analysieren, urteilen und benennen wir. Kurz, der Verstand ist unser »denkendes Gehirn«. Mit seiner Hilfe verarbeiten wir Informationen aus unserer Umwelt, die uns über die Sinne erreichen. Diese Ebene ist strikt aufgabenorientiert (Mission: »Die Logik hinter den Dingen erkennen.«) und hilft uns, die Welt zu verstehen und das Leben so besser zu meistern. Alles, was wir mit den Daten anfangen, zu denen wir gerade Zugang haben, egal, ob sie von über oder unter der Wasserlinie kommen, ist das Werk des Verstandes. Physiologisch sitzt der Verstand im Frontalkortex des Gehirns, einem neurologischen Kontrollzentrum direkt hinter der Stirn. Dieser Teil des Gehirns erfindet allerdings nichts Neues, er gebiert keine neuen Ideen oder Möglichkeiten und macht zwar nur etwa zehn Prozent unserer Gesamtkapazität aus, verbraucht aber mehr Zeit und Energie als jede andere Ebene.

Gedächtnis: der zentrale Datenspeicher

Von der Spitze des Eisberges bewegen wir uns hinunter zur Wasserlinie, zu dem Ort, an dem die uns jederzeit schnell greifbaren Informationen liegen. Hier befindet sich der vorbewusste Geist, und hier treffen wir erstmals auf die Funktion des Gedächtnisses. Informationen aus dem vorbewussten Geist befindet sich aktuell nicht im

Frontalkortex, du verarbeitest oder analysierst sie nicht, aber bei Bedarf kannst du fast ohne Zeitverzögerung auf sie zugreifen.

Zwischen dem bewussten und dem vorbewussten Geist findet ein immerwährender Austausch statt, eine Art Daten-Sharing, bei dem ständig Informationen an die Oberfläche geholt, vom Verstand verarbeitet und dann wieder in der Datenbank des Gedächtnisses abgespeichert wird, für zukünftige Verwendung. Doch meistens rufen wir immer wieder die gleichen alten Gedanken, Ideen und Vorstellungen ab.

Chitta: der Geist unter der Wasseroberfläche

Dieser Datenspeicher bewahrt immense Mengen an Informationen auf, die über deine Lebensspanne hinweg gesammelt wurden. Diese Informationen können sich frei zwischen der Spitze des Eisbergs und seinen tiefsten Tiefen bewegen.

Unter diesen zwei Bereichen des Bewusstseins liegt der abgetauchte Geist. In diesem riesigen Bereich herrscht emsige Aktivität. In der gewaltigen und mächtigen Basis des Eisbergs befinden sich die tieferen Schichten der Gedächtnisfunktion – dein geistiges Datenspeicherzentrum. Dieser Datenspeicher bewahrt immense Mengen an Informationen auf, die über deine Lebensspanne hinweg gesammelt wurden. Diese Informationen können sich frei zwischen der Spitze des Eisbergs und seinen tiefsten Tiefen bewegen. In der Sprache der Neurologen entspricht dieser Datenspeicher dem limbischen System – unserem Zentrum für Gefühle und Gedächtnisbildung, das sich im Hinterkopf nahe der Schädelbasis befindet. In der vedischen Tradition reden wir von Chitta, was sich auf »das Unbewusste« bezieht. Gemeint ist damit der gewaltige Speicher an Erfahrungen, der bestimmt, wie wir auf gegenwärtige Situationen reagieren. Hier entscheidet sich, wie wir das Leben wahrnehmen und wie wir neuen Situationen unmittelbar, reflexhaft begegnen.

Chitta enthält die Erinnerung an alles, was du je erlebt hast. Es birst geradezu vor Eindrücken aus deinem ganzen Leben – manches ist bewusst dort gespeichert, anderes wurde verarbeitet und dort abgelegt, ohne dass du dir dessen bewusst wärest. Du musst auch gar nicht mitbekommen, was dort so alles abläuft; Chitta funktioniert auch so. Erfahrungen, Wahrnehmungen, Informationen, Gefühle und Begierden – all das wird unter der Wasserlinie gespeichert, je aktueller, desto näher an der Wasserlinie. Tief unten an der Basis des Eisbergs finden wir alles, was wir unterdrückt oder verdrängt haben, damit wir es nicht bewusst wahrnehmen mussten: unangenehme Gefühle, schwierige Emotionen, schmerzliche Erinnerungen und jene Teile von uns, die wir nur schwer akzeptieren können. Doch auch wenn man diese Dinge unter die Wasserlinie drückt, existieren sie doch weiter.

Energieverluste

Beim Betrachten des gesamten Eisbergs fällt sofort auf, dass die Basis den größten Teil ausmacht. Sie bestimmt die Form des ganzen Eisbergs und die Richtung, in die er treibt. Doch wo verbringen wir unsere ganze Zeit? Nicht dort unten in der mächtigen Basis. Wir bleiben über der

Wasseroberfläche und handeln aus dem Frontalkortex heraus. So viel unserer Lebenszeit geht für entsprechende Aktivitäten wie Denken, Verarbeiten, Überlegen, Planen, Entscheiden, Sichsorgen und Beurteilen verloren. Der Frontalkortex steht fast niemals still. Unablässig verarbeitet der Verstand die aktuell verfügbaren Informationen, ob wir das nun brauchen oder nicht.

Aber obwohl wir diesen Teil des Geistes mehr als jeden anderen beanspruchen, stellt er doch nur die oberste Schicht unseres Geistes dar. Solange wir immer nur an dieser Oberfläche bleiben, finden wir nie Zugang zu unserem tieferen Potenzial, zu tieferen Einsichten, zu Intuition und Kreativität. Dieser obere Teil saugt mit seiner unablässigen Aktivität einen *erheblichen* Teil unserer Akkuleistung und unseres Potenzials ab. Kennst du das, wenn du auf das Batteriesymbol deines Computers klickst und das Menü dir dann sagt, welche Anwendung am meisten Energie verbraucht? In deinem Fall ist der Verstand der Energiefresser.

Dabei möchte ich gar nicht behaupten, er wäre gut oder schlecht. Er ist weder noch. Das Problem besteht darin, dass wir ihn unnötig stark beanspruchen und nicht wissen, wie wir ihn abschalten. Stell ihn dir als ein Zimmer in einem großen Haus vor. Angenommen, du würdest nur dieses eine Zimmer bewohnen und wirklich alles dort machen. Das ginge durchaus, aber klug oder effizient wäre es nicht. Indem du dich auf einen Raum beschränkst, versagst du dir all die Möglichkeiten, die in den anderen Zimmern des Hauses auf dich warten.

Die Aktivität des Verstandes verbraucht also eine gewaltige Menge Lebensenergie. Ich weiß nicht, ob dir das je aufgefallen ist, aber aus der Beobachtung von Tausenden Menschen ist mir klar geworden, dass betont intellektuelle Menschen oft ziemlich unfrohe und wenig spontane Gesellen sind. Gedanken, Wissen und Ideen beschäftigen sie derart, dass sie sich gar nicht mehr am Augenblick erfreuen können. Sie verbraten den größten Teil ihrer Energie damit, jede Kleinigkeit ihres Lebens zu analysieren, und im Nu ist ihr Akku leer. Seit Kurzem erkennen Ärzte (und Krankenkassen) das Burn-out-Syndrom als Krankheit an. Ironischerweise leiden gerade Ärzte, die sich bei ihrer Arbeit ja stark auf den Verstand stützen, öfter unter Burn-out als jede andere Berufsgruppe. Knapp dahinter folgen Juristen. Überlege mal selbst: Wie viele Intellektuelle kennst du, die vor Lebendigkeit und Lebensfreude sprühen? Es gibt sie schon, aber sie sind selten.

Die wahren Kosten des Denkens

Der Verstand raubt uns mit seiner unablässigen Grübelei viel mehr Energie, als uns bewusst ist. Vom Aufwachen am Morgen bis zum Einschlafen am Abend (und manchmal auch während des Schlafs) erzeugt er einen endlosen Strom sich wiederholender Gedanken und Urteile. Die Energiekosten dieser unablässigen Aktivität sind enorm. Beobachte dich bitte selbst: Was auch immer du tust – du denkst auch. Während du Kaffee machst, mit einem Freund plauderst, zur Arbeit fährst, Besorgungen machst, trainierst, die Kinder versorgst oder fernsiehst: Immer laufen Tausende Gedanken gleichzeitig ab. Du interpretierst, urteilst, kommentierst, redest mit dir selbst oder verlierst dich in Tagträumen. Fünfundneunzig Prozent der Zeit quasselt dein Geist völlig unerhebliches Zeugs daher. Für nichts und wieder nichts raubt er dir kostbare Lebensenergie.

In unserem hypervernetzten, stets beschäftigten Leben macht der Verstand fast nie Pause. Selbst beim Schlafen rattert er noch durch alle möglichen kleinen Ängste und Sorgen: wie der Tag lief, die Unterhaltung mit der Schwiegermutter, die Urlaubsplanung. Der Frontalkortex ist die ganze Nacht online – ein bisschen ruhiger als tagsüber, aber er verarbeitet noch immer riesige Mengen an Informationen. Kennst du das Gefühl, nur halbwegs zu schlafen, irgendwo zwischen Schlafen und Wachen festzustecken? Ein Teil deines Gehirns ruht, aber der Verstand läuft weiter auf vollen Touren. Am Morgen fühlst du dich, als hättest du die ganze Nacht nachgedacht. Und das hast du auch. Du wachst ganz erschlagen auf – in gewisser Weise sogar ausgelaugter, als du es vor dem Schlafen warst. Das liegt daran, dass dein Computer die ganze Nacht lief! Der Frontalkortex arbeitete weiter! Das verhinderte, dass dein Akku sich vollständig aufladen konnte. Dein Verstand grübelte und dachte, während dein limbisches System im Schlaf und im Traum den Gedächtnisspeicher durchforstete. Manchmal wurde eine Erinnerung an etwas, das tagsüber oder früher geschah, ausgelöst, aber du schliefst nicht tief genug, um sie zu verarbeiten, und konntest sie nicht loslassen. Kein Wunder, dass du den ganzen Tag das Gefühl hast, mit dem falschen Bein zuerst aufgestanden zu sein.

Wir wissen, dass Gedanken auf energetischer Ebene nichts weiter sind als elektrische Impulse der Intelligenz. Wissenschaftler können Gedanken anhand elektromagnetischer Signale erkennen. Deepak Chopra, ein

Kardiologe und bekannter Autor spiritueller Bücher, sagt, dass uns täglich zwischen sechzigtausend und achtzigtausend Gedanken kommen. Aber du glaubst ja wohl selbst nicht, dass irgendjemand von uns an einem ganz normalen Mittwoch sechzigtausend *originelle* Gedanken hat! Mit viel Glück kommen uns vielleicht sechs. Der Rest ist überflüssig und nutzlos. Wir erzählen uns die ewig gleichen Geschichten immer wieder neu – ein anderer Tag, ein anderer Auslöser, doch Sorgen und Ärger sind immer wieder die gleichen. All unsere Grübeleien kosten nur Kraft und machen das ganze System träge, wie bei einem Computer mit zu vielen offenen Programmen. Stell dir vor, du könntest diese sechzigtausend Gedanken auf nur fünfzigtausend herunterfahren. Schon das würde dich erheblich dynamischer machen! Dein Gesicht würde strahlen, dein Schritt federn. Menschen würden dich nach deinem Geheimnis fragen. »Hast du abgenommen?« »Machst du jetzt Yoga?« Du wärst so viel lebendiger, kommunikativer, dynamischer und kreativer. Und du würdest jede Menge Energie sparen – Energie, die du für sinnvollere, dein Leben verbessernde Zwecke einsetzen könntest.

Je weniger Gedanken deinen Geist beschäftigen, desto präsenter, bewusster, entschlossener, konzentrierter, scharfsichtiger, klarer, strategischer, kreativer und innovativer wird er. Je weniger Prozesse im Gehirn ablaufen, desto besser funktionieren alle geistigen Ebenen. Es besteht ein direkter Zusammenhang zwischen der Energie, die für geistige Prozesse zur Verfügung steht, der Anzahl deiner Gedanken und der Funktionstüchtigkeit deines Geistes. Weniger Energie bedeutet weniger Funktionstüchtigkeit und mehr Gedanken. Mehr Energie bedeutet mehr Funktionstüchtigkeit und weniger Gedanken. Ich hoffe, dir dämmert allmählich, dass die einfachste Methode, achtsamer, konzentrierter, scharfsinniger und kreativer zu werden, darin besteht, den Geist mit der Kraft der Lebensenergie aufzuladen.

Stress: Geist im Überlebens-Modus

Wenn du geistig ausgelaugt bist, reagierst du auf
alle Ereignisse im Leben (auch die freudigen) mit:
Das wird mir zu viel. Das schaffe ich nicht.
Ich bin überwältigt. Alles gerät mir außer Kontrolle.

In der westlichen Kultur bringt man uns fälschlicherweise bei, Nachdenken sei gut für uns. Klar, Nachdenken hat schon seinen Wert, aber die gleichen Gedanken wieder und wieder zu wälzen – mitunter fünf, zehn oder Gott weiß wie viele Jahre lang –, bringt natürlich gar nichts. Um im Leben bestehen zu können, müssen wir planen, denken, kalkulieren, urteilen und interpretieren. Aber das Gleiche immer wieder durchzukauen ist eine Verschwendung von Zeit, Kraft, Energie … und letztlich unseres Lebens selbst. Als Anwältin verbiss ich mich gelegentlich total in Fälle. Morgens, mittags, abends und nachts beschäftigten sie mich; oft noch lange, nachdem sie abgeschlossen waren. Vor mir türmten sich die Fallakten, mein Tank war leer, der Verstand lief auf Hochtouren, aber es ging nichts voran. Ich war ständig gestresst und verzettelte mich – worüber ich mich dann wieder schwarzärgern konnte. Mein Geist war längst im roten Drehzahlbereich.

Diesen Zustand kennen die meisten Menschen bestens. Zu viele offene Dateien im Kopf nennt man schlicht Stress. Im Grunde ist Stress ein Nebeneffekt von Energiemangel im Geist. Stress raubt Energie und laugt auf längere Sicht das ganze System aus. Ein überarbeiteter, übermüdeter Geist denkt weniger klar, nimmt weniger wahr und sieht die Zukunft pessimistischer. Wir fangen an, negativ auf die Geschehnisse des Alltags zu reagieren, das System schaltet auf »Abwehrmodus«. Gewaltige Mengen innerer Ressourcen werden umgeleitet, zum Schutz gegen eingebildete Gefahren. Wenn du geistig ausgelaugt bist, reagierst du auf alle Ereignisse im Leben (auch die freudigen) mit: *Das wird mir zu viel. Das schaffe ich nicht. Ich bin überwältigt. Alles gerät mir außer Kontrolle.*

Hier eine einfache Definition von Stress, wiederum aus energetischer Sicht: Stress bedeutet, dass die Anforderungen dein Leistungsvermögen übersteigen. Stress heißt, dass viel von dir verlangt wird, dir die nötige Kapazität (in Form von Zeit und Energie) aber fehlt. Du musst so viele Dinge erledigen, deine Zeit und Energie reichen aber nicht. Dann musst du dich fragen, was denn all die Zeit und Energie raubt. Natürlich mögen auch externe Faktoren eine Rolle spielen, auf die du keinen Einfluss hast, aber in erster Linie ist es das unablässige Rattern deines Geistes, das dir Produktivität, Effizienz, Klarheit und Lebendigkeit raubt.

Jeder von uns kommt mit einem vollständig geladenen Akku zur Welt, und für jeden ist der Tag vierundzwanzig Stunden lang. Wie schaffen es dann die einen, Reiche zu gründen und Berge zu versetzen, während die große Masse sich mit Ach und Krach durch die Anforderungen des Tages schleppt? Wie gibt es das? Ganz einfach: Während die einen sich durch den Alltag kämpfen, strotzen die anderen vor geistiger Energie und sind fähig, willens und bereit, viel größere Dinge anzupacken – mit einem Lächeln im Gesicht!

Geistiger Energiemangel macht dich ineffizient. Folglich bleibt dir weniger Zeit für all das, was du tun musst oder gern tätest. In dieser Lage empfindest du selbst Kleinigkeiten als Belastung. Es mangelt dir an Energie, Zeit und geistigem Manövrierraum, und so empfindest du das Leben als stressig – selbst wenn das Stress auslösende Ereignis ein freudiges ist, etwa eine Hochzeit oder eine spannende geschäftliche Chance. Die Lösung kann aber nicht darin bestehen, möglichst viele von außen kommende Ansprüche abzuwehren. Tatsächlich wird es dir kaum gelingen, deine To-do-Liste kürzer zu machen. Aber in meinen Augen ist das auch kein rechtes Leben, wenn die eigene Energie gerade mal für das reicht, was halt so ansteht. Wo bleibt da die Spannung? Wo bleiben die Begeisterung und die Energie für diejenigen Dinge, die du *wirklich* tun möchtest? Das macht doch den Unterschied aus zwischen Existieren und Leben.

Und was ist nun die Lösung? Du musst lernen, deine geistige Energie zu schonen und den Akku schnell wieder nachzuladen. So erstickst du das unnötige Geschnatter im Gehirn, die Zweifel, Beschwerden, Urteile, negativen Einstellungen. Ich kann es nicht oft genug wiederholen: Mehr Energie bedeutet bessere kognitive Fähigkeiten und größeres Glück.

Optimiere deinen Verstand

Vergiss nie, dass der Geist Pausen braucht. Der Schlüssel zu einem optimal funktionierenden Geist liegt darin, unnötige geistige Aktivität zu verringern.

Was würde dir deine Mutter oder dein bester Freund raten, wenn du dich total in ein Problem verbissen hättest? »Schlaf mal darüber« oder »komm mal ein paar Stunden auf andere Gedanken«. Und dieser Rat wäre klug: Erst wenn wir unseren Frontalkortex zum Schweigen gebracht haben, können wir in Flowzustände gelangen und damit zu geistiger Klarheit, Kreativität und Einsicht. Erst im Ruhezustand wird der Geist empfänglich für neue Informationen. Und dann geht uns plötzlich ein Licht auf. Uns kommt die rettende Idee, ein toller Einfall für das Logo; die Erinnerung, wo wir den Schlüssel hingelegt haben. Für solche Heureka-Momente braucht es aber Energie und geistige Freiräume. Sobald wir das Denken einstellen, und sei es nur für einen Augenblick, sparen wir Energie und gestatten dem Geist, in eine tiefere Schicht des Bewusstseins einzutauchen und so eine neue Perspektive zu gewinnen.

Ist dir schon einmal aufgefallen, dass du in überraschenden Situationen oder ungewohnten Umgebungen gedanklich viel wendiger bist als im Alltag? Das liegt daran, dass dich alles Neue dazu zwingt, dir etwas einfallen zu lassen, deinen Verstand zu transzendieren. Deine übliche 08/15-Methode läuft hier nicht. Wenn ich vor großem Publikum spreche, kann ich mir nicht den Luxus leisten, jedes Wort sorgsam abzuwägen. Hinterher gebe ich den Zuhörern in der Regel Gelegenheit, Fragen zu stellen. Sie erzählen mir dann von ihrem Leben und fragen, was sie besser machen könnten. Ich improvisiere dann mehr oder weniger. Vor mir sitzen fünfhundert Menschen mit ganz persönlichen Problemen, und alle wollen sie meine Aufmerksamkeit. Ich muss also absolut präsent sein. Mein urteilender, analysierender Verstand schaltet ab, ich antworte ganz spontan. Das passiert, wenn sich der Flowzustand einstellt. Wir erheben uns über unsere abgekauten, immer gleichen Gedanken und geben uns ganz dem Augenblick hin.

Dieses vorübergehende Schweigen des Verstandes während des Flows lässt sich am EEG nachweisen. Während du in diesen Zustand gerätst, total präsent bist und völlig in das versunken, was du gerade tust, die Zeit vergisst, vor Kreativität nur so sprudelst und maximale Leistung bringst, kommt es im Gehirn zu einer *transienten Hypofrontalität.*[2] Damit ist gemeint, dass der Frontalkortex seine Aktivität vorübergehend herunterfährt oder ganz abschaltet. Passiert das, tauchst du in die gewaltige, unter Wasser liegende Basis des Eisbergs, und Augenblicke der Klarheit, Intuition und tiefen Einsicht sprudeln aus den Tiefen des Ozeans herauf. Erst wenn der Verstand die Klappe hält, kannst du all die anderen Teile des Geistes anzapfen, die vorher von der Tyrannei des *denkenden* Geistes unterjocht waren. Lade deinen Geist mit Lebensenergie auf, und du gelangst ganz natürlich und mühelos in einen Flowzustand.

In deinem Geist ist das Alte neu

Nicht nur das endlose Nachdenken des Verstandes verbraucht Energie und macht das System träge. Unter der Wasseroberfläche laufen Hunderte Programme, deren wir uns gar nicht bewusst sind, und fressen unablässig Energie.

Wenn wir nach frischen Ideen und neuen Handlungsmöglichkeiten suchen und unser Verhalten ändern wollen – wenn wir aus den Begrenzungen unserer eigenen Glaubenssätze ausbrechen wollen –, dann müssen wir die gespeicherten Cookies löschen oder zumindest die offenen Tabs schließen.

Die unter Wasser liegende Basis des Eisbergs bestimmt die Richtung unserer Gedanken und die Bewegung des gesamten Eisbergs. Hier, auf der Festplatte des Geistes, liegt der Großteil der Daten gespeichert. Auf den meisten Computern merkt sich die Suchmaschine deine letzten Suchanfragen und trifft aufgrund dieser Vorgeschichte Voraussagen, was du als Nächstes suchen wirst. Und so ähnlich läuft es auch in deinem Leben. Es passiert nicht viel Neues! Wir operieren aus unserer Vergangenheit heraus und drehen uns ständig im Kreis. Hier, in der Lagerhalle unserer Erinnerungen, von denen viele aus der frühen Kindheit stammen, entstehen auch die uns einschränkenden Überzeugungen. Aus früheren Erfahrungen ziehen wir Schlüsse darüber, wer wir sind und wie die Welt läuft. Wenn wir nach frischen Ideen und neuen Handlungsmöglichkeiten suchen und unser Verhalten ändern wollen – wenn wir aus den Begrenzungen unserer eigenen Glaubenssätze ausbrechen wollen –, dann müssen wir die gespeicherten Cookies löschen oder zumindest die offenen Tabs schließen.

Hinter den allermeisten unserer Gedanken stehen alte emotionale Muster, Erfahrungen und Überzeugungen aus der Kindheit. Das meine ich, wenn ich von »konditioniertem Geist« spreche. Der Film in deinem Kopf ist wie eine schlechte Sitcom, die immer und immer wieder läuft. Die erste Wiederholung mag ja noch lustig sein, aber wenn du eine Folge zum dritten Mal ansiehst, schlägst du nur die Zeit tot. Beim vierten oder fünften Ansehen langweilst du dich zu Tode und wirst apathisch.

Auch in deinem Geist, in deinen Gedanken laufen ständig Wiederholungen. Auch dieses ständig wiedergekäute Denken und die immer gleichen Emotionen nerven dich. In deinem Inneren bewegst du dich in den immer gleichen Schleifen, kommst zu den gleichen Ergebnissen, wirst frustriert und lebst ein lauwarmes Leben. Das Einzige, was sich ändert, ist das externe Objekt deiner Aufmerksamkeit. Die ganz große Erkenntnis lautet: Der Frontalkortex leiert fast ausschließlich alte Gedanken, Ideen und Überzeugungen herunter. Er kommt auf keine tollen Lösungen. Du wiederholst nur immer wieder das gleiche Schema, wie ein pawlowscher Hund oder eine Ratte im Labyrinth.

Was du im Gedächtnis speicherst, zum Verstand hochschickst und von ihm zurückerhältst, raubt dir gewaltig Lebensenergie. Geöffnete Dateien im limbischen System – ungeklärte Probleme, halb verarbeitete Gedanken, Gefühle und Erinnerungen – verbrauchen allein dadurch Energie, dass sie offen sind.

Der Ex, der dir das Herz brach, ein verlustreiches Geschäft, ein Freund, der dich verriet – die Geschwindigkeit, mit der die damit verbundene Emotion hochkommt, zeigt dir an, wie viel Energie sie dir raubt. Du solltest lernen, wie du den Tab schließt oder, noch besser, die ganze Datei von der Festplatte löschst. Geöffnete Dateien saugen dir das Leben aus und verlangsamen möglicherweise dein ganzes System. Das Betriebssystem deines Geistes mag eine schier unvorstellbare Datenmenge verwalten, aber es hat auch seine Grenzen. Der Speicherplatz mag unendlich sein, aber irgendwann wird die Datenmenge so umfangreich, dass dein System träge und langsam wird oder gar zusammenbricht.

Sind auf einem Computer hundert Dateien geöffnet, ziehen sie Saft aus dem Akku, selbst wenn man gar nicht an ihnen arbeitet. Das Gleiche passiert in deinem Geist: Geöffnete Dateien beanspruchen deine geistige Kapazität, deine Talente, deine Energie, Intelligenz, Weisheit und Intuition. Sie beeinträchtigen alles.

Es braucht Energie, all jene Dinge zu behalten, die zwar Platz in deinem Geist beanspruchen, die du aber gar nicht brauchst und derer du dir überhaupt nicht bewusst bist, etwa Überzeugungen und Annahmen, die vor zehn Jahren vielleicht gute Dienste taten, die für dein aktuelles Leben aber keinerlei Relevanz mehr haben. Vielleicht schleppst du die Überzeugung, niemand sei für dich da, seit Kindertagen mit dir herum, weil deine Mutter zu wenig Zeit für dich hatte. Vielleicht brachte dich ein vergangenes Trauma zur Überzeugung, die Welt sei kein sicherer Ort und du müssest dich ständig gegen mögliche Bedrohungen verteidigen. Damit dein Geist wieder optimal funktioniert, musst du zum Anfängergeist zurückkehren, jenem freien und spontanen Geist, den du als Kind noch hattest. Je mehr du von dort ausgehst, desto müheloser läuft alles, desto besser kannst du das loslassen, was zu nichts mehr nutze ist. Stattdessen klammerst du dich mühevoll an allem fest und versuchst, den Laden einigermaßen zusammenzuhalten.

Die Dinge, an denen du festhältst, nehmen Raum ein und kosten Energie. Wenn du Apps auf dein Telefon lädst, bis der Speicher fast voll ist, funktioniert es auch nicht mehr richtig. Egal, ob die Apps nützlich sind oder nicht, egal, ob du sie oft benutzt oder nie, Speicher belegen sie immer und machen das System langsam. Wenn ich mir heute ein neues Handy kaufe, werfe ich als Erstes alle Apps raus, die ich nicht brauche. Ich weiß, dass der Akku sich schneller leert, wenn ich zu viele Programme laufen lasse. Und dann muss ich ständig neu aufladen.

Zu viele gleichzeitig im Kopf ablaufende Programme vermüllen die geistige Landschaft genauso. Du musst jeden Tag den Akku nachladen. Die angeborene Lebensenergie zu steigern ist die beste Methode, den Geist zu erquicken und alte Dateien von der Festplatte zu löschen. Dann läuft der Computer mit seiner Hard- und Software wieder besser.

ÜBUNG:
Welche Programme laufen in deinem System?

Mit dieser kurzen Übung möchte ich dir helfen, einige Programme zu identifizieren, die in deinem Geist laufen und Energie kosten. Ich möchte, dass du erkennst, wie sehr dein Geist unnötig innere Ressourcen frisst und Fähigkeiten einschränkt. Diese Übung brauchen wir überdies im nächsten Kapitel, um uns zu vergegenwärtigen, an was wir uns in den tieferen Schichten von Geist und Gefühl klammern.

Wie du siehst, ist die dieser Übung folgende Tabelle bis auf die Überschriften leer. Du brauchst für die Übung nur einen Stift und zehn Minuten Zeit. Schreibe in die erste Spalte zehn

Dinge, die dich zurzeit beschäftigen. Gemeint sind Dinge, die deine Aufmerksamkeit und Energie beanspruchen: die anstehende Einführung eines neuen Produkts, dein Chef, Kollegen, Finanzen, Kinder, Eltern, Klimawandel, was auch immer. Notiere nur Stichwörter. Wenn du mit einer beruflichen Neuorientierung liebäugelst, schreibe »Job wechseln«. Details zu Wie, Wann, Wo und Was sind überflüssig. Weißt du nicht recht, was dich beschäftigt? Dann überlege, worüber du mit Freunden und deiner Familie redest. An unseren Gesprächsthemen zeigt sich meist recht zuverlässig, was uns im Kopf herumgeht.

Hier ein Beispiel, wie deine Liste aussehen könnte.

1. Job wechseln
2. Schulden abbauen
3. Dick geworden
4. Streit mit Partner*in
5. Sorge über die politische Lage
6. Wiederkehrendes Gesundheitsproblem
7. Neue Ernährungsweise
8. Um alt werdende Mutter kümmern
9. Auto kaufen
10. Sparen, um noch mal zu studieren

Notiere in der nächsten Spalte, ob dieser Punkt positive »+« oder negative »–« Gefühle auslöst. Manchmal kann es sein, dass eine Situation sowohl positive als auch negative Gefühle auslöst – etwa im Falle eines Jobwechsels –, dann schreibe einfach ein »+ –« hin.

Zähle danach alle Plus- und Minuszeichen zusammen. Wie sieht es aus? Ist deine Liste zu zehn, fünfzig oder neunzig Prozent positiv beziehungsweise negativ? In fast dreißig Jahren habe ich diese Übung mit Tausenden Menschen gemacht und weiß, dass im Schnitt achtzig Prozent dessen, was ihnen im Kopf herumspukt, negativ besetzt ist. Und wie steht es mit dir?

Im nächsten Kapitel kommen wir noch mal auf diese Übung zurück, widmen uns ihr ein wenig ausführlicher (und füllen die restlichen Spalten aus). Im Augenblick soll genügen, dass positive Gedanken positive Gefühle erzeugen und negative Gedanken negative Gefühle. Letztere rauben uns Leben und Energie, während positive Gedanken und Gefühle uns Kraft verleihen und die Lebensqualität verbessern. Wollen wir unsere Energie steigern und Raum schaffen, damit mehr positive Gefühle ganz natürlich aufkommen? Dann müssen wir die Negativität angehen, in der unser Geist feststeckt.

Zähle 10 Dinge auf	Positiv (+) oder negativ (–)	Hervorgerufenes Gefühl	Vergangenheit, Gegenwart, Zukunft

5. Kapitel

Die Vergangenheit ist gegenwärtig

Kennst du den tollen Film *Und täglich grüßt das Murmeltier*, in dem Bill Murray einen Wetteransager spielt, der eines Morgens erwacht und bestürzt feststellt, dass er den gestrigen Tag noch einmal erlebt? Ereignisse, Erfahrungen, Begegnungen, alles wiederholt sich bis ins kleinste Detail. Murrays Figur findet sich im Zwischenbereich einer endlosen Zeitschleife wieder.

Der Film, dessen Regisseur übrigens Buddhist ist, vermittelt ein anschauliches Bild davon, wie der Geist nach vedischer Auffassung funktioniert. Die Rishis erkannten, dass eine der Grundtendenzen des Geistes darin besteht, sich in die Vergangenheit zu verstricken. Anders als Murray im Film machst du dir aber nicht klar, dass dein Geist die Vergangenheit immer wieder neu durchlebt. Deine Umwelt sieht anders aus, weshalb du glaubst, auch du hättest dich verändert. Aber in dir drin läuft doch wieder die gleiche Platte deines konditionierten Geistes. Genau das macht der Geist: Er holt die Vergangenheit in die Gegenwart, nimmt dann die Gegenwart, die wiederum das Ergebnis der Vergangenheit ist, und formt daraus das Abbild einer Zukunft – das in Wirklichkeit aber nur wieder eine aufgewärmte Vergangenheit ist! Deine Zukunft ist nichts weiter als ein Wiedergänger deiner Vergangenheit in »neuer« Form!

Um unseren Geist wieder in die Gegenwart zu holen, mit der Quelle von Energie und Intelligenz zu verbinden und ins Fließen zu bringen, müssen wir zuerst erkennen, wo er feststeckt.

Meist machen wir es uns nicht bewusst, aber den Großteil unseres Lebens wiederholen wir die gleichen Erfahrungen und begehen sogar die gleichen Fehler. Der Geist steckt irgendwo in einem vergangenen Ereignis fest und kann sich nicht mehr lösen. Deswegen produziert er immer wieder mehr oder weniger gleiche Gedanken, und folglich *tun* wir auch immer wieder das ziemlich Gleiche. Kein Wunder, dass hinterher immer fast das Gleiche herauskommt! Wie angedeutet: Die Resultate unserer Reaktionen wirken vielleicht unterschiedlich, weil die Situationen, Menschen und Dinge, um die es geht, sich ändern. Aber lass dich nicht täuschen, wir laufen trotzdem ständig im Kreis. Kennst du den Spruch: »Wahnsinn ist, wenn man immer wieder das Gleiche tut, aber andere Resultate erwartet«? Schönen Gruß vom Murmeltier!

Um unseren Geist wieder in die Gegenwart zu holen, mit der Quelle von Energie und Intelligenz zu verbinden und ins Fließen zu bringen, müssen wir zuerst erkennen, wo er feststeckt. In der Vergangenheit oder in der Zukunft? Solange wir ganz im Augenblick präsent sind, ist der Geist ruhig, still, mächtig und konzentriert. Das nervige Rauschen verstummt. Aber oft reißen uns Vergangenheit oder Zukunft aus der Gegenwart; das Gegrüble geht los. Wenn du dir deinen Geist anschaust, merkst du, wie oft du dich mit Vergangenheit oder Zukunft beschäftigst und damit negative Gefühle erzeugst. Dieser Teufelskreis raubt uns die geistige Lebenskraft und erzeugt Stress im gesamten System.

Hast du dich je gefragt, wo Gedanken herkommen? Ständig ploppen sie ohne Warnung in unserem Kopf auf; viele von ihnen sind unerwünscht. Was zum Teufel geht da vor? Den Veden zufolge wurzeln alle Gedanken in der Vergangenheit *(Smriti)*. Jeder Gedanke, positiv oder negativ, wird von der Vergangenheit erschaffen. Wir bilden uns gern ein, wir würden mit einem frischen Geist auf das Leben reagieren, doch die Wirklichkeit sieht ganz anders aus. Im letzten Kapitel haben wir erfahren, dass unsere bewussten Gedanken in der Spitze des Eisbergs aus dem Datenspeicher im abgetauchten Teil kommen. Wir sehen etwas in unserer Umgebung, was (bewusst oder unbewusst) unsere Aufmerksamkeit erregt, und ein Gedanke blubbert aus den tiefen, unter Wasser liegenden Weiten des Datenspeichers herauf. Ich finde diese Vorstellung ziemlich gruselig. Sind wir wirklich dazu verdammt, den gleichen Mist immer wieder neu zu erleben? Auf einer gewissen Ebene: ja.

Wenn du einen Pitbull auf der Straße siehst, siehst du vielleicht nicht diesen Pitbull, sondern jenen Pitbull, von dem du als kleines Kind gebissen wurdest. Oder du siehst den süßen, verspielten Pitbull, den dein Freund kürzlich rettete. Dasselbe gilt für Stimuli in deiner inneren Landschaft. Angenommen, du hast dich gerade verlobt und malst dir das künftige Eheleben aus. Deine Gedanken sind dann keine reine, im Augenblick präsente Betrachtung des Themas, sondern werden von allen Informationen verzerrt, die dein Geist zu einem ganzen

Rattenschwanz von Themen wie Ehe, Scheidung und Familie gesammelt und gespeichert hat. Dazu gehört, wie deine Eltern miteinander umgingen, als du klein warst. Dazu gehören aber auch Filme, die du gesehen hast; Instagram-Posts deiner verheirateten Freunde, in denen sie glücklich wirken; Unterhaltungen mit Freunden über deren Eheprobleme … Du glaubst vielleicht, du stellst dir deine zukünftige Ehe vor, in Wirklichkeit begibt sich dein Geist unbemerkt auf eine Reise durch die Vergangenheit.

Sobald ein Gedanke an die Oberfläche steigt, wird er vom Verstand zerlegt, analysiert und bewertet. Selbst wenn wir etwas zum ersten Mal erleben oder erlernen, kramt der Geist alte Akten hervor und beeinflusst damit, wie wir die Situation wahrnehmen. Das nennt man *Konditionierung*. Sie ist der Grund, warum uns immer wieder die gleichen Dinge passieren. Sie ist hauptsächlich dafür verantwortlich, dass es uns so schwerfällt, uns von alten Mustern zu lösen. Wenn wir uns also eine Veränderung für unser Leben wünschen, müssen wir uns zuerst bewusst machen, an welche Erinnerungen wir uns klammern, und dann bewusst entscheiden, ob wir diese Informationen nutzen oder verwerfen wollen. Auch wenn uns das nie jemand beigebracht hat: Es ist sehr wohl möglich, Dateien zu löschen, die die Festplatte verstopfen. Die Technik dafür stelle ich später vor. Doch der entscheidende erste Schritt besteht darin, sich bewusst zu machen, wie sehr die Vergangenheit uns die Gegenwart raubt – und die Zukunft.

Die Vergangenheit prägt also, wer wir sind, wie wir augenblicklich leben UND wie wir unsere Zukunft gestalten. Und ich erzähle dir wohl kein Geheimnis, wenn ich sage, dass die Erinnerung an glückliche Augenblicke und schöne Zeiten nicht allein unseren Blick bestimmt.

Nach Ansicht der Veden bestimmt Chitta unsere Persönlichkeit und unsere Weltsicht. Während meiner Kindheit in Indien beispielsweise ging mir die Vorstellung, das Individuum zähle weniger als die Gruppe, in Fleisch und Blut über. Das hat den Vorteil, dass ich ganz automatisch zu Kooperation und gemeinschaftlichem Handeln neige. Andererseits überlege ich reflexhaft immer zuerst, was gut für die Gruppe ist, und stelle meine eigenen Bedürfnisse und Wünsche hintan.

Die Vergangenheit bestimmt die Richtung unserer Gedanken, und diese bestimmen wiederum unser Handeln. Durch Letzteres erschaffen wir dann ein Leben, das unsere Überzeugungen und Anschauungen bestätigt, die wir aufgrund unserer früheren Erfahrungen gebildet hatten. Die Vergangenheit prägt also, wer wir sind, wie wir augenblicklich leben UND wie wir unsere Zukunft gestalten. Und ich erzähle dir wohl kein Geheimnis, wenn ich sage, dass die Erinnerung an glückliche Augenblicke und schöne Zeiten nicht allein unseren Blick bestimmt. In erster Linie prägen *negative* Erinnerungen unser Handeln. Sie erzeugen erst die Kämpfe, die wir immer wieder ausfechten. Dieser endlose Kreis aus negativen Gedanken und Gefühlen, hervorgerufen durch die Vergangenheit, raubt uns mehr geistige Energie als alles andere. Wir haben nicht nur in unserer Vergangenheit unter den empfundenen Gemeinheiten und Ungerechtigkeiten gelitten, nein, wir schleppen das Ganze unter riesigem Kraftaufwand weiter mit uns herum, in die Gegenwart und sogar in eine mögliche Zukunft. Die Vergangenheit verdirbt uns *diesen Augenblick* und damit jenen Moment, aus dem wir unsere Zukunft erschaffen.

Und wie sieht es mit dieser Zukunft nun genau aus? So sehr dein Geist in der Vergangenheit feststeckt, kann er auch in der Zukunft stecken bleiben. Könntest du durch die Dateien deiner Festplatte blättern, würdest du erkennen, dass dort nicht nur Erinnerungen an vergangene Ereignisse gespeichert sind, sondern auch deine früheren Sorgen, Träume und Wünsche bezüglich der Zukunft … die wiederum allesamt auf alten Erfahrungen beruhten. Auf der Ebene des Geistes ist die Zukunft nichts weiter als eine nach vorn projizierte Vergangenheit. Wir nehmen die uns verfügbaren Informationen – Gelerntes, Erfahrungen, Daten, Ideen, Annahmen, Ideologien und Einstellungen, die wir über die Jahre angesammelt haben – und rechnen sie auf eine Gegenwart hoch, die noch nicht eingetroffen ist. Diese Reisen durch Vergangenheit und Zukunft – das Grübeln über Dinge, die längst vorüber sind, und die Sorge um Dinge, die morgen vielleicht passieren – gehören zu den schlimmsten Energiefressern im System. Warum? Weil sie niemals aufhören!

Geh bitte mal einen Augenblick in dich. Wie viel Zeit und Energie verschwendest du darauf, über Dinge nachzudenken, die gestern oder vor fünf Jahren passierten? Oder über Dinge, die morgen oder in sechs Monaten passieren könnten? Dabei weißt du, dass sich die Vergangenheit nicht ändern lässt und die Zukunft vielleicht so aussiehst, wie du denkst, vielleicht aber auch nicht. Hast du dir je bewusst gemacht, *wie viel* Zeit du mit solchen Gedanken verschwendest? Wenn du ehrlich bist, wird deine Antwort lauten: *sehr viel*. Das ständige Pendeln zwischen Vergangenheit und Zukunft liegt schlicht in der Natur unseres Geistes. Wie bereits bemerkt, sind bei den meisten Leuten mindestens achtzig Prozent ihrer Gedanken über Vergangenes und Zukünftiges negativ. Wenn aber acht von zehn offenen Dateien im Geist negativer Art sind, beeinträchtigt das natürlich die Art und Weise, wie du die Gegenwart wahrnimmst. Du siehst die Dinge nicht klar, sondern durch einen Negativ-Filter: *Das kann mir immer passieren. Das ist nie eine gute Idee. Ich weiß nicht, ob ich das kann. Ich bin mir einfach nicht sicher* und so weiter.

Schau dir bitte dein eigenes Leben an: Wenn dir zehn tolle Sachen passieren und ein Missgeschick unterläuft: An was erinnerst du dich dann? Jemand macht dir zehn Mal ein Kompliment und beleidigt dich ein Mal. Was hat mehr Energie, die Beleidigung oder die Komplimente? Zehn tolle Sachen passieren während deines Arbeitstags – du triffst einen neuen Freund zum Mittagessen, führst ein gutes Gespräch mit deinem Chef, die Arbeit läuft glatt –, doch auf dem Heimweg stehst du eine halbe Stunde im Stau und kommst zu spät zu einer Abendeinladung. Woran denkst du hauptsächlich? Da geht es dir wie den meisten Menschen. Auch das liegt einfach in der Natur unseres Geistes. Freud sagte, Erinnerungen hätten eine bestimmte Energie, und negative Erinnerungen hätten erheblich mehr Energie als positive Erinnerungen. Die aktuelle Forschung bestätigt, dass das Gehirn eine negative Grundeinstellung hat. Diese lässt sich schon in den frühesten Stadien der Informationsverarbeitung nachweisen. Wir reagieren einfach heftiger auf unangenehme Neuigkeiten. Das bewahrt uns natürlich vor so mancher Gefahr und ist insofern nützlich. Aber leider durchzieht diese negative Grundeinstellung alle Aspekte unseres Lebens.

Weil Negativität also eine starke elektrische Ladung hat, verbraucht sie auch viel Energie – und zwar unabhängig davon, ob wir uns aktiv an etwas erinnern oder eine Erinnerung unterdrücken. Es kostet *verdammt viel* Energie, schmerzliche oder traumatische Erinnerungen unter der Wasserlinie, unter Verschluss zu halten. Je stärker die negative Ladung, desto öfter wird die Erinnerung ausgelöst und desto mehr Energie braucht es, sie wieder unter den Teppich zu kehren.

Natürlich ist eine Rückschau in die Vergangenheit nicht immer etwas Schlechtes. Wir können aus der Vergangenheit Lehren ziehen, um unsere Gegenwart zu verstehen und unsere Zukunft zu verbessern. Aber seien wir ehrlich: Meistens machen wir das doch nicht. Wir grübeln über Vergangenes nach, weil wir in ihm feststecken, nicht davon lassen können. Vor einigen Jahren verursachte eine Freundin von mir einen Autounfall. Seitdem denkt sie beim Fahren: *Das ist zu viel. Das ist nicht sicher. Ich kann das nicht gut. Ich mag das nicht*. Sie kann zwar versuchen, diese Gedanken zu unterdrücken, aber sie sind immer da. Ihr Geist steckt noch immer in dem Unfall fest, vergällt ihr das Autofahren in der Gegenwart und trägt das in die Zukunft. Anstatt einfach die Lektion aus ihrem Fehler zu ziehen, erlaubt meine Freundin der Erfahrung, Reue, Angst und Zweifel an sich selbst und dem Autofahren zu erzeugen. Aber so sind wir: Die Lektion wäre so einfach, aber wir machen eine Riesengeschichte daraus, in der wir dann stecken bleiben. Nichts auf der Welt kann die Vergangenheit verändern. Trotzdem beeinträchtigt sie unser ganzes Leben: Arbeit, Beziehungen, Gesundheit, Wohlbefinden und Lebensfreude. Im Fall meiner Freundin sieht man deutlich, wie dieser Kreislauf jedes Mal ihre geistige Vitalität und Leuchtkraft schmälert, wenn er ausgelöst wird. Jedes Mal, wenn sie ins Auto steigt, kommt die negative Ladung hoch, kostet sie Anstrengung und löst unzählige Gedanken aus.

Wir bilden uns gern ein, wir würden nach Lösungen suchen, wenn wir uns Sorgen über etwas machen. Aber weißt du einen Fall, wo Sorgen tatsächlich zur Lösung eines Problems beigetragen haben?

Ebenso viel Kraft kann es kosten, in der Zukunft festzustecken. Gedanken an die Zukunft können Freude und Hoffnung auslösen, meistens erzeugen sie aber Angst, Sorge, Unruhe und, im Extremfall, Panik. Auch das beraubt uns des Augenblicks! So vieles, was im Leben passiert, entzieht sich unserer Kontrolle, und die Zukunft kommt wie befürchtet – oder auch nicht. Und selbst wenn sich unsere Befürchtungen bewahrheiten, hat uns all die Sorgenmacherei nichts gebracht.

Wir bilden uns gern ein, wir würden nach Lösungen suchen, wenn wir uns Sorgen über etwas machen. Aber weißt du einen Fall, wo Sorgen tatsächlich zur Lösung eines Problems beigetragen haben? Wer um seinen Arbeitsplatz fürchtet, konzentriert sich nicht mehr richtig und bringt weniger Leistung. Wer nachts Geldsorgen wälzt, schläft zu wenig, weshalb ihm am nächsten Tag die kreative Energie fehlt, um sich zusätzliche Verdienstmöglichkeiten auszudenken. Sorgen und Ängste schlagen sich wahrscheinlich sogar auf deine Gesundheit nieder – was zusätzlich Energie kostet –, sie trüben deinen Scharfblick und lähmen deine Entschlusskraft. Erkennst du, dass du eine sich selbst erfüllende Prophezeiung erzeugst? So tötet deine Zukunft deine Gegenwart.

Gefühlsfresser

Allgemein gilt: Je mehr wir uns mit Vergangenheit und Zukunft befassen, desto mehr wiederholen wir die Muster aus der Vergangenheit und fördern die damit verbundenen negativen Gefühle. Die schlimmsten Energiefresser sind dabei Gefühle und Selbstvorwürfe, die mit den wieder ausgelösten Gefühlen einhergehen. Gefühle sind reine Energie. Sie sind einfach auf- und absteigende Ströme von Lebensenergie im System. Lässt man sie zu, kommen und verschwinden Gefühle ganz von selbst. Negativ aufgeladene Gefühle *kosten* Energie, positiv aufgeladene Gefühle *spenden* Energie. Solange wir über genügend Lebenskraft verfügen, beurteilen wir unsere Gefühle weniger, als dass wir sie wie Kräuselungen im Wasser beobachten. Fehlt es uns aber an Lebensenergie, kann ein negatives Gefühl Abgründe aufreißen, so tief wie der Grand Canyon.

Jedes negative Gefühl ist eine Reaktion auf die Vergangenheit oder eine mögliche Zukunft. Es hat nie mit der Gegenwart zu tun. Nimm zum Beispiel Wut. Ausgelöst wird sie stets von Ereignissen, Situationen oder Menschen, die du nicht magst und nicht akzeptieren kannst. Oder Sorge, die dann aufkommt, wenn du fürchtest, etwas könnte in der Zukunft nicht wie gewünscht laufen. Wir nennen diese Gefühle nicht deshalb negativ, weil sie von Natur aus schlecht wären, sondern weil sie im Geist für Unruhe sorgen, die sich negativ auf deine Energie, Einstellung und Lebensqualität auswirkt. Überlege bitte, was in dir vorgeht, wenn du wütend oder traurig bist. Kannst du dich besser konzentrieren, bist du dynamischer? Oder bist du abgelenkt und reizbar? Und wie wirkt es sich auf deine Energie und Konzentrationsfähigkeit aus, wenn du dich freust oder liebst? Positive Gefühle heißen so, weil sie Lebensenergie spenden und erneuern. Sie holen dich in den Augenblick zurück. Merkst du, mit wie viel mehr Schwung, Freude und Energie du durch den Tag gehst, wenn dich Dankbarkeit für einen geliebten Menschen erfüllt oder du eine gute Nachricht bekommen hast?

Die Rishis erkannten, dass alles, was wir uns im Leben wünschen, direkt mit unserer Fähigkeit zusammenhängt, Vergangenheit und Zukunft loszulassen und in den Augenblick einzutauchen. Das ist der gesamte spirituelle Pfad, der ganze Zweck von Yoga, Meditation, Psychotherapie, Stressabbau und all den anderen Dingen, die wir so zur Selbsthilfe treiben. Alles, was wir uns im Leben wünschen – Glück, Liebe, Verbundenheit, Klarheit, Fokus, Vitalität, das Gefühl, voll und ganz zu leben –, erreichen wir in dem Ausmaß, wie unser Geist im Augenblick präsent ist.

Solange er das nicht ist, bleiben alle Gefühle und Momente flüchtig. Kommen wir noch mal auf das Heiratsbeispiel von vorhin zurück. Eine Verlobung kann zu den schönsten Erfahrungen des Lebens gehören. Aber schon nach ein paar Stunden oder Tagen meldet sich der Geist und sagt: »Mann, hoffentlich geht die Ehe gut!« Oder du fängst an, dir Sorgen wegen der Kosten für die Hochzeit zu machen. Oder du verbeißt dich plötzlich in Sachen, die dir an deinem Zukünftigen nicht gefallen. All das geschieht umso schneller, je ausgelaugter dein System bereits ist. Wenn fast keine Energie da ist, bleibt der Geist bei seiner Reise durch Vergangenheit und Zukunft leichter stecken. Dann kommen weitere negative Gedanken und Gefühle auf. Deine Freude verblasst noch schneller, weil du nicht präsent dafür sein kannst. Du wünschst, du könntest den Augenblick genießen, aber dein Geist ist zu sehr beschäftigt, um sich am Hier und Jetzt zu erfreuen.

Gefühle aus der Vergangenheit: das Wut-Spektrum

Beim Nachdenken über die Vergangenheit können uns manchmal Liebe oder Sehnsucht überkommen – wenn wir an gute Zeiten zurückdenken. Aber bleibt's dabei? Wahrscheinlich nicht. Lieber verbeißt dein Geist sich in Dinge, die nicht so toll liefen. Dann starren wir wie gebannt auf vergangene Konflikte und Schwierigkeiten, was typischerweise Zorn, Reue, Schuldgefühle oder Vorwürfe auslöst. Das nenne ich das Wut-Spektrum unserer Gefühle. Zorn hängt immer mit einem Ereignis zusammen, das uns nicht gefiel und das wir nicht akzeptieren konnten. Er beginnt mit Ungeduld, Verärgerung und Gereiztheit, steigert sich dann zu Erregung und Frustration und schließlich zu ausgewachsener Wut, Feindseligkeit, Raserei und Gewalt. Und das ist nur die erste Phase. Es geht noch weiter. Was kommt danach?

Angenommen, du ärgerst dich über deine Kinder und machst deiner Wut mal so richtig Luft. Und dann – bereust du deinen Ausbruch wahrscheinlich! Womit du Phase zwei erreicht hast, die Reuephase: *Ja, ich bin müde, es war ein langer Tag, aber ich hätte die Kleinen nicht so anbrüllen dürfen. Ich möchte nicht, dass sie mich später hassen.* Diese Phase beginnt mit einem dezenten Hinterfragen des Augenblicks, der schon vorüber ist. Schön wäre, wenn du dir jetzt sagen könntest: *Na ja, die Kinder haben mich gerade echt auf die Palme gebracht. Mir ist der Geduldsfaden gerissen und ich habe sie angebrüllt – dabei liebe ich sie doch.* Dann könntest du dich entschuldigen und den Vorfall abhaken. Aber du belässt es nicht dabei. Du machst dir Vorwürfe und bereust deinen Ausbruch: *Warum habe ich das getan? Das hätte nicht passieren dürfen. Was ist nur los mit mir?*

Wenn du jetzt nicht aufhörst, gelangst du in Phase drei: Selbstzweifel. Du stellst dir nicht mehr nur bohrende Fragen, sondern machst dir Vorwürfe, fühlst dich minderwertig, unzulänglich und klein. Du verwendest deine Energie, um auf dich selbst einzuschlagen. Du fängst an, dein Verhalten zu »verewigen«: *Ich mache das ständig. Irgendwas stimmt nicht mit mir.*

Und dann drischst du auf dich selbst ein, bis dir die Kraft ausgeht. Körper und Geist sind voller blauer Flecke. Immer wieder sprichst du dir vor: *Ich bin schlecht, ich tauge nichts, ich mache alles falsch* – und verstärkst damit die negativen Gefühle.

Das bringt dich zu Phase vier: Vorwürfe. Du fängst zu sticheln an, um deine Taten zu rechtfertigen, und tust alles, um deine Schuldgefühle zu lindern. So erfindest du Geschichten, Erklärungen und Gründe, warum du tatst, was du tatst. So versuchst du, das gewaltige Gewicht deiner Schuldgefühle irgendwo abzuladen. *Ich hab herumgebrüllt, weil Mama das in meiner Kindheit auch so machte.* Oder: *Mir ist der Gaul durchgegangen, weil meine Arbeit in letzter Zeit so stressig war.* All diese Gründe können durchaus triftig sein. Aber du betest sie dir nur vor, um deine Schuldgefühle ertragen zu können. Alles begann mit Selbstvorwürfen. Aber wenn man sich lange genug selbst kasteit hat, braucht man jemanden, auf den man mit dem Finger zeigen kann.

Und dann? Schließt sich wiederum der Kreis und du machst dir neue Vorwürfe, dass du alles auf Mama oder die Arbeit schobst. Und das ist das Schlimmste an der ganzen Sache: Bei jeder neuen Runde nimmt die Wut zu. Du bewegst dich im Wut-Spektrum weiter. Aus Gereiztheit wird Frust, aus Frust wird Feindseligkeit, aus Feindseligkeit wird Raserei. Mit jeder Umdrehung rückst du im Spektrum weiter, außer du findest eine Möglichkeit, dich wieder zu fangen und in deine Mitte zurückzukehren. Bis dahin werden deine wütenden Gedanken und Gefühle immer stärker und verbrauchen immer mehr Energie. Je niedriger also dein Energielevel ist, desto eher bleibst du in diesem Zyklus gefangen.

Der Test, ob du etwas aus der Vergangenheit gelernt hast, geht so: Bist du glücklich darüber, an einem Problem gewachsen zu sein? Oder jammerst und klagst du über das, was schieflief?

Manche Menschen lassen sich von einer nun einmal geschehenen Sache über Jahre und Jahrzehnte in einen Wutzyklus treiben – obwohl sie an der Situation selbst gar nichts ändern können. Vielleicht redest du dir ein, du würdest die Vergangenheit betrachten, um daraus für die Zukunft zu lernen – aber wenn du deine Lehren gezogen hättest, wärst du nicht so wütend und gekränkt. In dem Augenblick, da du deine Lektion lernst und ihren Sinn erkennst, bekommst du einen Energieschub. Du hast das Gefühl, gewachsen zu sein, dein Leben selbst in der Hand zu haben. Du lässt die Vergangenheit hinter dir und blickst voller Freude nach vorn. Der Zorn verraucht wie von selbst, du kommst wieder in der Gegenwart an, bereit, im Augenblick zu leben. Der Test, ob du aus der Vergangenheit etwas gelernt hast, geht so: Bist du glücklich darüber, an einem Problem gewachsen zu sein? Oder jammerst und klagst du über das, was schieflief?

Schuldgefühle verzehren deine Lebenskraft

Die längste und energiezehrendste Phase des Wut-Zyklus ist die der Schuldgefühle. Sie gehören zu den zerstörerischsten und auslaugendsten Gefühlen überhaupt. Sie verändern unsere Zellstruktur und wahrscheinlich sogar die Genexpression. Studien haben gezeigt, dass Menschen, die sich Selbstvorwürfe machen, mehr Zytokine im Blut haben. Zytokine weisen auf Entzündungsprozesse hin und werden mit einer ganzen Reihe von chronischen Erkrankungen in Verbindung gebracht.[1]

Vor einigen Jahren erkrankte ein guter Freund von mir an Leukämie. Er machte eine Chemotherapie, doch keine Woche nach ihrem Ende wuchs der Krebs schon wieder aggressiv. Schließlich rieten die Ärzte ihm zu einer Knochenmarktransplantation. Wie sich herausstellte, hatte der ausführende Arzt in der Nähe des Atomkraftwerks Tschernobyl ausführlich zu den gesundheitlichen Folgen von Radioaktivität geforscht. Er hatte untersucht, warum manche Patienten aggressive, behandlungsresistente Krebsformen hatten, während andere gut auf eine Chemotherapie ansprachen. Dabei fand er heraus, dass Gefühle einen *gewaltigen* Einfluss auf den Heilungsprozess hatten. Seiner Ansicht nach verändern Schuldgefühle unsere Zellen und Genexpression derart, dass Immunfunktion und das gesamte Geist-Körper-System darunter leiden. Bezeichnenderweise hatte mein Freund sein ganzes Leben lang mit überwältigenden Schuldgefühlen gerungen.

Wir nutzen Schuldgefühle oft unbewusst, um bestimmte negative Verhaltensweisen fortzusetzen. Wenn wir uns wegen etwas schuldig fühlen, nimmt unser Geist das als Zeichen, dass wir »zumindest nicht durch und durch schlecht« sind. Schuldgefühle erlauben uns, uns von unseren Taten ein wenig zu distanzieren – und eröffnen uns so ganz subtil die Möglichkeit, uns bei nächster Gelegenheit wieder so zu verhalten. Sie ermöglichen uns, unsere konditionierten Einstellungen beizubehalten.

Dabei gäbe es zwei bessere Alternativen: (1) Hör auf, dich schuldig zu fühlen. Zieh dein Ding durch und akzeptiere alle Konsequenzen. Oder (2) denke nicht weiter über dein Verhalten nach, sondern ändere es. Beide Möglichkeiten erlauben dir, wieder mit dir selbst ins Reine zu kommen und präsent für den Augenblick zu werden. Aber wir tun weder noch. Lieber wiederholen wir unser gewohntes Verhalten – und fühlen uns deswegen schuldig. Vor uns selbst rechtfertigen wir uns nach dem Schema: *Ich habe etwas Falsches getan, aber ich fühle mich deswegen schlecht. Ich bin also kein so schlimmer Mensch. Also mache ich genauso weiter …*

So sieht es aus, wenn man total in der Vergangenheit feststeckt, abgeschnitten von der eigenen Lebendigkeit, dem eigenen Potenzial, den Gefühlen. Ein Übermaß an Schuldgefühlen isoliert dich von deinem eigenen Herzen und deinen Gefühlen. Gerade bei perfektionistisch veranlagten Menschen beobachte ich das ständig. Sie stecken in einem toxischen Kreis aus Wut auf sich selbst, Frust, Vorwürfen und Schuldgefühlen fest. Genauso ging es auch mir, bevor ich das Schweige-Retreat besuchte. Auch heute noch erheben bei mir gelegentlich Selbstvorwürfe ihr hässliches Haupt. Aber längst nicht mehr so häufig wie früher. Perfektionisten sind Menschen, die auf sich selbst wütend sind, diese Wut aber unterdrücken und verdrängen. Diese Wut zeigt sich dann in Form innerer Frustration und zwanghafter Kritik an sich selbst und anderen. Immer mehr Gift sammelt sich an, bis es in Form von Vorwürfen an andere herausplatzt. Oder du internalisierst diese Vorwürfe so sehr, dass du dich absonderst. Auf diese Art tötest du garantiert alle Energie in dir ab und erstickst dein Leben.

Ist dir schon aufgefallen, dass Perfektionisten nie besonders kreativ sind? Du wünschst dir bestimmt keinen Perfektionisten als Chef deines Innovationslabors. Klar, Perfektionisten bekommen Dinge gebacken, aber sie sind nicht sehr gut im Finden neuer Lösungen. Perfektionisten fehlt es schlicht an Energie, Klarheit und geistigem Manövrierraum, um mit Ideen spielen oder Neues erfinden zu können. Denn sie verschwenden zu viel geistige Energie auf die Vergangenheit. Vielleicht haben sie Erfolg, aber sie bezahlen dafür einen hohen Preis:

Sie leiden unter chronischem Stress, gesundheitlichen Problemen, Sorgen, Depressionen, Isoliertheit. Und am Ende steht der Burn-out.

Gefühle bezüglich der Zukunft: das Angstspektrum

Dachtest du bisher: »Das klingt nicht nach mir«, dann pass jetzt gut auf. Denn wenn du nicht meistens irgendwo in der Vergangenheit feststeckst, steckst du wahrscheinlich meistens in der Zukunft fest.

Gedanken an die Zukunft rufen Gefühle aus dem Angstspektrum hervor. Auch hier fängt alles klein an und wird langsam mehr. Am Anfang flüstert vielleicht ein Stimmchen in deinem Kopf: *Ich weiß nicht. Ich bin mir nicht sicher. Aber was, wenn …?* Es fängt mit Zweifeln und Unsicherheit an, fehlendem Selbstvertrauen, was zu Sorgen bis hin zur Angst führt. Hält die Angst an, wird *chronische* Angst daraus, die schließlich zu Panikattacken führt.

Die Palette beginnt also mit den subtilsten Formen des Selbstzweifels, derer du dir nicht mal bewusst bist, und reicht bis hin zur Panik, die du mit Tabletten zu unterdrücken suchst, um im Alltag überhaupt noch funktionieren zu können. All diese Emotionen werden von Befürchtungen hinsichtlich der Zukunft ausgelöst und unterscheiden sich lediglich in ihrer Intensität. Vielleicht machst du dir Sorgen wegen einer Präsentation, die du morgen im Büro geben musst, vielleicht zweifelst du deine Fähigkeit an, deine Firma erfolgreich zu machen. Irgendwann ist die Angst so groß, dass sie dir den

Schlaf raubt. Du bist übermüdet, kannst nicht mehr klar denken, dich nicht mehr konzentrieren. Aus reinem Selbstschutz ziehst du dich in dich zurück. Bald handelst du nur noch aus Selbsterhaltungstrieb, wodurch du deine Unsicherheit und Zweifel noch verstärkst. Das ist der Teufelskreis des Angstspektrums.

So ist unser Geist! Wie beim Flippern schießen die Gedanken endlos zwischen Vergangenheit und Zukunft hin und her. Dieses anstrengende Herumflitzen lenkt uns von der wunderschönen Gegenwart direkt vor unserer Nase ab.

Von der ersten Phase, Zweifel und Unsicherheit, gelangst du in die zweite Phase: echte Angst. Hier kommen mit großer Macht Erinnerungen hoch. Du wirst in die Vergangenheit zurückkatapultiert und fängst an, alte Akten in deinem Geist zu öffnen, von Fällen, die deiner imaginären Zukunft vielleicht ähneln, vielleicht aber nur entfernt mit ihr zu tun haben. Du erinnerst dich an das eine Mal, als du den Job verlorst, Schulden machen musstest oder eine erste Verabredung schrecklich schiefging. Du rechtfertigst und verstärkst deine Angst mit Beispielen aus der Vergangenheit. Deine geistige Grundeinstellung ist nicht mehr kreativ und flexibel, sondern defensiv: Du zielst nur noch auf Vermeidung und Schadenbegrenzung. Und schon zieht die Angst jede Spannung und Energie aus der neuen Beziehung, der neuen Unternehmung, der Chance, die du dir doch so gewünscht hast. Verstärkt sich die Angst weiter, gerätst du in Phase drei: chronische Angst und Panik. Innerlich machst du alle Schotten dicht, gehst auf Shutdown-Modus. Die Angst greift von der einen Situation auf dein gesamtes Leben über und verdirbt dir alles. Unbehagen erfüllt dich. Ständig nagt das Gefühl an dir: *Irgendwas stimmt nicht*.

Siehst du, wie eng diese Gefühle bezüglich Vergangenheit und Zukunft zusammenhängen? Mach dir klar, dass hinter Zukunftsangst immer die Gefühle der Vergangenheit stehen. Deswegen sagen die Veden ja, die Wurzel aller Gedanken (selbst hinsichtlich der Zukunft) liege in Smriti, der Vergangenheit. Wenn jemand zu mir kommt und über Angst klagt, weiß ich, dass wir in neunundneunzig Prozent der Fälle an unterdrückter Wut arbeiten müssen. Diese Person mag sich zwar vordergründig um ihre Karriere sorgen, aber das beschäftigt sie nur auf bewusster Ebene; in der Spitze des Eisbergs. Unterhalb der bewussten Ebene lösen Gefühle aus der Vergangenheit diese Ängste aus. Hinter Angst und Selbstzweifeln steckt immer Wut. Oft ärgern sich Menschen über sich selbst, über die von ihnen begangenen Fehler, ihre unerfüllten Hoffnungen. Selbstvorwürfe und Selbstverurteilungen sorgen dafür, dass sie der eigenen Fähigkeit misstrauen, das Leben zu erschaffen, das sie sich wünschen. Selbstvorwürfe sind eine riesige offene Datei, die zahllose negative Erinnerungen aktiviert und damit auch negative Gedanken und Gefühle hinsichtlich der Zukunft erzeugt.

Die einfache Wahrheit hierzu lautet: Wir fördern genau das in unserem Leben, worauf wir unsere Aufmerksamkeit richten. Erst wenn wir die tieferen Wurzeln des Problems im unbewussten Geist verstehen, erkennen und angehen, verändern sich ganz natürlich auch die Gedanken und Gefühle im bewussten Geist. Genau das verspricht uns die Psychotherapie. Verändere den Kurs des Eisbergs an der Basis, und die Spitze folgt von selbst.

Siehst du, wie verdammt genial und total verrückt diese ganze Sache ist? Aber so ist unser Geist. Wie beim Flippern schießen die Gedanken endlos zwischen Vergangenheit und Zukunft hin und her. Der Preis, den wir für dieses Herumgeflitze zahlen, ist der Moment genau jetzt vor unserer Nase. Das mag dir nicht weiter schlimm erscheinen, aber zähl mal all die Momente des Bedauerns, der Sorge, der Schuldgefühle zusammen, und du siehst, wie viel Lebenszeit du damit verschwendest. Wie lange grübelst du jeden Tag über Dinge nach, die du ohnehin nicht ändern kannst? Wenn du das auf Wochen, Monate und Jahre hochrechnest … Dorthin fließt also deine wertvolle Energie, deine Lebenskraft! Nicht in Dinge, die du aufbauen und erschaffen willst. Nicht in Beziehungen zu geliebten Menschen. Nicht in Sachen, die du gern machst. Nicht in dein Wohlbefinden. Sondern in eine Vergangenheit und eine Zukunft, die nur in deinem Kopf existieren.

ÜBUNG:
Erkenne deine emotionale Programmierung

Geh bitte noch mal zu der Übung am Ende des vorigen Kapitels zurück. Jetzt wollen wir die verbleibenden zwei Spalten ausfüllen. Schau dir die Einträge in der ersten Spalte an und frage dich, welche positiven oder negativen Gefühle sie auslösen. Benenne das jeweilige Gefühl so präzise wie möglich: Freude, Liebe, Spannung, Wut, Frust, Verunsicherung, Angst. Schreib dieses Gefühl dann in die dritte Spalte und notiere in der vierten, ob der jeweilige Punkt mit der Vergangenheit zu tun hat (»V«), mit der Zukunft (»Z«) oder der Gegenwart (»G«).

(Mit Gegenwart meine ich übrigens genau diesen Augenblick, nicht »kürzlich« oder »aktuell«.)

Und jetzt schau dir an, wie viel Zeit du in Vergangenheit und Zukunft verbringst! Fast alles, worüber du nachdenkst, spielt keine Rolle für den gegenwärtigen Augenblick. Was überwiegt bei dir? Neigst du dazu, dich in Wut, Schuldgefühle und Bedauern über Vergangenes zu verbeißen? Oder sorgst und ängstigst du dich um deine Zukunft? Wenn du alles zusammenrechnest: Wie viel Zeit und Energie gehen dafür drauf? Kannst du dir vorstellen, wie schnell diese Dinge dir die Energie rauben? Dabei betrachten wir hier ja nur den sichtbaren Teil des Eisbergs. Stell dir mal vor, was an der Basis des Eisbergs abgeht!

Das Unwirkliche ist nicht

Ein berühmter Vers der Bhagavad Gita, einer zentralen, siebenhundert Verse langen Schrift der vedischen Lehre, lautet: »Das Unwirkliche hat kein Sein, es gibt kein Nichtsein des Wirklichen.«[2] Das Unwirkliche *war* oder *wird sein,* aber es *ist* nie. Zugegeben, dieser Satz mag jetzt abstrakt und esoterisch klingen, aber er enthält eine handfeste Wahrheit: *Vergangenheit und Zukunft sind nicht real.* Sie sind nicht Teil der Wirklichkeit, wie die Gegenwart es ist. Man kann sie schon deshalb beim besten Willen nicht ändern, weil sie nur innerhalb des eigenen Geistes existieren!

Und was folgt daraus? Die Zukunft ist lediglich unsere Vorstellung davon, wie unsere Wirklichkeit sein sollte und könnte. Sie ist reine Fantasie. Und was wir für die Vergangenheit halten, besteht nur aus einem Haufen Erinnerungen – Erinnerungen, die von vornherein von unserer persönlichen Sichtweise gefärbt waren, sich im Zeitablauf ändern und verblassen. Eine Erinnerung ist nichts weiter als unsere Erzählung des Geschehenen, und sie kann niemals akkurat sein. Wissenschaftliche Studien zeigen, dass das exakt gleiche Ereignis von verschiedenen Augenzeugen radikal unterschiedlich erinnert wird.[3] Jeder Jurist kann ein Lied davon singen, wie unzuverlässig Augenzeugenberichte sind. Ich kann gar nicht sagen, wie oft ich als Anklägerin vier Zeugen hatte, die den gleichen Vorfall gesehen hatten, aber total verschiedene Versionen erzählten und unterschiedliche Täter identifizierten. Schon damals dämmerte mir, dass Erinnerung und Wahrheit zwei verschiedene Paar Schuhe sind.

Irgendwann musst du aufwachen und dir klarmachen,
dass du nur geträumt hast. Das war damals.
Das Vergangene ist tot. Vorbei. Jetzt ist die Gegenwart.
Sie ist der Augenblick, um neu anzufangen.

Auch wenn du dir einbildest, du könntest dich genau an etwas erinnern, existiert der Vorfall in diesem Augenblick doch nur in deinem Kopf. Er ist nicht real. Er *ist* nicht. Er existiert nicht. Er ist vergangen und vorbei, wie ein Traum. Während du träumst, fühlt sich dein Traum real an. Jemand verfolgt dich, und selbst nach dem Aufwachen hämmert dein Herz, und deine Beine haben sich im Laken verwickelt, als hättest du versucht davonzulaufen. Bald aber verblasst der Traum zu einer Erinnerung. Oft genug weißt du nach dem Erwachen gar nicht mehr, was du geträumt hast. Du hast nur den vagen Eindruck, es wäre etwas Ungutes gewesen. Einige Stunden später ist der Traum restlos verflogen. Er existiert nicht mehr, so wie er nicht existierte, bevor du ihn träumtest.

Was gestern und vor einem Monat geschah, existiert nicht mehr – aber es bestimmt, was für dich in der Gegenwart existiert. Vielleicht verließ deine Mutter dich, als du noch klein warst. Vielleicht platzte der Traum von einer Karriere, auf die du so sehr hofftest. Während das Ganze passierte, war es real und hatte konkrete Folgen. Inzwischen ist viel Zeit vergangen, aber es begleitet dich immer noch. Irgendwann musst du aufwachen und dir klarmachen, dass du nur geträumt hast. Das war *damals*. Das Vergangene ist tot. Vorbei. Es existiert jetzt nicht mehr, und in diesem Sinn ist es nicht real. Du hast eine Lektion gelernt, und jetzt ist es vorbei. Jetzt ist die Gegenwart. Sie ist der Augenblick, um neu anzufangen. Solange du dich an das Geschehene klammerst und es in deinem Geist vergegenwärtigst, indem du die Geschichte immer wieder aufwärmst und dir immer wieder vorsagst: »Das ist mir passiert«, machst du dich zum Opfer. Du verleihst der Vergangenheit mehr Macht, als sie ohnehin schon hat. In solchen Augenblicken operierst du aus der Kraft der Vergangenheit heraus, nicht aus der Kraft der Gegenwart.

Die Möglichkeit, die Vergangenheit hinter uns zu lassen, steht uns jederzeit offen. Einige weltberühmte Anführer und Visionäre erlitten schlimmste Ungerechtigkeiten und Traumata, aber sie führten ihr unglaubliches Leben fort. Was ihnen zustieß, war in dem Moment, da es passierte, real, und es prägte sie als Menschen. Aber um über ihre Erfahrungen hinauswachsen zu können, mussten sie im Augenblick leben. Glaubst du, Nelson

Mandela hat sich die ganzen siebenundzwanzig Jahre im Gefängnis über die fürchterliche Ungerechtigkeit geärgert, die ihm widerfahren war? Nein. Er akzeptierte die Vergangenheit und beschloss, das zu tun, was er im Augenblick tun konnte, um Veränderungen anzustoßen.

Nun sind Persönlichkeiten wie Mandela natürlich absolute Ausnahmefälle. Aber es gibt Leute direkt vor deiner Nase, die immer wieder aufstanden, ihre Vergangenheit begruben, ihre Gegenwart umarmten und sich eine großartige Zukunft schufen. Einer von ihnen ist Anthony Ray Hinton aus Alabama, der dreißig Jahre unschuldig in einer Todeszelle saß. Nach seiner Entlassung im April 2018 erzählte er CBN News: »Verbitterung tötet die Seele. Ich kann nicht hassen, denn meine Bibel gebietet mir, nicht zu hassen … Was brächte mir der Hass?«[4]

Real ist, was direkt vor dir liegt. Warum solltest du dich ärgern über etwas, das nicht klappte? Was bringt es, einen Groll zu hegen auf den Ex, die Mutter, den Vater, die dich schlecht behandelten? All diese Dinge, die an dir haften, kosten dich Zeit, Mühen und vor allem Lebensenergie. Du vergeudest viel kostbare Gegenwart damit, dich in der Vergangenheit zu suhlen und deinen Schmerz immer wieder zu durchleben. Und selbst wenn du in den Höhepunkten deines Lebens schwelgen würdest, würdest du noch immer die kostbare Gegenwart verschwenden.

Das Schöne an den Veden ist, dass sie den Geist aus einer holistischen Perspektive betrachten, wertungsfrei, ohne Etiketten wie gut und schlecht, negativ oder positiv. Wir jagen nicht nur dem Positiven hinterher und meiden das Negative. Den Veden zufolge bestehen Positives und Negatives im Leben nebeneinander. Beide gehören zum Leben und geben einander erst Bestätigung und Wert.

Wir schätzen das Positive nur, weil es das Negative gibt. Wenn wir zu viel über Vergangenheit und Zukunft nachdenken, verlieren wir den Blick dafür, was in genau diesem Augenblick vor unserer Nase liegt. Blühende Träume hinsichtlich der Zukunft führen leicht zu Enttäuschung; was wiederum Bedauern nach sich zieht – und schon steckst du wieder in der Vergangenheit. Angenommen du hofftest, mit einem Geschäft 100 000 Euro zu verdienen, und dann verdientest du 90 000 Euro. Wetten, dass du dich dann nicht wie ein Schneekönig über die 90 000 Euro freust? Nein, du grübelst darüber, was du hättest tun können, um 100 000 oder 110 000 Euro zu scheffeln. So steht Enttäuschung am Beginn einer Abwärtsspirale aus Bedauern, Schuldgefühlen, Vorwürfen und Frust – und ab geht's ins Kaninchenloch.

Aber auch wenn der endlose Kreislauf des Nachdenkens über Vergangenheit und Zukunft in der Natur des Geistes liegt, bist du nicht dazu verdammt, ihn endlos zu wiederholen. Den ersten Schritt zur Befreiung tust du gerade: Du machst dir bewusst, dass du in einer Schleife gefangen bist und wertvolle geistige Energie auf etwas verschwendest, das im Grunde nicht real ist.

Zweitens solltest du dir den Preis klarmachen, den du für dein Verharren in der Vergangenheit bezahlst. Schau mal, was es dich wirklich kostet. Du tastest dich freiwillig durch den Nebel, in der Annahme, es wäre sinnvoll und nützlich für dich. Wenn du aufrichtig dir selbst gegenüber bist, siehst du aber: Das stimmt nicht. Das Verharren in der Vergangenheit bringt dich um! Das Gehirn liebt die Vergangenheit, weil sie vertraut und solide ist. Aber unsere Lektion haben wir erst dann gelernt, wenn wir uns klarmachen, wie sehr es uns schadet, in der Vergangenheit zu verweilen. Erst dann steigt unsere Energie wieder an.

Verurteile dich also nicht für dein Verharren im Vergangenen; mach dir nur klar, was vorgeht, akzeptiere es und sei dankbar, dass du Schritte unternimmst, etwas zu verändern. Sobald du im Geist von Selbstverurteilung zu Dankbarkeit umschaltest, fließt auch die Energie wieder. So fängst du an, das Muster aufzubrechen. Die Methoden und Techniken, die du später lernen wirst – Atemübungen, vedische Meditation, in den Alltag eingebettete Praktiken und eine aktive Veränderung der geistigen Einstellungen – werden dir dabei helfen, den Geist wieder auf die Gegenwart zu richten. Aber vorher musst du dir genau ansehen, wie deine innere Welt funktioniert. Du musst dein Betriebssystem verstehen, bevor du es upgraden kannst.

Zwei Leitsätze sollen dir dabei helfen, die Vergangenheit in einem anderen Licht zu sehen:

1. Die Vergangenheit ist nur ein Traum.
2. Alles, was passierte, geschah letztlich zu deinem Nutzen. Auch wenn du ihn noch nicht erkennst.

Sobald du die Vergangenheit als Traum betrachtest – dir wirklich klarmachst, dass sie vorbei, vorüber und erledigt ist – befreist du dich von ihrem Gewicht. Erkenne zweitens, dass alles genau so geschehen musste. Es gibt einen größeren Plan für dein Leben, als du dir in deinen kühnsten Fantasien ausmalen könntest. Alles geschah zu deinem Besten. Meistens siehst du erst in der Rückschau die Zusammenhänge. Dann entwickelst du Vertrauen, du kannst das Leben in einem weiteren Kontext sehen. Ich werde mich hüten, hier von Gott zu sprechen, aber lass dir sagen: Wer an das Unsehbare glaubt, kann *so* viel gewinnen.

Und aus diesem Vertrauen, dass es einen größeren Plan gibt, dass die Dinge so sein müssen, erwachsen schließlich Selbstakzeptanz, Selbstliebe und Selbstmitgefühl in deinem Leben. Du urteilst nicht mehr so hart über dich selbst. Du fängst an, aus tief empfundenem Mitgefühl zu handeln, für dich selbst, aber auch für alle, die dich bewusst oder unbewusst verletzten.

In die Gegenwart zurückkehren

Die erweiterte Perspektive auf unser Leben hilft uns, in die Ausdehnung des gegenwärtigen Augenblicks zurückzukehren. Darin liegt der Hauptzweck der Veden: uns zu lehren, ein erfülltes, pralles Leben zu führen, fest verankert im Hier und Jetzt. Sobald wir uns aus unserer Verstrickung in Vergangenheit und Zukunft befreien und den Geist in die Gegenwart zurückholen, erheben wir uns über die starren Schubladen unseres konditionierten Denkens und tauchen ein in den Ozean reinen Bewusstseins – in jenes Energie- und Intelligenzfeld, das dem Leben selbst zugrunde liegt. Wer in diesen Ozean springt, reinigt sich von Beschränkung und Enge, von Wut, Bedauern, Angst, Sorge und Vorwürfen. Es fühlt sich an, als würde man unter einem Wasserfall baden. Du betrittst jenen unglaublich weiten Bereich des Geistes, der sich Gegenwart nennt. Du erlebst eine Explosion der Energie.

Eckhart Tolle hat »Die Kraft der Gegenwart« nicht als Erster entdeckt. Indische Weise sprachen schon vor Tausenden Jahren von ihr. Die Veden beschrieben sie als etwas, das unserer Existenz innewohnt. Wir kommen mit ihr zur Welt. Als Kinder leben wir ganz im Augenblick. Die Kraft unserer Stimme, unseres Blicks, unseres Lächelns kennt keine Grenzen. Unsere wahre spirituelle Reise besteht darin, zum Sitz dieser Kraft in uns selbst zurückzukehren. Wie gelangen wir dorthin? Die Veden liefern dazu eine Landkarte, narrensichere Techniken und die Weisheit, die uns zeigt, wie wir diese gegenwärtige Kraft wieder aufspüren.

6. Kapitel

Die Achtsamkeitsfalle

Es erstaunt mich immer wieder, dass demjenigen Teil von uns, der unser Leben stärker beeinflusst als sonst irgendetwas – unserem eigenen Geist – keine Betriebsanleitung beiliegt. Wir brauchen ihn für alles, was wir tun, und trotzdem brachte uns niemand bei, wie er funktioniert oder wie man ihn optimiert. Es ist eine der schwierigsten Aufgaben und eine der längsten Reisen im Leben, mit dem umzugehen zu lernen, was zwischen unseren Ohren vorgeht.

Nach meinen bisherigen Ausführungen stimmst du mir sicher zu, dass du Techniken brauchst, um das endlose Gequassel des Frontalkortex zu beenden und die alten, überflüssigen Dateien aus dem Gedächtnis zu löschen. Angesichts des Durcheinanders, das heute in unseren Hirnen und in der Welt da draußen herrscht, benötigen wir dringender denn je effektive Methoden, unseren Geist zu steuern. So schnell wir neue Dinge erfinden und uns weiterentwickeln, verlieren wir auch den Kontakt zu uns selbst und anderen. Und die Haltbarkeitsdauer von Errungenschaften verkürzt sich parallel zu unserer Aufmerksamkeitsspanne. Längst haben wir verinnerlicht: Wer nicht mithält, fällt zurück.

Diesen Druck spüren wir so unablässig, dass die tieferen Schichten des Geistes nicht mehr zur Ruhe kommen. Die moderne Technik stellt dabei einen erheblichen Teil des Problems dar: Wir hängen so an unseren Geräten, dass unser Geist nicht abschalten *kann*. Aufs iPhone schauen – das ist meistens das Letzte, was wir vor dem Einschlafen, und oftmals das Erste, was wir nach dem Aufwachen tun. Und was dazwischenliegt, ist ehrlich gesagt auch nicht viel besser. Schlaf ist mittlerweile ein flüchtiges Phänomen geworden, seit unser Geist immer stärker angespannt ist. Ständiges Nachdenken und Planen sind uns so normal geworden, dass wir gar nicht mehr damit aufhören können; nicht mal, wenn wir versuchen, uns auszuruhen.

Ein Ort, an dem wir Ruhe und Entspannung für den Geist finden können, ist auf dem Meditationskissen. Wahrscheinlich kennst du das Prinzip der Achtsamkeitsmeditation, die heute in der westlichen Welt zu den beliebtesten Meditationstechniken gehört. Sie hat viele Vorteile und eignet sich hervorragend zum Einstieg ins Meditieren. Aber jeder, der sie mal ausprobiert hat, wird bestätigen, dass sie anfänglich kein bisschen entspannend wirkt! Einen Grund dafür nannte ich bereits: Wir haben nie gelernt – weder daheim noch in der Schule –, die unablässige Aktivität unseres Geistes anzuhalten. Nie hat uns jemand die Kunst des Entspannens gelehrt. Und so führt die Suche nach Achtsamkeit oft zum Gegenteil des Angestrebten. Wir spannen die Aufmerksamkeitsmuskeln an, achten auf unseren Atem und beobachten unsere Gedanken. Das hat zwar seinen Wert, aber zu gelassener Ruhe führt es nicht. Die stellt sich erst bei Fortgeschrittenen ein. Wie wir sehen werden, gibt es eine einfachere Methode, den Geist durch mühelose Meditation zum Schweigen und zur Ruhe zu bringen. Aber betrachten wir zunächst, was die so beliebte Achtsamkeitsmeditation vermag und wo ihre Grenzen liegen.

Was Achtsamkeit ist (und nicht ist)

»Konzentration« klingt toll. Aber wir schaffen es doch kaum, uns länger als ein paar Sekunden auf ganz konkrete Dinge vor unserer Nase zu konzentrieren. Wie soll das mit etwas so Flüchtigem wie dem Atem funktionieren?

Was meinen wir mit Achtsamkeit eigentlich genau? Krethi und Plethi werfen mit dem Ausdruck um sich, man hört ihn in allen denkbaren Kombinationen (achtsames Essen, achtsamer Sex, achtsame Geldanlage, achtsames Erziehen), aber was genau soll damit gemeint sein? Achtsamkeit ist definiert als »konzentriertes, nicht wertendes Bewusstsein des Augenblicks« und soll in der Regel dadurch erreicht werden, dass wir uns auf den eigenen Atem konzentrieren.

Gehen wir die Definition einmal Wort für Wort durch. »Konzentration« klingt toll, denn genau das suchst du ja bei der Achtsamkeitsmeditation. Du kannst dich vielleicht nicht wie gewünscht konzentrieren, dein Geist schweift in alle Richtungen ab, du fühlst dich gestresst. Aber wie viele von uns schaffen es kaum, sich länger als ein paar Sekunden auf ganz konkrete Dinge vor unserer Nase zu konzentrieren? Wie soll das mit etwas so Subtilem wie dem Atem funktionieren? Es ist ja nicht so, dass wir in der Schule gelernt hätten, uns zu fokussieren. Ich denke, du merkst schon, wie schwierig das mit der Achtsamkeit ist, wenn du nicht schon gewisse

Erfahrung damit hast. Konzentrationsfähigkeit ist gewissermaßen eine *Voraussetzung* für das Gelingen einer Achtsamkeitsmeditation, gleichzeitig aber auch ihr angestrebtes Ziel. Das erinnert an die berühmte Frage, was zuerst kam: Henne oder Ei? Darin besteht unsere erste Herausforderung hinsichtlich dieser Technik.

Zweitens erfordert sie vom Meditierenden, »nicht wertend« zu sein. Das ist eine große Hürde. Denn wer von uns darf schon ehrlich behaupten, er könne irgendetwas wertungsfrei betrachten, insbesondere den eigenen Geist? Seit sich im Alter von zwei Jahren unser Verstand auszubilden begann, bewerten wir doch alles, was wir sehen, hören, schmecken oder berühren. Das liegt einfach in der menschlichen Natur.

Schauen wir uns mal an, was das mit dir während einer Achtsamkeitsmeditation macht. Schon bei der Vorbereitung auf das Hinsetzen fühlst du Widerstand aufkommen. Allein der Umstand, dass Widerstand sich rührt, zeigt schon, dass eine Wertung im Spiel ist. Dann bemerkst du einige Gedanken und kritisierst dich dafür, diese Gedanken zu haben. Vielleicht verurteilst du nicht den Gedanken selbst, wohl aber verurteilst du dich, weil du ja eigentlich nicht denken solltest. Du sagst dir selbst: *Werte nicht!* Aber auch dieser Befehl ist wieder ein Akt des Verstandes, verbunden mit Aktivität im Frontalkortex. So etwas passiert durchaus auch Geübten. Dann fängst du vielleicht an, dich zu fragen: *Warum ist mein Geist noch immer so verwirrt, wo ich doch schon so lange Achtsamkeit praktiziere?* Damit wird eine ganze Lawine von Gedanken ausgelöst. Ich will jetzt nicht behaupten, das müsse so ablaufen, aber der Geist tendiert ganz natürlich dazu. Dabei hast du es ja gerade deswegen mit Achtsamkeit probiert, um dieser Neigung des Geistes etwas entgegenzusetzen. Wir stehen also vor der nächsten Herausforderung, dass Wertungsfreiheit die Voraussetzung für den Erfolg der Meditation ist und gleichzeitig das angestrebte Resultat.

Das dritte Merkmal der Achtsamkeitsmeditation ist die »Bewusstheit des Augenblicks«. Auch hier stehen wir wieder vor einem Problem. Achtsam sein bedeutet bewusst sein. Bewusst sein bedeutet präsent sein. Der Zweck der Achtsamkeit ist, im Augenblick präsent zu sein, den Geist in die Gegenwart zu holen, die Bewusstheit zu steigern. Und damit die Übung gelingt, müssen wir was sein? Bewusst und präsent. Das ist die Voraussetzung – und das gewünschte Resultat. Wie hält man den Geist im Augenblick? Indem man sich seines Atems bewusst wird, der im gegenwärtigen Augenblick stattfindet. Aber das ist ja genau das, was wir »nicht können«. Für viele Menschen ist das ein nicht auflösbares Paradoxon, mit dem sie vergeblich kämpfen.

Das Achtsamkeitsdilemma

Erkennst du das Problem? Die Voraussetzungen für Achtsamkeitsübungen hängen eng mit dem gewünschten Ergebnis zusammen. Achtsamkeit nennen wir den Weg – die Methode, um bewusster zu werden – und gleichzeitig eines der Ziele. Um achtsam werden zu können, muss man einen gewissen Grad an Achtsamkeit mitbringen. Darin liegt das Dilemma. Ich sage jetzt nicht, du solltest keine Achtsamkeitsübungen machen. Genauso wenig will ich behaupten, Achtsamkeitsübungen könnten dir nichts bringen. Ich sage nur, dass es eine einfachere Art zu meditieren gibt, mit der sich Achtsamkeit viel schneller erreichen lässt.

Aber trennen wir erst einmal Methoden und Ziele voneinander. Die Techniken der modernen Achtsamkeitsübungen sind ganz spezifische Werkzeuge, abgeleitet aus zweitausendfünfhundert Jahre alten buddhistischen Traditionen (die wiederum in den noch älteren Veden wurzeln!), eingedampft und für den westlichen Verbraucher neu verpackt. Das wichtigste Werkzeug ist die *fokussierte Aufmerksamkeit,* die Praxis, sich über einen längeren Zeitraum auf etwas Bestimmtes zu konzentrieren, typischerweise den Atem. Daneben gibt es das »Beobachten des Geistes«, das innere Beobachten und Benennen geistiger oder körperlicher Vorgänge: »Ich sitze, sitze«, »atme, atme«, »denke, denke«, »sorge mich, sorge mich«. Die Grundidee ist, dein Bewusstsein auf den Atem oder die geistige Aktivität zu fokussieren und deinen Geist sanft wieder zurückzuholen, sobald du ihn beim Abschweifen erwischst. Und Mann, schweift der Geist ab! Bei Achtsamkeitsübungen zerrt – genau wie im richtigen Leben – ständig etwas an unserer Aufmerksamkeit und lenkt sie vom Hier und Jetzt überall hin. Genau das, das gewohnheitsmäßige Verhalten unseres Geistes, macht die Übung so schwierig.

In frühen Woody-Allen-Filmen kämpft seine Figur ständig mit eingebildeten Katastrophen. Die Achtsamkeitsmethode verlangt von Woody Allen im Prinzip, dass er ruhig, gelassen und wertungsfrei sein soll. Sie fordert von ihm, sich aus distanzierter, neutraler Perspektive zu betrachten, was so überhaupt nicht seiner Natur entspricht.

Mit dem Abschweifen beginnen die inneren Kämpfe. Stell es dir so vor: Es ist, als würdest du tagein, tagaus mit einer Woody-Allen-Figur im Kopf herumlaufen, die sarkastisch kommentiert, was du denkst, sagst und tust. Es tut mir leid, das zu sagen, aber wenn du deine inneren Monologe hören könntest, würdest du feststellen, dass du wirklich mit einem Woody Allen im Kopf herumläufst. Wir alle tun das.

In frühen Woody-Allen-Filmen kämpft seine Figur ständig mit eingebildeten Katastrophen. Die Achtsamkeitsmethode verlangt von Woody Allen im Prinzip, dass er ruhig, gelassen und wertungsfrei sein soll. Sie fordert von ihm, sich aus distanzierter, neutraler Perspektive zu betrachten, was so überhaupt nicht seiner Natur entspricht.

Oft lassen wir uns völlig von unseren Problemen absorbieren – natürlich können wir uns selbst nicht klar dabei beobachten! Zu Gelassenheit finden wir nur mit Hilfe von außen, etwa von einem Freund oder Therapeuten. Ein Therapeut bietet uns die neutrale Perspektive, die wir brauchen, um uns selbst klar sehen zu können. Solange du aber nur mit dir selbst redest statt mit einem Therapeuten, häufst du noch mehr Neurosen, Urteile und Verwirrung auf den ohnehin schon existierenden Berg. Eine Therapiesitzung »mit dir selbst« verschafft dir keine Klarheit. Ganz im Gegenteil wühlt sie dich nur noch zusätzlich auf. Genau das passiert vielen, die es mit Achtsamkeitsübungen versuchen. Wir verlangen von unserem unkonzentrierten, alles bewertenden und in Vergangenheit oder Zukunft verhafteten Geist, sich wie ein weiser und mitfühlender Buddha zu verhalten. Was wir also brauchen, ist eine Technik von außen, um die Gewohnheiten des Geists zu transformieren.

Wenn ich mir den aktuellen Achtsamkeitshype betrachte, sehe ich immer einen Woody Allen vor mir, der vergeblich versucht, sich selbst zu beruhigen und sich dabei immer mehr in seinen Gedanken verheddert. Was ich *nicht* sehe: eine schnelle und einfache Methode, die es Menschen von Anfang an leicht macht, achtsam zu werden.

Achtsamkeit kontra vedische Meditation

In den vergangenen Jahren habe ich Tausenden Menschen vedische Meditationstechniken beigebracht. Aufgrund dieser Erfahrung bin ich zur Überzeugung gelangt, dass Achtsamkeitsübungen – auch wenn sie vielen Menschen etwas Wertvolles gebracht haben – keine Meditationstechnik sind. Sondern ein ziemlich schwieriger Einstieg ins Meditieren. Die Veden definieren Meditation als einen Prozess zur Erlangung ruhevoller Wachheit. Ziel der Technik ist, den ganzen Geist in tiefe Ruhe zu versetzen, sodass wir ganz natürlich mit größerer Bewusstheit agieren. Nach vedischer Definition sind Achtsamkeitsübungen also keine Meditation. Als diese Technik vor etwa fünfzig Jahren im Westen aufkam, traf sie einen Nerv der Zeit. Aber heute brauchen wir etwas Besseres, etwas tiefer Gehendes und Einfacheres als die Fähigkeit, sich zu fokussieren. Was wirklich fehlt – was wir über geschärfte Konzentration und Aufmerksamkeit hinaus brauchen –, ist die Fähigkeit, jede Ebene des Geistes und des Gedächtnisses in tiefe Ruhe zu versetzen und so mühelos unsere Bewusstheit zu steigern. Jede Lösung zur Optimierung der Geistesfunktionen muss am gesamten

Eisberg ansetzen. Jede Technik, die nur an der Spitze ansetzt, greift zu kurz.

Ich begegne so vielen Menschen, die sich danach sehnen, das Gequassel in ihrem Geist zum Schweigen zu bringen und die Traumata der Vergangenheit zu lindern. Sie probieren es mit Achtsamkeitsübungen und scheitern. Sie erzählen mir, dass sie das Meditieren jetzt aufgegeben haben und es mit Ernährungsumstellung, Sport oder Schlaftabletten versuchen. Das bricht mir das Herz. Ich kann dir gar nicht sagen, wie oft ich sagen musste: »Nein, nein, nein, fang wieder mit dem Meditieren an! Bitte!«

Ich glaube mit ganzem Herzen an die »Kraft der Gegenwart«. Aber die Frage lautet doch: Wie gelange ich da ran?

Könnten die Rishis und Buddha hören, wie wir heutzutage über Achtsamkeit reden, hielten sie sich wahrscheinlich vor Lachen den Bauch. Warum strengen wir den Geist so an, wo doch das Ziel darin besteht, ihn zu entspannen? Wieso türmen wir noch weitere geistige Anstrengung auf den ganzen Mist, der uns ohnehin schon erdrückt? Meiner Einschätzung nach ist die moderne Achtsamkeitstechnik eine schwierige und anstrengende Methode, die nicht mal ganz bis zum Ziel führt. Als die Achtsamkeitstechniken sich im Westen verbreiteten, umfassten sie nur ein beschränktes Repertoire der gesamten Meditationslehren. Heute sehe ich mit Freude, dass viele Achtsamkeitsanhänger allmählich weitere Elemente hinzufügen, etwa Gesang oder ethische Leitlinien. Ich leugne den Nutzen von Achtsamkeitsübungen an sich nicht, bleibe aber dabei: Es gibt schnellere, einfachere Techniken, um Stress abzubauen und präsenter zu werden.

Diese Techniken sind kein neumodischer Kram, keine neue Erfindung, sondern stammen aus der Anfangszeit des Meditierens selbst. Mehr dazu im achten Kapitel. Doch kehren wir vorerst zurück zu den Schwächen und Grenzen der Achtsamkeitstechnik, wie wir sie heute kennen.

Die Kraft der Gegenwart, aber wie?

Ich glaube mit ganzem Herzen an die »Kraft der Gegenwart«. Aber die Frage lautet doch: *Wie gelange ich da ran?* Wie werde ich achtsamer? Wie hole ich den Geist zurück in den gegenwärtigen Augenblick? Nach meiner Beobachtung bietet die Achtsamkeitstechnik keine einfachen, praktikablen Antworten auf diese Fragen.

Alle reden über Achtsamkeit, aber du wärst erstaunt zu sehen, wie wenige Leute tatsächlich dazu in der Lage sind, sie zu praktizieren; dazu braucht man schon verdammt viel Übung. Ich kenne mehr Geschichten über »gescheiterte Versuche«, achtsamer zu werden, als du dir vorstellen kannst. Ganz umsonst sind die Bemühungen natürlich nie, alles bringt zumindest ein bisschen. Dennoch: Der versprochene Effekt bleibt oft aus, weil die meisten Menschen irgendwann die Geduld verlieren und aufgeben. Ich höre dann: »Ich möchte lernen, ruhiger und präsenter zu werden, aber Achtsamkeit klappt bei mir nicht.« Die meisten Menschen geben die Achtsamkeitsübungen auf, weil ihre Gedanken einfach nicht ruhig werden wollen. Andere lassen sich von der Technik so einschüchtern, dass sie sie nicht einmal ausprobieren. Selbst Menschen, die seit Jahren praktizieren, gestehen mir, wie schwer es ihnen fällt, sich länger als eine Minute auf ihren Atem zu konzentrieren. Andere beichten, dass da zu sitzen und die Gedanken zu beobachten sie nur noch gestresster, nervöser und unruhiger macht, als sie ohnehin schon waren.

Die gegenwärtige Diskussion um Achtsamkeit verspricht uns so manches – strahlende Gesundheit, inneren Frieden, geschäftlichen Erfolg und ein erfülltes Beziehungsleben. Doch in Wirklichkeit schaffen es die wenigsten Menschen, still dazusitzen und sich länger als dreißig Sekunden auf ihren Atem zu konzentrieren. Folglich stellen sich die wunderbaren Vorteile auch nur bei einer kleinen Minderheit der Praktizierenden ein.

Kurz bevor ich dieses Buch begann, hielt ich einen Vortrag in einem Unternehmen, das für viel Geld versucht hatte, seinen Angestellten Achtsamkeitstechniken beizubringen. Ich beschloss, eine Übung dazu in meinen Vortrag einzubauen. Ich bat mein Publikum, sich bewusst und wertungsfrei eine gerade aktuelle stressige Situation daheim oder im Büro zu vergegenwärtigen. Danach fragte ich, wie sie sich fühlten. Die Reaktionen kannst du dir ausmalen: beschleunigter Puls, rasende Gedanken, negative Gefühle, erhöhte Körpertemperatur, ein Gefühl von Beengung, lautes Geschnatter im Kopf. Dann bat ich meine Zuhörer, ein paar Augenblicke nur da zu sitzen, sich auf ihren Atem und ihre Gefühle zu konzentrieren. Zehn Minuten später fragte ich erneut: »Wie fühlt ihr euch jetzt? Seid ihr weniger gestresst, sondern präsent und aufnahmebereit? Wo seid ihr mit eurer Aufmerksamkeit? Wer fühlt sich noch immer gestresst?« Auf die letzte Frage hoben fast alle zweihundert Anwesenden die Hand. Selbst zehn Minuten nach der Erinnerung an die schwierige Situation war ihr Stress noch nicht abgeklungen. Meine Zuhörer waren weniger präsent, weniger aufmerksam für meinen Vortrag. Sie spürten noch immer das Adrenalin, das in ihren Körpern ausgeschüttet worden war.

Dann stellte ich die nahe liegenden Fragen: »Die stressigen Situationen sind offene Dateien im Hintergrund eures Geistes. Was unternehmt ihr dagegen? Wie schließt ihr die Dateien? Sie rauben euch nur Energie. Wie schließt ihr sie?« Niemand wusste eine Antwort, nicht einmal der Achtsamkeitstrainer! Mitten am Werktag stand auch nicht zur Debatte, noch mal zwanzig Minuten da zu sitzen und den Atem zu verfolgen.

Vor mir saßen zweihundert Menschen, die eifrig Achtsamkeit praktizierten. Die meisten von ihnen übten mindestens eine halbe Stunde täglich. Und da saßen sie nun: achtsam auf das, was ihnen Stress verursachte, aber sie wussten nicht, wie sie mit ihm umgehen sollten. Achtsamkeit linderte den Stress nicht, machte die Anwesenden nicht präsenter, erlaubte ihnen nicht, Ereignisse frei von negativen Urteilen zu betrachten. Das meine ich mit meiner Behauptung, dass Achtsamkeit, wie wir sie kennen, einen unvollständigen Prozess darstellt. Sie zeigt uns vielleicht auf, wo der Geist feststeckt, aber sie hilft nicht notwendigerweise, ihn wieder zu befreien.

Warum nicht? Was ist hier los? Die Wahrheit lautet: Achtsamkeit (hier verstanden als Reihe von Übungen zur Steigerung der Bewusstheit) ist schwer. Richtig schwer. Sie kann enorm wertvoll sein, aber sie erfordert Zeit, Anstrengung, Disziplin und Arbeit – innere Arbeit, für die den meisten von uns die Zeit fehlt und die wir uns oft auch nicht zutrauen. Optimal funktioniert sie in der Umgebung, für die sie erfunden wurde: im Kloster, ohne weltliche Anforderungen und Leistungsdruck. Aber in unserem modernen Leben stellt sich alles ein wenig komplizierter dar.

Selbst Achtsamkeitslehrer und erfahrene Praktizierende beschreiben die Übungen mit einem Vokabular rund ums Kämpfen. Sogar Jon Kabat-Zinn, der Erfinder der achtsamkeitsbasierten Stressreduktion, dem nachgesagt wird, er hätte die Achtsamkeitspraxis in den Westen gebracht, spricht im freundlichsten Ton von einem steinigen Weg: »Achtsamkeit erfordert Bemühung und Disziplin, weil die Kräfte, die unserer Achtsamkeit entgegenwirken – nämlich gewohnheitsmäßige Unaufmerksamkeit und unreflektierte Verhaltensmuster –, äußerst hartnäckig sind«, schreibt er in seinem Buch *Im Alltag Ruhe finden.* Er fügt später hinzu: »Dieser Prozess stellt sich nicht wie von Zauberhand automatisch ein, sondern wir müssen uns darum bemühen.«[1] Beachte, dass er selbst sagt, die Praxis erfordere erst einmal Bemühung, also Energie. Leider lösen aber gerade der Energiemangel und der erschöpfte Geist den Wunsch zu meditieren aus. Von daher ist es unser Glück, dass sich in den Veden magische Werkzeuge finden.

Achtsamkeitsexperten räumen ein, dass es Jahre harter Arbeit benötigt, bis sich größere Fortschritte zeigen. Aber wer hat schon so viel Zeit? Wer hat schon die Energie für eine solche Anstrengung übrig? Eine Achtsamkeitstrainerin erzählte, nach mehr als zehn Jahren des Übens scheitere sie noch immer zu »neunzig Prozent der Zeit«. Achte auf das Vokabular, das hier verwendet wird:

Bemühung. Scheitern. Da ermattet man ja schon beim Lesen!

Dabei weißt du aus meinen bisherigen Ausführungen, dass der Geist am besten nach dem Prinzip der *Mühelosigkeit* funktioniert. Wir brauchen also *weniger* geistige Arbeit und Aktivität, um den gegenwärtigen Augenblick direkter zu erfahren und so den Weg freizumachen für Intuition und Erkenntnis. Das ist das Versprechen. Doch über Achtsamkeit erreicht man dieses Ziel erst in sehr fortgeschrittenem Stadium. Bis dahin heißt es »mehr geistige Arbeit«.

Das heißt doch, das Pferd von hinten aufzuzäumen!

Immer über der Wasserlinie

Wenn du die Beobachtung des Geistes praktizierst, achtest du nur auf die oberste Schicht der Gedanken. Es ist, als würdest du an der Wasseroberfläche schwimmen, die herankommenden Wellen beobachten und dir laut zurufen: »Achtzigzentimeter-Welle!«, »Hundertzentimeter-Welle!« Aber du übersiehst die Tiefe, Weite und Kraft des Ozeans unter dir.

Achtsamkeit erfordert aus einem einfachen Grund so viel geistige Anstrengung und fällt so schwer: Sie setzt nur oberhalb unserer mentalen Wasserlinie an, am Ort unserer Gedanken.

Die eingesetzten Techniken konzentrierter Aufmerksamkeit und Beobachtung des Geistes sind kontrollierte geistige Funktionen, die in der Spitze des Eisbergs stattfinden, jenem kleinen Stückchen Bewusstsein, das wir aktiv steuern können. Wie beim vernünftigen Nachdenken und Planen wird der Frontalkortex aktiviert. Forscher stellten im Rahmen wissenschaftlicher Untersuchungen fest, dass regelmäßige Achtsamkeitsübungen das Volumen und die Dichte des Frontalkortex *vergrößern*. Das ist insofern gut, als damit durchaus nützliche Funktionen gestärkt werden: Aufmerksamkeitsregulierung, emotionale Regulierung, Entschlusskraft, Lernfähigkeit, bewusstes Gedächtnis und kognitive Kontrolle. Das begrenzte Instrumentarium führt aber andererseits auch dazu, dass unsere Bewusstheit sich auf die Oberfläche beschränkt. Es schneidet uns von der mächtigeren Basis des Eisbergs ab. Es trennt uns vom Ozean selbst. Achtsamkeitsübungen vermindern deine Fähigkeit, in tiefere Bewusstseinsschichten einzutauchen und etwa in Flowzustände zu geraten, denn diese erfordern Ruhe im Frontalkortex.

Wenn du die Beobachtung des Geistes praktizierst, achtest du nur auf das, was du kontrollieren kannst, und das ist die oberste Schicht der Gedanken. Nur der Frontalkortex arbeitet, nicht das ganze Gehirn. Es ist, als würdest du an der Wasseroberfläche schwimmen, die herankommenden Wellen beobachten und dir laut zurufen: »Achtzigzentimeter-Welle!«, »Hundertzentimeter-Welle!«, »Sechzig Zentimeter Abstand zwischen den Wellen!« Klar, du machst dir sehr bewusst, was an der Oberfläche abgeht, aber du übersiehst die Tiefe, Weite und Kraft des Ozeans unter dir. Vielleicht lernst du, toll auf den Wellen zu reiten, doch unter der Oberfläche – in der Speicherbank, den tieferen Schichten von Verstand und Wahrnehmung, im Unterbewussten – ändern sich die Gedanken und Gefühle, die diese Wellen überhaupt erst verursachen, gar nicht. Dabei laugen eben diese Vorgänge unter Wasser deinen Geist aus, fluten ihn mit Angst und Nervosität und sorgen dafür, dass dein Bewusstsein sich zusammenzieht.

Im Grunde versuchen diese Techniken, *die Probleme des Geistes auf der Ebene des Geistes zu lösen.* Wir versuchen, den Softwarefehler mit unserem fehlerhaft programmierten Computer zu beheben, anstatt einen Techniker von außen zu holen. Ersteres kann zwar auch funktionieren, ist aber unnötig schwierig.

Die Fixierung deiner Aufmerksamkeit auf oberflächliche geistige Kräuselungen kann den unerwünschten Nebeneffekt haben, dass sich diese verstärken. Vielleicht kennst du das auch: Nach ihrem ersten Achtsamkeitsseminar erzählen die Leute oft überrascht, dass sie dort weder Friede noch Ruhe verspürten, sondern von intensiven Gefühlen überwältigt wurden. Natürlich waren diese Gefühle vorher auch schon da, aber erst jetzt kamen sie an die Oberfläche – wo sie oft heftige Reaktionen auslösen.

Vielleicht wird dir beim Meditieren bewusst, dass Alleinsein bei dir große Angst auslöst. Du beobachtest das und wiederholst innerlich »Angst, Angst, Angst«. Auf subtiler Ebene schürst du deine Angst damit nur noch weiter. Die Gedanken lösen sich nicht auf – im Gegenteil klammerst du dich geradezu an sie. Anstatt das Gefühl der Angst voll zu erleben und dann loszulassen, fixierst du dich darauf. Es reicht nicht, den Gedanken wahrzunehmen und dir zu sagen, dass er da ist, damit er sich verändert oder verschwindet. Erinnere dich nur daran, wie es den Angestellten in diesem Unternehmen ging, die brav Achtsamkeit übten. Sie machten sich ihren Stress und ihre Angst bewusst, konnten aber nichts daran ändern. Sie liefen ins nächste Meeting, die alten Dateien offen und der Stress auf Hochtouren.

Der Zombie-Effekt

Langfristig kann zu viel innere Aufmerksamkeitsregulierung und Beobachtung sogar unsere Lebendigkeit und Lebensfreude dämpfen. Wenn wir innere »Disziplin« durchsetzen, statt nur bewusst wahrzunehmen, betäubt das unsere Gefühle und trennt uns von den tieferen Schichten der Intuition und Kreativität, was ein gewisses Maß von Isolation und Stumpfheit mit sich bringt. Schließlich sind wir dazu gemacht, unser Innenleben zu erfahren, auszudrücken und auszuleben, statt es ständig nur zu beobachten und zu kontrollieren. Ist dir schon mal aufgefallen, dass manche Menschen, die seit Langem Achtsamkeit praktizieren, irgendwie betäubt wirken? Vielleicht beobachten und benennen sie ihr Leben, anstatt es zu leben. Sie lesen das Rezept für einen köstlichen Kuchen, anstatt ihn einfach zu essen.

Lebensfreude und Leidenschaft scheinen ihnen ein wenig abhandengekommen zu sein. Wie viele von ihnen sah ich schon herumsitzen und über »Aufblühen« reden. Aber sie strahlten dieses »Aufblühen« *kein bisschen* aus! In ihren Stimmen lag keine Leidenschaft! Das fällt vielen Menschen auf, und wenn sie zu mir kommen, fürchten sie, dass Achtsamkeit ihnen die Ecken und Kanten nimmt, die Leidenschaft und Kreativität dämpft. Dazu kann ich sagen, dass sich ein betäubender Effekt einstellen kann und wird, wenn du dich darin verstrickst, die Geistesäußerungen nur zu beobachten, anstatt zu *leben*.

Ich bin der festen Ansicht, dass wir nicht versuchen sollten, alles im Leben zu beobachten. Wir sollen nur leben. Übertriebene Beobachtung betäubt uns und macht uns dröge. Sie verringert den Strom des kreativen Flusses zu einem Rinnsal. Schau dir nur den Dalai Lama an: Er ist nicht hyperfokussiert, er versucht nicht, irgendwas in sich zu kontrollieren. Er ist der natürlichste, freieste Mensch, den du dir vorstellen kannst. Er existiert schlicht als er selbst und strahlt Glück, Friede und Zuversicht aus, ohne es überhaupt zu versuchen. Sein Lachen entlockt selbst dem größten Zyniker ein Lächeln! Diese Eigenschaften sehe ich bei Sri Sri auch. Er platzt nur so vor Ausdauer und Energie. Er reist in der ganzen Welt herum, trifft Hunderttausende Menschen und begegnet jedem mit einer mitreißenden Freude und Wärme. Genau darauf zielen wir mit unseren Übungen ab: Dass wir nicht herumlaufen wie Zombies, sondern natürliche, lebendige, dynamische menschliche Wesen werden.

Wenn du jemand bist, der spirituellen Praktiken nachgeht, jene der Achtsamkeit eingeschlossen, dann solltest du dir folgende Frage stellen: Fühlst du dich lebendig, energiegeladen, inspiriert und frei? Oder vielmehr gedämpft, beherrscht und scheinbar als Herr der Lage? Wenn du überschwänglich lebst und vor Energie nur so platzt, prima! Weiter so! Stellt diese Lebendigkeit sich aber nicht ein, solltest du dich vielleicht nach etwas anderem umsehen. Wenn du dich nicht dynamischer und strahlender fühlst, stimmt irgendwas nicht mit dem, was du tust, egal, ob es sich jetzt Achtsamkeit, Yoga, TM oder sonst wie nennt.

Die natürliche Lebensfreude des Dalai Lama sollte uns daran erinnern, dass der Buddhismus in seiner ganzen

Vielfalt nicht Achtsamkeit in so fragmentierter, isolierter Weise lehrt. Konzentration auf den Atem, Benennen und Beobachten von Gedanken und Gefühlen sind nur *ein* Aspekt der Tradition, den der Westen – in neuer Verpackung – übernommen hat. Ich glaube nicht, dass der Buddha dasaß, sich auf seinen Atem konzentrierte, seine geistige Aktivität beobachtete und benannte und ansonsten herumschlurfte wie ein Zombie. Der Buddhismus wurzelt in der vedischen Tradition, und der Buddha praktizierte das ganze Spektrum vedischer Übungen: die Ethik, die Prinzipien der Geisteshaltung, die Atemtechniken und die energetisierenden Übungen – all das, was du im weiteren Verlauf des Buches noch kennenlernen wirst. In den östlichen Traditionen war Achtsamkeit üblicherweise die natürliche Folge, der Endpunkt, das Ergebnis einer breiten Palette von Übungen und Techniken, die nicht nur Friede und Ruhe bringen, sondern auch Lebensfreude und Kraft.

»Kein Geist« statt »mehr Geist«

Vedische Übungen zielen nicht darauf ab, die Aufmerksamkeit zu fokussieren, sondern ganz im Gegenteil darauf, den Fokus zu lockern, damit der Geist sich entspannt und die Gedanken sich ganz natürlich verflüchtigen. Das führt zu Konzentration und Klarheit.

Rufe dir bitte noch mal ins Gedächtnis, was ich am Anfang des Kapitels schrieb: Achtsamkeit und vedische Meditation sind nicht das Gleiche. Vedische Übungen zielen nicht darauf ab, die Aufmerksamkeit zu fokussieren, sondern ganz im Gegenteil darauf, den Fokus zu lockern, damit der Geist sich entspannt und die Gedanken sich ganz natürlich verflüchtigen. Das führt zu Konzentration und Klarheit. Die Rishis erachteten es nicht für notwendig, Gedanken zu beobachten, zu benennen oder sich überhaupt nur zu konzentrieren.

Auf Sanskrit heißt Meditation *Dhyana*, zusammengesetzt aus *dhya* »fokussieren, aufmerksam sein, sich konzentrieren« und der Verneinung *na*. Meditation heißt also »kein Fokus« oder »offener Fokus«, »keine Konzentration« oder »kein Geist«. Nicht »mehr Geist«! Dieses »Nicht-Konzentrieren« machen wir aber schon ganz von alleine. Der Geist schweift ganz von selbst ab und wird unkonzentriert, wenn er Ruhe braucht. Diese natürliche Neigung auszunutzen, um unseren Fokus in einem Prozess des Achtsamwerdens zu erweitern, ist sinnvoller und weniger anstrengend als der Versuch, sich auf Teufel komm raus zu konzentrieren. Egal, ob wir jetzt fokussierte Aufmerksamkeit üben oder unfokussierte Aufmerksamkeit: Beides führt letztlich zum gleichen Ziel. Nur ist der eine Weg ungleich länger und anstrengender als der andere.

Meditation im vedischen Sinn umfasst alle Praktiken, die die Sinne gemeinsam mit dem Geist zu ruhigeren Zuständen der Bewusstheit führen. Ich verwende gern die Wörter *natürlich* und *mühelos* – nicht gezwungen, nicht diszipliniert, nicht beharrend. Indem wir Werkzeuge von *außerhalb* des Geistes verwenden, ermöglichen wir den Sinnen ganz einfach, sich zu beruhigen. Der Geist folgt dann von selbst. Die Methode, die Sinne zu beruhigen, ist ganz einfach: Lass den Geist abschweifen, lass ihn denken, ermuntere ihn zu denken, erlaube ihm, das zu tun, was er tun möchte. Mach sonst nichts mit deinem Geist. Sei einfach.

Sich geistig anzustrengen, um den Geist ruhig werden zu lassen, ist absurd. Du strengst dich geistig fürchterlich an, damit der Geist sich entspannt. Dabei musst du *weniger* schuften, denken und tun, um *mehr* zu erreichen. Hier also mein Rat: Streng dich nicht weiter an! Arbeite nicht *mehr*, konzentriere dich nicht *mehr*, hör auf, alles zu kontrollieren. Gib deinem Geist eine Pause. Du musst nicht gegen den Strom schwimmen. Du musst dich auch nicht am Flussufer festkrallen, aus Angst, vom Strom deiner Gedanken und Gefühle davongetrieben zu werden. Wie die Beatles (die Transzendentale Meditation betrieben) sangen: »Turn off your mind, relax, and float downstream.« (»Schalte deinen Geist aus, entspann dich und lass dich flussabwärts treiben.«) Der Geist fließt ganz natürlich in tiefere, ruhigere Wasser, wenn du es ihm einfach erlaubst.

Sobald der Geist loslässt und die Denkprozesse stoppen – auch das Beobachten, Benennen, Konzentrieren – erweitert sich das Bewusstsein von selbst. Das kontrollierte Denken hört auf, der Geist gleitet in tiefere Entspannungszustände, bis der Fluss in den Ozean der reinen Bewusstheit mündet. Aus diesem Ort sprudelt die Lebensenergie. Sie erweitert dein Bewusstsein, ohne dass du dich überhaupt bemühen müsstest. Wir nennen das »müheloses Gewahrsein«. Wenn der Geist entspannt ist, befindest du dich im gegenwärtigen Augenblick. Du musst nicht *versuchen*, gewahr zu sein, du bist es einfach! Das liegt in deiner Natur.

Ist dir je aufgefallen, wie aufmerksam und gewahr ein Neugeborenes ist? Es *tut* nichts, um gewahr zu sein.

Gewahrsein ist ein Seinszustand, mit dem wir zur Welt kommen. Er wird nur von immer mehr Schichten geistiger Aktivität überlagert. Meditation ist die Praxis, die Gedanken einzustellen, damit das, was dich ausmacht, deine Bewusstheit, durchscheinen kann. Bitte beachte, dass achtsam oder gewahr zu sein keine Handlung ist, sondern schlicht unserer tiefsten Natur entspricht. Entferne die äußeren Hüllen deines Geistes. Und was bleibt, ist reine Bewusstheit.

Die vedischen Texte beschrieben schon vor Tausenden Jahren die Werkzeuge *außerhalb des Geistes,* mit denen sich das Bewusstsein erweitern lässt. Sie sind Teil einer umfassenden Anleitung zum Umgang mit dem Geist. Kontrollierte Atemübungen und Dhyana erfordern keine monate- oder jahrelange Bemühungen. Ihr Nutzen zeigt sich sofort. Wenn ich im Zusammenhang mit Meditation vom Atem spreche, meine ich, dass wir den Atem für Übungen einsetzen, nicht ihn beobachten. Und ich meine auch nicht Meditation im Sinne von mühevoller Fokussierung der Aufmerksamkeit. Der Meditationsstil, den ich lehre und praktiziere, heißt in den Veden *Sahaj Samadhi* oder »natürlich mühelose« Meditation. Diese einfache, effektive Methode ist eng mit der Transzendentalen Meditation verwandt, bei der man ebenfalls mühelos den kontrollierten – den benennenden, wertenden, denkenden – Geist »transzendiert« und einen Zustand reiner Bewusstheit erreicht. Mehr dazu im achten Kapitel.

Doch beginnen wir mit dem Atem. Die alte vedische Wissenschaft zeigt – ebenso wie die moderne Neurowissenschaft –, dass der Atem den Zustand des Geistes unmittelbar beeinflusst, aber er ist nicht Teil des Geistes. Der Atem streicht nicht nur über die Oberfläche des Geistes, sondern durch den ganzen Geist hindurch. Er bewegt sich vom kontrollierten Geist, dem Verstand und dem Gedächtnis, durch die unterbewussten und unbewussten Systeme, durch das Ego, bis hinunter zur Quelle aller Gedanken und Gefühle im Ozean des Bewusstseins. Mithilfe eines körperlichen Vorgangs verändern wir etwas auf Ebene des Geistes – das ist unser schneller, einfacher, müheloser Weg zu Achtsamkeit, Ruhe und Vitalität. Das Geheimnis liegt vor unserer Nase: der Atem. Nur geht es nicht darum, ihn zu beobachten, sondern ihn *einzusetzen*.

TEIL III

NEUSTART UND AUFLADEN

7. Kapitel

Das Geheimnis des Lebens

Was war das Erste, was du nach deiner Geburt gemacht hast? Was machst du als Letztes, bevor du diesen Planeten verlässt? Die Antwort auf diese Fragen liegt direkt vor deiner Nase. Als Erstes im Leben hast du tief eingeatmet und sicher wird der letzte Akt deines Lebens sein, auszuatmen. Atmen ist uns so selbstverständlich, dass wir gar nicht mehr darauf achten.

Aber halten wir mal einen Moment inne, um darüber nachzudenken. Atmen ist das Wichtigste, was du täglich machst. Atmen ist das Leben selbst. Es ist die Tätigkeit, die dich nicht nur am Leben erhält, sondern erst Bewegung ermöglicht und dir erlaubt, all das zu verfolgen, was dir wichtig ist. Etwas für unsere Existenz derartig Wichtiges muss doch mehr sein als eine passive, mechanische Funktion. Und das ist es auch: Der Atem birgt das Geheimnis des Lebens selbst. Er ist der geheime Schlüssel zur Veränderung deiner Gedanken, Gefühle, Wahrnehmung und Lebenskraft. Das einzige Problem besteht darin, dass niemand uns je lehrte, seine Kraft zu nutzen.

Der Atem ist das einfachste und effektivste Werkzeug, um einen feststeckenden Geist zu befreien. Wir müssen nur lernen, ihn einzusetzen. Unfassbar, dass wir in der Hektik unserer Leben vergessen haben, wie man atmet. Dadurch wurden wir von unserer wichtigsten Kraftquelle getrennt. Wie oft hältst du in stressigen Situationen den Atem an? Wahrscheinlich so oft, dass du es gar nicht mehr merkst. Aber es beeinträchtigt deine Gedanken, Gefühle und Perspektive ganz gewaltig.

Atmen ist die schnellste und einfachste Art, Stress abzubauen und dadurch ganz natürlich zu verändern, wie wir denken, fühlen und handeln. Atmen ist der Generalschlüssel zur Freisetzung des Potenzials in deinem gesamten System.

Zum Glück wussten die Rishis, dass der Schlüssel zur Beherrschung des Geistes darin besteht, unsere angeborene Lebensenergie zu steigern, indem wir uns den natürlichen Rhythmus des Atems eröffnen. Sie wussten, dass chaotische Rhythmen entstehen, wenn die Widrigkeiten des Lebens uns aus dem Gleichgewicht bringen. Dann fühlen wir uns unbehaglich und unzufrieden. Der Geist gerät ins Taumeln und schwankt zwischen Sorgen um die Zukunft und Bedauern über die Vergangenheit. Wir merken, dass wir nicht völlig lebendig sind, unser Leben nicht in diesem Augenblick, im Hier und Jetzt genießen.

Die Kunst, die Kraft des Atems zu nutzen, ist deshalb das wichtigste Werkzeug, das die Rishis uns vermachten. Das Phänomenale am Atmen ist, dass es eine körperliche Aktivität ist, die nun wirklich jeder beherrscht. Es braucht keine Konzentration, keinen Fokus, keine Manipulation von Gedanken, keine geistige Aktivität. Atmen ist die schnellste und einfachste Art, Stress abzubauen und dadurch ganz natürlich zu verändern, wie wir denken, fühlen und handeln. Atmen ist der Generalschlüssel zur Freisetzung des Potenzials in deinem gesamten System. Während der Atemübungen wirst du erstaunt feststellen, wie schnell die Zeit vergeht und wie schnell sich der Nutzen einstellt: Du tankst Energie, wirst präsenter und bewusster.

Das große Geheimnis der alten Weisen lautet: *Es gibt einen Ausschalter für den Geist, und dieser Schalter ist der Atem.* Die vedischen Texte beschreiben erstaunlich detailliert, was Wissenschaftler erst kürzlich entdeckten: dass der Atem eine Art Steuerpult für das Nervensystem ist. Er ist das einzige Mittel, Stressreaktionen abzuschalten, die aus dem sympathischen Nervensystem kommen (dem System, das darüber entscheidet, ob unsere Reaktion in Kampf, Flucht oder Erstarrung besteht), und das parasympathische Nervensystem zu aktivieren (die Ruhe-, Entspannungs- und Regenerationsreaktion). Allein mithilfe des Atems können wir vom Überlebensmodus des sympathischen Systems zum Wachstumsmodus des parasympathischen Systems wechseln.

Feststecken im Überlebensmodus

Den Großteil unseres Lebens bestimmt das sympathische System unsere Reaktionen. Es kann zwar gewaltig Energie rauben, ist aber an sich nicht schlecht. Wir brauchen es, um im Leben funktionieren zu können. Wenn ein Löwe dich verfolgt, rettet die Fluchtreaktion dir das Leben. Ein Problem entsteht erst, wenn das sympathische System ständig läuft und du auch auf Kleinigkeiten reagierst, als wäre ein Löwe hinter dir her.

Bestimmt auf diese Weise das limbische System in deinem Gehirn dein Handeln, reagierst du aus einer negativen Vergangenheit heraus, anstatt mit klarem, ruhigem, präsentem Geist zu agieren. Du verharrst in einer Kampf- und Vermeidungshaltung, fixierst dich auf das Negative und hältst das Glas ständig für halb leer. (Mehr dazu im elften Kapitel.) Dein System stellt massenweise Energie bereit und setzt große Mengen von Hormonen wie Adrenalin frei, um dir die Flucht vor dem eingebildeten Löwen zu ermöglichen. Damit verschleuderst du deine Lebenskraft.

Das Problem besteht in diesem Fall darin, dass unsere Biologie nicht mit dem modernen Leben Schritt gehalten hat. Wir verhalten uns, als würden wir von einem Löwen verfolgt, wenn wir nur das Eingangs-Ping einer neuen E-Mail hören, wenn wir merken, dass wir ein paar Minuten zu spät zu einem Meeting kommen, wenn uns beim Autofahren jemand schneidet, wenn wir verstörende Schlagzeilen lesen. Und wenn wir unser Handy oder die Geldbörse nicht finden, betrachtet unser System das gleich als lebensbedrohlich. Das Gehirn ist schlicht unfähig, zwischen Dingen zu unterscheiden, die wirklich passieren, und solchen, die wir uns nur einbilden. In beiden Fällen läuft eine Angstreaktion ab. Noch bevor du nur zwinkern kannst, fluten Tausende chemische Signale das Gehirn, versetzen das Nervensystem in einen Alarmzustand und lösen eine Kaskade körperlicher Reaktionen aus: Dein Herz rast, deine Handflächen fangen zu schwitzen an, deine Pupillen weiten sich, deine Muskeln spannen sich an, und du atmest schnell und flach. Diese falsche Atmung wiederum erzeugt zusätzlichen Stress und weitere negative Gedanken. Das ist der Zyklus dessen, was wir *Karma* nennen – die »Fesseln der Vergangenheit«. Wir verfallen immer wieder in die gleichen Reaktionsmuster. Doch wie zum Teufel kommen wir da wieder raus?

Mit dir selbst zu reden, dir selbst zu sagen, dich zu beruhigen, wird deine Gedanken und Gefühle nicht ändern. Was du aber ändern *kannst*, ist dein Atem. Er ist der goldene Schlüssel, der einzige Teil der Kampf-oder-Flucht-Reaktion, den wir kontrollieren können – und den werden wir nutzen, um aus dem Kreislauf auszubrechen. Atmen ist der einzige Prozess, der sowohl mit dem sympathischen als auch mit dem parasympathischen System in Verbindung steht. Natürlich atmest du ganz automatisch, gleichzeitig hast du aber eine gewisse Kontrolle über deinen Atem. Die Atembewegung geschieht von selbst, solange du nicht darauf achtest, aber du kannst den Atem auch bewusst lenken, um dein System neu zu starten und wieder ins Gleichgewicht zu bringen.

Das funktioniert ganz einfach. Durch bewusste Steuerung deines Atems änderst du, was in deinem Geist vorgeht. Ob du deine Atmung beschleunigst oder verlangsamst, den Atem anhältst oder ihn ausstößt, die Luft schnell einsaugst oder kräftig herausstößt – jede Veränderung des Atems beeinflusst auch Gedanken und Gefühle. Du veränderst die körperlichen Empfindungen, die von deinem Nervensystem interpretiert werden und geistige Reaktionen auslösen. Je ruhiger und gleichmäßiger der Atem, desto weniger Pausen entstehen beim Atmen und desto bewusster, ruhiger, beherrschter und dynamischer ist unser Geist. Je länger du den Atem in dir behältst, den du eingesogen hast, desto mehr verlagern sich deine Denkprozesse in Richtung der parasympathischen Reaktion – Ruhe und Entspannung –, und das wiederum beeinflusst deine Gefühle. Außerdem verändert es dein physisches Erleben, was wiederum die Botschaften ändert, die in deinen Synapsen feuern – eine positive Rückkopplung!

Indem du entspannt atmest, signalisierst du deinem Nervensystem, in den Ruhemodus zu wechseln. Die Nebenniere hört auf, Stresshormone auszuschütten, der Puls verlangsamt sich, der Blutdruck sinkt und das parasympathische Nervensystem übernimmt.[1] Dadurch endet die körperliche Stressreaktion, negative Gedanken und Gefühle lösen sich auf. Du sparst Energie und fängst sogar an, Energie zurückzugewinnen.

Das ist keine hübsche Theorie, sondern ein reales und bedeutsames Phänomen. Forschungen zu den Effekten yogischer Atemtechniken, wie sie in den Veden beschrieben werden, haben gezeigt, wie schnell und effektiv sie den Stresskreislauf durchbrechen, indem sie das Nervensystem wieder ins Gleichgewicht bringen. Wissenschaftler, die das Sudarshan Kriya untersuchten – jene yogischen Atemtechniken, die ich die letzten dreißig Jahre gelehrt habe –, fanden heraus, dass diese Übungen den Stresshormon-Pegel senken, die Schlafqualität steigern, das Immunsystem stärken, und die Symptome von Angst, Depressionen, posttraumatischen Belastungsstörungen und Süchten lindern oder ganz verschwinden lassen.[2] Der Atem agiert als *Adaptogen*, wie Kräuterkundler sagen. Er hilft dem Körper, sich besser an Stress anzupassen, sodass die körperlichen und geistigen Prozesse im gesamten System in einen Zustand der Harmonie und Selbstregulierung zurückkehren.

Die Macht von Prana

Alles läuft also wieder auf unsere angeborene Energie hinaus. Wir verlieren unglaublich Energie, wenn unser Atem nicht frei fließt. Der Tank ist fast leer, der Geist versinkt in Negativität, unsere Gefühle und Handlungen spiegeln diesen schwunglosen Zustand wider – und entsprechend ziehen wir in unserem Leben das Negative nur so an. Sobald wir aber zu unserem natürlichen Atemrhythmus zurückkehren, lädt das ganze System wieder auf. Das Energiereservoir füllt sich, unsere Gedanken und Gefühle sind positiv, wir handeln aus einem Zustand ruhiger Klarsicht heraus, auf Herausforderungen reagieren wir resilient, und wir leisten im Leben Erstaunliches.

Es wäre närrisch, es dem Zufall zu überlassen, wie wir uns fühlen. Wenn es uns gerade gut geht, haben wir positive Energie, wenn es nicht so läuft, haben wir negative Energie. Wer sein Energieniveau von äußeren Umständen abhängig macht, verliert die Kontrolle über sein Leben. Ganz einfach. Seit Tausenden Jahren ist bekannt, wie man den Zustand des eigenen Geistes schnell selbst ändern kann und damit unmittelbar auch die Lebensqualität.

Die Veden bringen es kurz und knapp auf den Punkt: »Ohne Lebensenergie bist du nicht lebendig.« Für die Rishis war das offensichtlich. Aber wir modernen Menschen übersehen oft den wichtigen Punkt, wie wir überhaupt funktionieren. Wir geben uns keine Mühe, durch bewusstes Atmen Lebensenergie nachzutanken, und vergeuden dadurch die wertvollste Ressource, die uns zur Verfügung steht. Egal, wo wir sind und was wir tun:

Der Atem begleitet uns immer. Er ist unser persönliches Ladekabel, das praktischerweise rund um die Uhr, sieben Tage die Woche verfügbar ist.

Beim Atmen geht es nicht allein um Kohlendioxid und Sauerstoff. Sonst könntest du dir eine Atemmaske vors Gesicht hängen und wärst den ganzen Tag ein Kraftpaket.

Wir vergessen, dass der Atem buchstäblich unser System belebt. Das Einatmen bringt uns die feinstoffliche Energie der Luft: Prana. Zwischen dem ersten und dem letzten Atemzug unseres Lebens holen wir Millionen Male Luft. Und bei jedem Atemzug wiederholt sich ein verblüffendes Phänomen: Die eingeatmete Luft bringt Lebenskraft, die sich im ganzen System verteilt, und mit der ausgeatmeten Luft stößt der Körper aus, was er nicht länger braucht. Geist und Körper werden dadurch entgiftet. Denk nur daran, wie sehr ein tiefer Seufzer, der viel abgestandene Luft aus dem Körper drückt, dich erleichtern kann. Bei Stress kann ein langes Ausatmen dir helfen, dich zu beruhigen, indem es Spannung abbaut, die dich erfüllt. Beim Ausatmen wird mehr freigesetzt als nur Luft: Du atmest aus, damit der Geist mehr Raum bekommt, etwas aufzunehmen.

Beim Atmen geht es nicht allein um Kohlendioxid und Sauerstoff. Sonst könntest du dir eine Atemmaske vors Gesicht hängen und wärst den ganzen Tag ein Kraftpaket. So einfach ist es nicht. Hier spielt sich etwas viel Tiefergehendes, Essenzielleres ab. Der Atem hat die Fähigkeit, derart viel Shakti, Lebensenergie, ins System zu pumpen, dass man es sich kaum vorstellen kann, bis man es am eigenen Leib erfahren hat. Du musst gar nicht lange aufladen, und dein Akku ist so voll, dass er den ganzen Tag durchhält. Eine kurze Atemübung, und dein ganzes System wird neu hochgefahren. Dann, mit vollem Tank, bist du ungleich dynamischer und lebendiger. Du agierst auf einem anderen Niveau. Seit Tausenden Jahren nutzen Weise, Schamanen, Mönche und Yogis diese Kraft, setzen den Atem bewusst ein, um das Geschnatter des denkenden Geistes herunterzuregeln und die eigene Bewusstheit bis hin zur Erleuchtung zu steigern.

Eine Geschichte der Upanischaden, eines vedischen Schlüsseltextes, handelt davon, wie die geistigen Fähigkeiten und die fünf Sinne streiten, wer wohl wichtiger sei. Geist, Atem, Sprache, Gehör, Geruchssinn, Tastsinn und Sehkraft versuchen sämtlich, ihre Überlegenheit im menschlichen System zu beweisen. Also beschließen sie, den Körper einzeln zu verlassen, um zu sehen, was am meisten vermisst wird. Als Erstes geht das Gehör, aber der Körper läuft weiter; zwar gehörlos, aber alles andere funktioniert noch. Dann verabschiedet sich das Sehvermögen, der Körper ist blind, läuft aber weiter. Der Tastsinn geht, und der Körper bleibt lebendig und funktionstüchtig. Selbst nachdem der Geist sich verabschiedet (und alle fünf Sinne mit sich genommen) hat, lebt der Körper bewusstlos weiter. Doch als der Atem stoppt, stirbt der Körper. Geist und Sinne verlieren ihre Energie. Also wird der Atem zum Sieger erklärt, zur wichtigsten Instanz. Ohne den Lebenshauch Prana, der durch den Atem hereinkommt, kann das System schlicht nicht funktionieren.

In einer anderen Geschichte der Upanischaden wird der Atem mit einer Bienenkönigin verglichen. Die Königin ist die Mutter fast aller Bienen im Stock. Nur sie ist fruchtbar. Folglich liegt es allein an ihr, ob das Volk gedeiht oder nicht. Als die Königin in der Geschichte davonfliegt, fliegen ihr die anderen Bienen – all unsere körperlichen und geistigen Fähigkeiten – hinterher. Als sie sich niederlässt, »lassen sich alle um sie nieder«.

Die Moral der beiden Geschichten: Der Schlüssel zur Kontrolle all unserer Fähigkeiten liegt in der Kontrolle des Atems. Der Yogameister Iyengar sagt, wer seinen Atem nicht nutzt und weiterentwickelt, verhält sich wie jemand, der ein Vermögen in einem Schließfach liegen hat, aber das Passwort nicht mehr weiß. Wie jemand, der unbewusst auf einer Goldmine sitzt und um Groschen bettelt. Du jagst winzigen Energiekicks in Form von Espressos, Weizengrassäften und SoulCycle-Sitzungen nach, nur um noch ein wenig durchzuhalten; dabei könntest du jederzeit durch die Nabelschnur des Atems auf die gewaltige Energie des Universums zugreifen.

Vielleicht denkst du dir jetzt, dass all das nicht auf dich zutrifft, dass du prima atmest, vielen Dank. Glaubst du, du müsstest nicht an deiner Atmung arbeiten? Dann bist du schief gewickelt! Tatsächlich nutzen die meisten Menschen nur dreißig Prozent ihrer Lungenkapazität. Was bedeutet, dass ihre Akkus auch nur zu dreißig Prozent gefüllt sind! Wahrscheinlich nutzt auch du nur dreißig Prozent deiner Kapazität, Energie aufzunehmen und Giftstoffe loszuwerden. Die meisten von uns atmen nicht voll ein, atmen nicht voll aus und halten ihren Atem gelegentlich an, womit sie sich von der Energiequelle trennen. Es ist nicht schwer, das Atmen wieder zu lernen, aber es erfordert von deiner Seite ein wenig Zeit und Bereitschaft. Sei jedoch versichert: Was immer du an Zeit und Energie hineinsteckst, bekommst du bald zurück.

Schon die kleinste Veränderung deines Atems kann auch den Zustand deines Geistes und deine Lebensqualität verändern. Ich verlange gar nicht, dass du mir glaubst, bevor du es nicht am eigenen Leib gespürt hast. Du kannst dir kaum vorstellen, wie groß der Unterschied sein kann, solange du ihn nicht selbst erlebt hast. Klar, du denkst, dass Atmen etwas ist, was du sowieso dauernd machst. Es ist für dich so selbstverständlich wie Zwinkern, Essen oder der Gang zur Toilette. In den letzten dreißig Jahren habe ich gelernt, dass es nicht immer leicht ist, die Leute an Bord zu holen. Manchmal, wenn ich vor einer neuen Gruppe von Angestellten stehe, fühle ich mich wie jemand, der Eskimos Schnee verkaufen soll. »Schaut, das ist euer Atem, nutzt ihn!« Alle glotzen mich an, als wäre ich verrückt. Oder sie nicken apathisch, mit glasigen Augen. Oder sie wenden ein: »Was reden Sie da? Ich atme schon. Das muss ich nicht mehr lernen.« Wenn du also ein wenig skeptisch sein solltest, ist das okay. Hör dir bitte nur unvoreingenommen an, was jetzt kommt. Bald lernst du, eine Energie-Supermacht zu entwickeln, die dich in allem, was du im Leben tust, unterstützt und stärkt.

Der Zusammenhang zwischen Atem und Emotion

Man muss kein Genie sein, um die Verbindung zwischen Atem und Geist zu erkennen. Jeder könnte sie sehen, wenn er sich nur die Zeit nähme hinzuschauen. Bestimmte Gefühle wurden schon immer mit bestimmten Atemmustern in Zusammenhang gebracht. Wir raten anderen, »mal tief durchatmen«, wenn sie sich beruhigen sollen. Denn wir wissen, dass tiefe, regelmäßige Atemzüge mit Gelassenheit und Seelenfrieden zusammenhängen. Entsprechend gibt es auch für jede andere Gemütsverfassung einen spezifischen Atemrhythmus. Der Atem beeinflusst die Gefühle; umgekehrt gilt aber auch, dass die Gefühle den Atem verändern.

Damals im alten Indien erkannten die Rishis auch ohne fMRT (funktionelle Magnetresonanztomografie) und EKG schon, dass der Atem untrennbar mit der Qualität unserer Gedanken und Gefühle verquickt ist. Systematisch beobachteten sie verschiedene Atemmuster und welche Gefühle, geistigen Zustände, Energieniveaus und körperlichen Empfindungen damit einhergingen. Heute machen Neurowissenschaftler auf ihre Art ganz ähnliche Experimente. So zeigen sie etwa Probanden bestimmte Bilder, um bestimmte Gefühle hervorzurufen, und beobachten dabei ihre Atemmuster. Wie sich zeigte, atmen Menschen, die Bilder von Waffen oder Gewalt sahen, instinktiv schneller und flacher. Bilder von Schmetterlingen oder lachenden Babys hingegen sorgten für tiefere, längere Atemzüge.

Nehmen wir mal unseren Atem im Zustand der Wut. Sobald Zorn hochkocht, atmen wir nach einem unverkennbaren Muster: schnell, kurz, abgehackt. Die Temperatur des Atems steigt, das Volumen ein- und ausgeatmeter Luft sinkt. Da unser Atem eng mit unserer körperlichen Maschinerie zusammenhängt, erleben wir auch ganz spezifische körperliche Reaktionen: Wir spannen bestimmte Muskeln und Regionen an, unser Herz rast, Körpertemperatur und Blutdruck steigen. Die Kopfmuskeln ziehen sich zusammen; diese Kontraktion zieht sich bis in den Hals und lässt die Nerven dort pulsieren.

Wut stimuliert auch bestimmte Teile des Gehirns, die sich stark von den Gehirnregionen unterscheiden, die bei Traurigkeit, Entspannung oder Freude aktiv sind. Das wirkt sich auf die Art elektromagnetischer Impulse aus, die zwischen den Neuronen übertragen werden. Stimmung und Gedanken schlagen ins Negative um, die Wahrnehmung verengt sich, wir werden »blind vor Wut«. Das schlägt sich sogar auf unsere DNS nieder, wo Wutzustände im Lauf der Zeit die Telomere verkürzen, jene Kappen an den Enden unserer Chromosomen, von denen Gesundheit und Lebensdauer abhängen. In Zeiten großer Anspannung – die fast immer mit negativen Gefühlen wie Trauer, Angst und Frust einhergeht – denken wir Dinge wie: *Der letzte Monat war so stressig: Ich habe das Gefühl, um fünf Jahre gealtert zu sein.* Irgendwie scheinen wir zu spüren, was sich in unserem Körper abspielt.

Umgekehrt stellen sich ganz von selbst Friede, Ruhe und Freude ein, sobald wir im Rhythmus der Entspannung atmen. Der Geist kehrt zum gegenwärtigen Augenblick zurück. Je länger und tiefer wir atmen, desto mehr Energie steht uns zur Verfügung und desto achtsamer und bewusster sind wir. Das geht ganz automatisch. Es ist unser *natürlicher* Atemrhythmus. Als Kinder atmeten wir noch so; als Erwachsene tun wir das meistens nicht mehr. Unser Atem stockt, bleibt stecken wie unser Geist. Er verengt sich und verkrampft.

Achte bitte mal kurz auf deinen eigenen Atem. Atme tief ein und schau, ob der Bauch rein oder raus geht. Bei vielen Menschen geht der Bauch rein, während Schultern und Brust sich heben – genau das Gegenteil dessen, was beim natürlichen Atmen passiert. Schau dir nur Babys an: Wenn sie einatmen, *wölbt* sich ihr Bauch *vor*. Kinder haben auch deswegen so viel Energie, weil sie ganz natürlich Zwerchfellatmung betreiben. Beim Einatmen saugen sie Unmengen von Energie auf, und beim Ausatmen lassen sie alles raus, was feststeckte. Doch dann werden wir älter, die Anspannung in Geist und Körper steigt, und wir beginnen, falsch zu atmen. Stress und Anspannung sammeln sich in unserem Bauch, jener Region, die von den Japanern Hara genannt und traditionell als das Kraftzentrum des Körpers betrachtet wird. Kehren wir unsere schlechten Atemgewohnheiten wieder um, schlägt auch die Stimmung im Geist um, von dumpf und erschöpft zu weit und fröhlich.

Der Atem lügt nie

Mein Atem war furchtbar, bevor ich lernte, ihn zu nutzen. Als ich in Sri Sris Vortrag ging – als superskeptische Karriereanwältin –, fand ich es lächerlich, das Atmen lernen zu sollen. Dabei atmete ich kaum je länger als zwei Sekunden lang ein.

Der Atem verrät mir so viele Geheimnisse. Du würdest dich wundern, wie viel mir dein Atem über dich erzählt. Wer weiß, worauf er achten muss, kann praktisch eine komplette Psychoanalyse durchführen. In meinen Kursen zeigt mir der Atem, welche Teilnehmer sich eher um die Zukunft sorgen und wer einen Groll in Richtung Vergangenheit hegt. Ich sehe den aktuellen emotionalen Zustand der Teilnehmer, ich erfahre, wer sich leicht öffnet und wer sich eher bedeckt hält. Der Atem verrät, was in Körper und Geist wirklich abläuft, und er lügt nie.

Unregelmäßiger Atem zeugt von geistiger Unruhe und geistigem Unwohlsein. Sobald du auf den Atem anderer Menschen achtest, wird dir auffallen, dass kaum jemand vollständig einatmet. Die meisten atmen nur kurz ein und noch kürzer aus. Ich war da keine Ausnahme. Mein Atem war furchtbar, bevor ich lernte, ihn zu nutzen. Als ich in Sri Sris Vortrag ging – als superskeptische Karriereanwältin –, fand ich es lächerlich, das Atmen lernen zu sollen. Dabei atmete ich kaum je länger als zwei Sekunden lang ein. Als die Lehrer uns die allererste Atemtechnik beibrachten – lange einatmen, dann den Atem halten und schließlich bis sechs ausatmen – klang ich, als würde ich erwürgt. Kehle und Bauch waren so verspannt, dass sie mir den Atem nahmen. Ich konnte nichts dagegen tun. Ich arbeitete den ganzen Arbeitstag lang so, und abends ging es so weiter, wenn ich mir daheim meinen riesigen Aktenstapel vornahm, den ich noch durchsehen musste.

Ich klammerte mich an meinen Atem, um die Kontrolle zu behalten und den Stress zu verdrängen, den ich spürte. Ein wenig tiefer atmete ich nur beim Sport und beim Spazierengehen am Strand. Das brachte mir eine gewisse Erleichterung, reichte aber nicht, den tief im Geist sitzenden Stress aufzulösen. All die Dinge, die ich unter den Teppich gekehrt hatte, um funktionieren zu können, blieben mir unzugänglich: unverarbeitete Kindheitstraumata; die Angst, vor Publikum zu sprechen; die Sorge, was andere Menschen wohl von mir dächten; das Bedürfnis, mich zu beweisen. Doch nach dem Schweige-Retreat hatte sich der Zustand meines Geistes total verändert. Die Quellen meiner Anspannung tief an der Basis des Eisbergs begannen zu versiegen.

Während des Seminars war mir auch aufgegangen, dass ich stoßweise ausatmete. Die meisten Menschen atmen sozusagen flatternd ein. Der Atem fließt weder beim Einatmen noch beim Ausatmen ruhig, sondern springt immer wieder. Dieses Springen oder Flattern weist darauf hin, dass im Geist etwas vorgeht, das der Betreffende zu kontrollieren sucht. Und zwar im limbischen System, in den Gedanken und Gefühlen, die hinter dem pragmatischen, beherrschten Frontalkortex entstehen; mit seinem gezwungenen: *Alles ist cool. Mir geht es gut. Alles läuft prima. Ich habe alles unter Kontrolle.*

Der zweite ganz typische Fehler, den wir machen, besteht darin, den Atem anzuhalten. Wir machen zwischen Atemzügen eine Pause, saugen die Luft dann hastig ein und stoßen sie ebenso rasch wieder aus, als wollten wir »Ha!« sagen. Auch das verrät mir viel über den geistigen und emotionalen Zustand eines Menschen. Letztes Jahr begann eine talentierte Schriftstellerin einen Kurs bei mir. Sie lebte in New York und hatte gerade ihr erstes Buch veröffentlicht. Die Kritiker hatten sich vor Lob überschlagen. Bei unserer Begegnung merkte ich sofort, dass ich einer äußerst kreativen Person gegenüberstand, voller Ideen und Feuer. Für mich geht Kreativität unbedingt damit einher, dass man locker, entspannt, gelassen, aufgeblüht und *frei* ist. Aber in ihrem Atem entdeckte ich etwas ganz anderes. Als wir uns das erste Mal zusammensetzten, um Atemtechniken zu üben, spürte ich, wie viel sie zurückhielt, wie sehr sie sich und ihren Ausdruck im Zaum hielt. Sie atmete nicht wirklich! Sie war zu uns gekommen, weil sie seit Jahren unter schrecklicher Kurzatmigkeit litt. Ihr Atem war so flach, dass man ihn kaum wahrnahm; dann sog sie plötzlich hastig Luft ein und stieß sie ebenso heftig wieder aus.

Auch beim Ausatmen gab es immer wieder Sprünge; die junge Frau hatte offenkundig Schwierigkeiten, die Luft ganz aus ihrem System zu lassen. Noch bevor sie das erste Wort gesagt hatte, wusste ich schon, dass sie im Geist das Gleiche machte: Sie unterdrückte Gefühle, hielt Dinge zurück, die sie gern gesagt hätte, zweifelte an sich und ihren Fähigkeiten. Als ich ihr das auf den Kopf zusagte, gestand sie mir, dass sie unter einer schlimmen Schreibblockade litt. Wie sich herausstellte, lag es daran, dass ihr Geist so in der Zukunft feststeckte. Ihre Versagensangst hinderte sie daran, einfach sie selbst zu sein. Sie traute sich kaum noch zu atmen, weil sie fürchtete, die in sie gesetzten Erwartungen zu enttäuschen. Sie hielt ihren Ruhm irgendwo für unverdient – und unterdrückte, was sie gern gesagt hätte.

Aber nun begann sie über den Atem, sich von all den Ängsten und Selbstzweifeln zu befreien, in denen sie feststeckte, und von dem tief verborgenen Zorn auf sich selbst, der darunter lag. Einige Monate später, in denen sie regelmäßig ihre Atemübungen gemacht hatte, rief sie mich an, um zu sagen, dass sie wieder schreibe. Sie sprudelte nur so vor Ideen und genoss zum ersten Mal seit Jahren den kreativen Prozess. Ihr zuvor in Zukunftsängsten verhafteter Geist hatte sich befreit, und sie freute sich auf die Aussicht, ihr Potenzial auszuloten. Selbst wenn es zwischendrin hakte, störte sie das nicht mehr, weil sie neues Vertrauen in sich selbst gefasst hatte.

Das zeigt, dass wir den Atem anhalten, um Gedanken und Gefühle unter der Decke zu halten. Die negative

Vergangenheit übernimmt den Laden, und irgendwo im Geist steckt etwas fest. Und zwar im Gedächtnisspeicher, was sich wiederum auf den Atem niederschlägt. Wir halten das Einatmen zurück, um Gedanken oder Gefühle, die sich festgesetzt haben, nicht rauszulassen. Wir halten den Atem zurück, aus Stress und Angst, finstere Erinnerungen und Gefühle zu entfesseln, die unter der Oberfläche des kontrollierten Geistes lauern.

Vor einigen Jahren bekam ich den Anruf, dass mein Vater gestorben sei. Ich eilte zum Flughafen und kaufte direkt am Schalter mein Ticket. Während ich auf meinen Flug wartete, bemerkte ich, dass ich den Atem anhielt. Ich wollte meine Gefühle nicht in aller Öffentlichkeit rauslassen, und so hielt mein Atem sie instinktiv im Zaum.

Wir halten zurück, halten zurück, halten zurück – bis wir nach Luft schnappen müssen. Dieses Nach-Luft-Schnappen verweist auf starke Gefühle, die du vor anderen verbergen oder, was noch häufiger der Fall ist, selbst nicht wahrhaben und anerkennen möchtest. Du kehrst sie unter den Teppich, indem du deinen Atem unterdrückst. Was alles in allem eine künstliche Methode ist, sich von sich selbst zu distanzieren und abzukoppeln. Je mehr wir uns von unserem inneren Erleben abkoppeln, es verdrängen, desto heftiger schnappen wir nach Luft und seufzen sie dann aus. Stoßweiser Atem zeigt an, dass wir unser mentales und emotionales Erleben nicht zulassen und akzeptieren.

Das muss man nicht werten oder sich deswegen schlecht fühlen; dieses Verhalten ist ganz natürlich. Natürlich wollen wir uns nicht gehen lassen – niemand möchte das! Lieber »reißen wir uns zusammen«, als in die tieferen

Ebenen dessen einzutauchen, was wir erleben. Anstatt unsere Energie dafür zu nutzen, klar Schiff zu machen – was uns *mehr* Energie verleihen würde –, vergeuden wir sie, indem wir alles unter dem Deckel zu halten versuchen. Angenommen, vor dir stände ein Eimer Schmutzwasser. Es würde dich nur wenig Mühe kosten, ihn zu nehmen und auszuschütten. Viel mehr Energie erfordert es aber, den Eimer mit einem Deckel zu verschließen und ihn ständig mit sich herumzutragen. Das kostet unablässig Energie und man wird die Last nicht los.

Irgendwann musst du den Eimer anheben und ausgießen!

Damit meine ich nicht, dass du den ganzen Tag herumlaufen und versuchen sollst, deine tiefsten, dunkelsten Gefühle zu ergründen. Aufblühen geht anders. Nein, ich schlage vor, fünf bis zehn Minuten lang Atemübungen zu machen, im Sitzen, Stehen oder Gehen, um dich mit den Dingen vertraut zu machen, die tief in dir vorgehen, und sie dann auszuschütten. Dann kämpfst du in der Welt da draußen nicht mehr gegen dich selbst und verschwendest deine Energie nicht mehr darauf, deine Gefühle zu unterdrücken. Du wirst wieder eher so, wie du als Kind warst. Wenn dich damals etwas aufregte, machtest du deinem Ärger einfach Luft – und damit war die Sache erledigt. Uns Erwachsenen verleiht der Atem die Freiheit, tief in unser inneres Erleben einzutauchen und uns hindurchzubewegen, ohne stecken zu bleiben *und* ohne unsere Gefühle rauslassen zu müssen.

Die Speicherbank aufräumen

Das Tolle am Atem ist, dass er *immer* im gegenwärtigen Augenblick stattfindet. Er schweift nie ab. Anders als der Geist bleibt er nie stecken. Erkennst du die verblüffende Erkenntnis, die sich daraus ziehen lässt? Wir können den Atem einsetzen, um den Geist aus seiner Verstrickung zu befreien, ihn aus Vergangenheit oder Zukunft zu holen und ihn wieder in der Gegenwart zu verankern.

Stell dir deinen Atem als Drachenschnur vor. Der Drache, der im Wind treibt, ist dein Geist; und was ihn per Schnur festhält, ist dein Körper. Alle drei Teile – Geist, Körper und Atem – hängen zusammen und voneinander ab. Zusammen bilden sie eine Einheit. Der Atem bildet die Verbindung zwischen Geist und Körper, die Brücke zwischen unseren inneren und äußeren Welten.

Wie stabilisierst du nun den Drachen, wenn eine steife Brise weht und er wild zwischen Vergangenheit und Zukunft hin und her flattert? Ganz einfach mit der Schnur. Es nutzt ja nichts, einem herumtanzenden Drachen zuzurufen: »Komm zurück!« Du gibst Schnur aus oder holst sie ein oder ziehst in eine Richtung, bis der Drache wieder perfekt im Wind steht.

Jeder, der je einen Drachen steigen ließ, kennt das Gefühl, wenn der Drache genau ausbalanciert ist und die Leine sich anfühlt wie eine solide Stange. Sie ist nicht mehr locker-flockig, sondern fest, und der Drache steht unverrückbar am Himmel. Er rührt sich nicht. Sogar wenn du losließest, bliebe er an seiner Stelle. Genau so ist ein im Augenblick präsenter Geist: solide, mächtig, standhaft, verankert im Fluss des Lebens. Wir müssen nur in einer Weise an der Schnur ziehen, auf die wir den

Drachen unseres Geistes zurücksteuern in den stetigen Fluss der Gegenwart. Ist er erst einmal dort, arbeitet der Geist von einem Ort ruhiger Konzentration aus, was sich wiederum auf den Atem niederschlägt. Solange der Geist sich im Flow befindet, ist unser Atem so stark wie die Stahlstangen-Schnur eines Drachens.

Und: Der Atem streicht ja nicht nur über die Oberfläche unseres Geistes, er erreicht auch seine verborgensten Winkel. Er streicht durch den gesamten Eisberg und in die Tiefen der Speicherbank, wo er alte Giftstoffe auf- und mitnehmen kann – jene alten Gedanken und Gefühle, an die wir uns nicht länger klammern müssen. Das System braucht eine Lebenskraft, die hineinströmt und Blockaden löst. Der Atem ist wie der entweichende Dampf, wenn man den Deckel eines Kochtopfs anhebt. Bei deinen ersten Atemübungen fällt dir vielleicht auf, dass eine Menge Gedanken und Gefühle an die Oberfläche steigen. Halte das aus! Es ist ein Zeichen geistiger Entgiftung. Lass die Gedanken hochkommen und herumwirbeln, kämpfe nicht gegen sie an. Lass es einfach geschehen, dass dein Geist rast oder deine Stimmung stärker schwankt als bei einer schwangeren Frau. Wenn wir mit dem Atem arbeiten, beginnen wir, die Speicherbank auszumisten und dort gelagerte unnütze Gefühle zu entsorgen.

Unterschätze nicht, wie mächtig und transformativ dieser Prozess sein kann. Insbesondere Kriegsveteranen mit Posttraumatischen Belastungsstörungen (PTBS), bei denen alle anderen Therapieversuche scheiterten, profitieren oft enorm. Die Atemtechnik erlaubt ihnen, sich ihren tief sitzenden traumatischen Erinnerungen zu stellen und sie letztlich loszuwerden. Tom, ein dreiunddreißigjähriger Heimkehrer aus dem Irak, hatte alles versucht und wusste nicht mehr weiter. In seiner Verzweiflung versuchte er es mit Atemtechnik als letztem Strohhalm. Nichts, was man von behördlicher Seite versucht hatte (haufenweise verschiedene Tabletten, mehrere traditionelle Psychotherapien), half gegen seine chronischen Ängste, seine Verletztheit, gegen Stresszustände und Schlaflosigkeit. Nachdem einige seiner Ex-Kameraden Selbstmord begangen hatten, beschloss Tom, quer durch das Land zu wandern, um aus dem Kopf herauszukommen. Nach viertausenddreihundert Kilometern wusste er, was er brauchte: Er musste nur still dasitzen, allein mit sich selbst.

Innerhalb von drei Tagen lernte er die Atemtechniken. Er atmete tiefer, als er es seit Jahren getan hatte, und erklärte, er habe zum ersten Mal wieder *richtig* ausgeatmet, seit er im Kampfeinsatz war. Er begann, alte Erinnerungen auszumisten, selbst die hartnäckigsten. Er erinnerte sich weiterhin an seine Erlebnisse, aber sie raubten ihm nicht mehr alle Energie und Lebensfreude. Er musste nicht mehr krampfhaft versuchen, die Erinnerungen zu deckeln. Erstmals seit Jahren spürte er Präsenz und Freude in sich. Er erinnert sich, einmal aus einer Sitzung gekommen zu sein, zum grauen Himmel aufgesehen und gedacht zu haben: *So etwas Schönes habe ich noch selten gesehen!* Indem er das Atmen wieder erlernte, konnte er den Reset-Knopf für sein System drücken. Das zeigt doch, dass die negative Vergangenheit aus der Gegenwart entfernt und dorthin zurückbefördert werden kann, wo sie hingehört: in die Vergangenheit. Sobald das passiert, kann das Nervensystem aufhören, alles durch die Linse des erlebten Traumas wahrzunehmen. Der Geist befreit sich aus seiner Verstrickung.

Der positive Effekt von Atemtechniken wird sowohl durch die Erfahrungen Hunderttausender Menschen in aller Welt als auch durch wissenschaftliche Erkenntnisse belegt: In einer Pilotstudie untersuchte ein Forscherteam der University of Wisconsin-Madison die Effekte von Sudarshan Kriya, der stressmindernden yogischen Atemtechnik, anhand einer Gruppe von Irak- und Afghanistanveteranen mit PTBS.[3] (Angeboten wurden die Atemkurse von Art of Living im Rahmen der Initiative Welcome Home Troops.) Die in der Zeitschrift *Journal of Traumatic Stress* veröffentlichte Studie zeigte, dass die Veteranen schon nach einer Woche Atemübungen ein niedrigeres Angstniveau hatten, langsamer atmeten (also tiefer und lang gezogen) und allgemein weniger PTBS-Symptome aufwiesen. Die negativen Erinnerungen an die Vergangenheit verloren ihre Macht über Gegenwart und Zukunft. Dr. Emma Seppälä, eine Psychologin von der Stanford University, die die Studie initiierte, erklärte: »Wir wissen, dass das Gedächtnis sehr formbar ist. Meiner Ansicht nach passiert hier eine Assoziation von Trauma und Gedächtnisveränderung – die Veteranen erinnern sich an das Geschehene, aber es ist nicht mehr präsent und jetzt.«[4] Einfach ausgedrückt: Die emotionale Belastung durch die Erinnerung löst sich aus dem Geist, wodurch der Mensch wieder präsent und gelassen wird.

Die Atmung verbessern

Wir lernen das Atmen in zwei Schritten neu: Erstens müssen wir den Atem entdecken, wie er ist, und zweitens lernen, ein wenig mit ihm zu spielen. Beides lässt sich im Gehen machen, im Bett oder daheim auf der gemütlichen Couch. Deine Atmung wird sich nicht nur während der Übungen verändern, sondern dauerhaft, für den Rest deines Lebens. In stressigen Augenblicken wirst du dir plötzlich, mühelos und ganz gelassen, deiner Gedanken und Gefühle, deines Atems und deines Körpers bewusst. Mit dem Werkzeug des Atems ausgestattet, kannst du ganz natürlich Stress und Gefühle regulieren, noch während sie entstehen. Sobald du merkst, dass du den Atem anhältst, lässt du los, und der Atem wird wieder ruhig und stetig. Durch das bewusste Atmen entsteht, quasi als Nebenprodukt, ein natürlicher Zustand erhöhten Gewahrseins. Das ist wahre Achtsamkeit.

Wie schon gesagt, versteht man die Macht des Atems erst, wenn man sie selbst erlebt hat. Bist du bereit? Dann versuche es doch mal mit den folgenden Atemübungen. Probiere die Übungen ein, zwei Wochen aus und schau, was sie mit deinem Energieniveau und deiner Einstellung machen.

ATEMÜBUNGEN

- **Abendlicher Atemzyklus**: Die Qualität deines Nachtschlafs hängt davon ab, wie du einschläfst. Probiere es mal mit dieser einfachen Atemtechnik, um mühelos herunterzukommen: Lege dich auf den Rücken und lege die Handflächen auf den Bauch. Fang an, normal ein- und auszuatmen und den Atem nach dem Einatmen einen Augenblick anzuhalten. Achte auf das sanfte Auf und Ab der Handflächen, spüre, wie der Nabel sich hebt und senkt. Deine Handflächen werden schwer, das Bewusstsein richtet sich tiefer nach innen, du wirst schläfrig. Atme bis zu zehn Mal gleichmäßig, rhythmisch ein und aus und erlaube dem Atem, natürlich nachzulassen, während du in Schlaf sinkst. Lass dich vom Schlaf einhüllen, sobald du dich schläfrig fühlst. Mach diese Übung auch, wenn du nachts aufwachst. Sie wird dir helfen, wieder einzuschlafen.

- **Morgendlicher Atemzyklus**: Nimm dir gleich nach dem Aufwachen ein paar Minuten für Atemübungen, anstatt dich sofort zur Seite zu drehen und auf dein Handy zu schauen. Lege direkt nach dem Erwachen die Handflächen auf den Bauch und mache zehn volle, tiefe Atemzüge. Diese schnelle Übung kann dir dabei helfen, einen unterbrochenen Schlafzyklus zu beenden und den Tag erfrischter und energiegeladener zu beginnen. Im Schlaf verarbeitet der Geist alte Belastungen und Spannungen. Wenn du mitten in einem Schlafzyklus aufwachst, bleiben diese Dateien vielleicht geöffnet, und du fühlst dich unbehaglich, irgendwie daneben oder unruhig. Zehn tiefe Atemzüge direkt nach dem Aufwachen sorgen dafür, dass der Stressbewältigungszyklus abgeschlossen wird und die offenen Dateien geschlossen werden.

- **Power-Atmung**: Diese energetisierende Atemübung leert den Geist in Sekundenschnelle und verpasst dem Körper einen Energieschub. Dabei dauert sie keine zwei

Minuten. Du atmest ganz natürlich ein und dann kurz und kräftig durch die Nase aus. In der Anfangsposition sitzt du, die Ellbogen sind etwa auf Hüfthöhe gebeugt, die Hände auf Schulterhöhe zu losen Fäusten geballt. Während du durch die Nase einatmest, hebst du die Arme über den Kopf und öffnest sie weit. Während du in einem kräftigen Stoß ausatmest, schwingst du die Arme wieder nach unten, die Ellbogen gehen zur Hüfte, die Fäuste ballen sich zur losen Faust. Wiederhole das in drei Staffeln von je fünfzehn bis zwanzig Atemzügen, um deinem System einen absolut koffeinfreien Kick zu verpassen. Wir nennen das Yogi-Kaffee.

- **Bewusstseinswandel-Atmung:** Der Nutzen voller Atemzüge ist allgemein bekannt, doch die wenigsten Menschen wissen, was es bringt, die Lunge über ihre Kapazität hinaus zu füllen. Das mächtige Instrument der »erweiterten Einatmung« hilft, wenn du deine Einstellung ändern und stecken gebliebene Gedanken lösen willst. Und so funktioniert sie: Atme tief durch die Nase ein. Wenn du das maximale Volumen eingeatmet hast, halte kurz inne und nimm dann noch ein paar Extra-Schlückchen Luft auf. Halte den Atem einen Augenblick lang an und atme dann vollständig durch die Nase aus. Schon zwei, drei Wiederholungen können den Geist freimachen und dem System einen Energieschub geben.

- **Aktive-Akzeptanz-Atmung**: Wie wir in Teil IV noch ausführlicher betrachten, verbraucht ein Gehirn im Abwehrmodus gewaltige Mengen Lebensenergie. Wenn du in deinem Leben mit etwas kämpfst oder eine bestimmte Situation vermeidest, schließe die Augen und achte auf entsprechende Anzeichen in Geist und Körper: Beklemmung in Brust oder Schultern, flache Atmung, Spannung im Nabelbereich, rasende Gedanken oder negative Gefühle. Was du da spürst, sind Stress-Symptome. Es ist die Kampf-oder-Flucht-Reaktion des sympathischen Nervensystems. Nimm alles wahr und atme dann lang ein, während du diese Symptome wahrnimmst. Halte den Atem einen Augenblick lang an und atme dann mit einem *Hammm* tief aus. Wiederhole das drei Mal, und dein ganzer Körper kehrt zur parasympathischen Ruhe-und-Entspannungs-Reaktion zurück. Sobald das geklappt hat, hängst du idealerweise noch die Bewusstseinswandel-Atmung dran.

Warum eigentlich »Hammm«? Dieser Ton, den wir so oft natürlich machen (denk nur an »Aha!«), bringt im Schädel etwas zum Schwingen. Auf subtile Weise werden der Hypothalamus und die Zirbeldrüse in Schwingung versetzt, wodurch jede Negativität vertrieben wird.

Noch mal: Sei dein eigener Erforscher! Mach diese Biohacks, schau, was diese Minischritte hin zu besserer Atmung mit deiner Energie und deiner Lebenseinstellung machen. Und dann entscheide, ob du weitermachen willst.

8. Kapitel

Meditation für Vielbeschäftigte

Damals in den Sechzigern, als die Achtsamkeitswelle nach Amerika schwappte, wurde sie von Lehrern vermittelt, die viele Monate in buddhistischen Klöstern des Fernen Ostens verbracht hatten. Dort hatten sie die Techniken der Mönche gelernt, isolierte Übungen zur Steigerung der Konzentration oder das Beobachten der Gedanken. Diese Techniken wurden dann von ihnen säkularisiert und nach Amerika gebracht, um Menschen dabei zu helfen, mit ihrem Geist umzugehen. Wir vergessen oft, dass die heutzutage schier allgegenwärtigen Achtsamkeitstechniken *aus Klöstern* stammen. Sie sind auf Mönche zugeschnitten, die sich auf ihrem spirituellen Pfad aus Gesellschaft und Alltag zurückziehen, um Weisheit zu erlangen und Gott näherzukommen.

Doch du und ich, wir sind keine Mönche. Wir leben nicht weit droben in den Bergen, stehen nicht um vier Uhr morgens auf, um drei Stunden zu meditieren und den restlichen Tag in Einsamkeit und stiller Kontemplation zu verbringen. Wir sind ganz normale Menschen mit einem prallvollen Alltag, wir leben vielleicht in lärmigen Städten, machen mehrere Sachen gleichzeitig, nutzen die moderne Technik und kümmern uns um Familie, Karriere und Finanzen. Klar, wir können uns diese mönchischen Techniken zwar ausleihen, um Konzentrationsfähigkeit und Achtsamkeit zu steigern, dennoch stellt sich die Frage, ob sich diese für Mönche gedachten Techniken für unseren Lebensstil und unsere Ziele wirklich am besten eignen.

Vedische Meditation ist (und war immer) für viel beschäftigte Menschen mit entsprechend emsigem Geist gedacht.

Die vedische Meditation oder »mühelose Meditation«, wie ich sie gern nenne, wurde nicht für Mönche entwickelt. Sondern für Laien oder »Tatmenschen«, wie es die Bhagavad Gita formuliert. Sie entstand vor fünftausend Jahren in Indien als Werkzeug, damit Menschen wie du und ich ihr Leben aktiver gestalten konnten, effektiver und dynamischer in Bezug auf Arbeit, Beziehungen, Familie und Gemeinschaft. Diese Techniken zielten weniger auf Erleuchtung ab (obwohl sie durchaus dabei helfen konnten, diesen Zustand zu erlangen), sondern auf eine Steigerung der Energie, Vitalität, Freude, Verbundenheit und Weisheit – also lauter Dinge, die man hier in unserer dinglichen Welt genießen kann. Das Ziel bestand nicht darin, sich von der Welt zurückzuziehen, sondern aus dem Leben das Beste herauszuholen.

Vedische Meditation ist (und war immer) für viel beschäftigte Menschen mit entsprechend emsigem Geist gedacht. Sie erfordert nicht die Gelassenheit und geistige Disziplin eines Mönchs. Man muss auch nicht stundenlang am Stück üben – über Monate und Jahre –, um irgendeinen Effekt zu sehen. Es handelt sich um Meditation für den aktiven Geist, nicht für einen Geist, der durch ein stilles Leben in Schweigen und Einsamkeit längst zur Ruhe gekommen ist. Du musst also gar nicht versuchen, deinen Geist zu beruhigen oder zum Schweigen zu bringen. Die vedische Meditation lehrt uns schlicht, den Geist das tun zu lassen, was er von Natur aus tut. Es findet kein Versuch statt, die Gedanken zu kontrollieren, sich zu konzentrieren, zu fokussieren oder den Geist in irgendeiner Weise zu beobachten. Es gibt kein *Versuchen*, Punktum. Keine Anstrengung. Wie gesagt, kostet es keinerlei Mühe, den Gedanken und Gefühlen zu gestatten, sich ganz natürlich aufzulösen. Das geschieht durch den Einsatz eines Vibrationswerkzeugs namens *Mantra*.

Der Zweck jeder Meditation besteht darin, den Geist zur Ruhe zu bringen, oder? Der schwer beschäftigte Geist soll eine Pause bekommen. Im Leben durchläuft unser System automatisch Zyklen von Aktivität und Ruhe. So sind wir gemacht: Wir folgen im Tagesablauf einem Rhythmus von Geschäftigkeit und Rast. Angesichts dessen sehen die Veden drei Ruhezyklen pro Tag vor: nachts acht Stunden Schlaf und tagsüber zwei Meditationspausen zur Erfrischung des Geistes. Der Geist braucht Ruhepausen, um danach wieder quirlig und lebendig sein zu können. Er muss ganz abschalten, um sich zu erholen. Deswegen nennen wir Meditation auch den Zustand »mühelosen Gewahrseins«. Wenn der Geist ausspannt und zur Ruhe kommt, schießt die Lebensenergie ganz von selbst hoch und versetzt dich mit größerer Klarheit und Konzentration in den gegenwärtigen Augenblick. Beachte dabei, dass in der vedischen Meditation Konzentration und Fokus sich *als Ergebnis* einstellen, nachdem wir den kontrollierten Verstand losgelassen haben. Der Prozess der Meditation selbst erfordert keinerlei geistige Anstrengung. Unter dem Strich gewinnst du mit vedischer Meditation auch Zeit, weil du hinterher deine geistigen Fähigkeiten effizienter nutzt. Außerdem schläfst du tiefer, wenn du täglich meditierst, und brauchst folglich weniger Schlaf. So bleibt mehr Zeit für das, was du wirklich erreichen willst.

Die Veden und der Buddhismus stimmen darin überein, dass sie in der Meditation den Schlüssel zur Selbst-Beherrschung sehen. Aber es gibt zwei Geheimnisse der vedischen Meditation, die sie zur Steigerung der Lebensenergie, und damit der Verbesserung des Lebens, besonders geeignet machen. Das erste Geheimnis ist der Atem (sich nicht auf den Atem zu fokussieren, sondern ihn zu *nutzen*). Das zweite ist jener Zustand, den ich *Mind Flow* nenne (mehr dazu gleich), und der eine Grundvoraussetzung für Anstrengungslosigkeit ist.

Nachdem ich Tausenden Menschen die vedische Meditation beigebracht habe, darunter vielen, die Achtsamkeit und andere Meditationsformen praktizierten, muss ich sagen, dass die von mir gelehrte Meditation ideal geeignet ist, uns zu beruhigen und gleichzeitig mehr am Leben teilnehmen zu lassen, uns aktiver zu machen. Die selbsttranszendierende Meditation des vedischen Systems gehört zu den schnellsten und einfachsten Methoden, geistige Kohärenz, Gelassenheit und Dynamik zu fördern – egal, wie emsig es in deinem Geist zugeht.

Vielleicht fragst du dich jetzt: *Kann ich nicht einfach eine App benutzen?* Ich kann das aus folgendem Grund nicht empfehlen: Die vedische Tradition betrachtet die Meditation seit Tausenden Jahren als Teil der täglichen Lebenshygiene. Sie ist dafür gedacht, der Komplexität des menschlichen Geistes gerecht zu werden; weshalb auch eine ganze Wissenschaft dahintersteckt, die auf jahrelangem Studium, auf Selbstbeobachtung und Weisheit beruht. Dieses System lässt sich nicht so nebenher durch einen Nerd verbessern, der keine Ahnung hat, was es bedeutet, tief ins Bewusstsein abzutauchen. Ich weiß, da draußen gibt es eine Million Meditations-Apps, die alles Mögliche versprechen. Vielleicht schaffen sie ja wirklich ein wenig oberflächliche Ruhe, vielleicht verändern sie ein bisschen was, aber sie revolutionieren dein Leben nicht. Per App zu meditieren, mag gewisse Vorzüge haben. Aber warum solltest du dich mit einem Tropfen begnügen, wenn da draußen ein ganzer Ozean wartet? Unter dem Strich bedeuten die Apps viel Aufwand für wenig Gewinn.

Den denkenden Geist transzendieren

Wie gesagt, ist Achtsamkeit keine Meditationstechnik, zumindest nicht für meine Begriffe. Doch was zur Hölle ist Meditation dann, wenn man nicht dasitzt und sich auf seinen Atem konzentriert? Auf Sanskrit heißt Meditation wie gesagt Dhyana, zusammengesetzt aus *dhya* (konzentrieren, fokussieren, Bewusstsein und Aufmerksamkeit auf etwas richten) und der Verneinung *na*. Es handelt sich also um einen Zustand des Nicht-Fokussierens, des »Nicht-Geistes«. Das vedische Wort meint also das genaue Gegenteil dessen, was im Westen unter Meditation verstanden wird: Wortwörtlich geht es darum, zu defokussieren.

Betrachten wir mal kurz, was die gängigsten Formen der Meditation unterscheidet. Es gibt Millionen Arten zu meditieren, aber letztlich gehören sie alle in (eine oder mehrere der) drei Kategorien: *gerichtete Aufmerksamkeit, offenes Beobachten* und *automatische Selbst-Transzendenz.* Achtsamkeitsmeditation fällt wegen der erforderlichen Konzentration und der Beobachtung geistiger Prozesse in die ersten beiden Kategorien. Die vedische Meditation gehört in die dritte Kategorie der selbsttranszendierenden Meditation, allgemein bekannt und praktiziert in Form der Transzendentalen Meditation (TM). Die Technik, die ich lehre, Sahaj Samadhi, »natürliche, mühelose Meditation«, ist ebenfalls eine selbsttranszendierende Meditation und kommt aus derselben Tradition wie die TM.

Jede Meditationsart hat ihre Vorzüge, doch nach meiner Definition sind die ersten beiden Kategorien überhaupt keine Meditationen, sondern frühe Stadien der Aufmerksamkeitsregulierung. Gehirnscans belegen, dass der Geist bei gerichteter Aufmerksamkeit und offenem Beobachten auf Hochtouren läuft. Wissenschaftliche Messungen der elektrischen Ströme, die während der Übungen im Gehirn flossen, zeigten, dass fokussierte Aufmerksamkeit (z. B. Achtsamkeitsmeditation) Gehirnwellen auslöste, die mit einem aktiven Frontalkortex verbunden sind, einem hohen Maß kognitiver Kontrolle (also aktiven Denkprozessen des Verstandes), bemühter Regulation der Aufmerksamkeit und aufgabenbezogenem Denken.[1]

Anders formuliert: Fokussierte Aufmerksamkeit fördert genau die geistige Aktivität, die wir im Alltag einschalten, wenn wir uns konzentrieren und etwas erledigen wollen. Sie *steigert* die Aktivität des Verstandes. Ein hohes Niveau kognitiver Kontrolle ist eine tolle Sache insofern, als sie »den Laden zusammenhält« – oder sollte ich sagen, »deinen Mist unter Kontrolle hält«? Mitunter ist genau das angezeigt. Aber dieses Unter-dem-Deckel-Halten stoppt den Fluss neuer Ideen und verhindert innovative Lösungen. Wenn du dir Einsicht und frische Inspiration erhoffst, solltest du vielleicht Zugang zum tieferen Teil deines Geistes suchen, aus dem deine Gedanken entspringen.

Selbsttranzendierende Meditation hat genau den entgegengesetzten Effekt der beiden anderen Arten. Sie löst im Gehirn Alphawellen aus, die mit tiefer Entspannung, Kreativität, Schlaf und sehr geringer geistiger Aktivität einhergehen.[2] Anders als reguliertere Formen der Meditation steigern selbsttranszendierende Praktiken die sogenannte *Kohärenz der Gehirnwellen,* und sorgen damit für eine einheitlichere und synchronisierte Aktivität über das gesamte Gehirn hinweg. Die Methode sorgt für ein integriertes oder einheitliches Gehirn, indem sie alle Schichten des Eisbergs von der Spitze bis hinunter in die Tiefen des Ozeans harmonisiert. Diese gesteigerte Kohärenz der Gehirnwellen und die synchronisierte Aktivität des gesamten Gehirns verbessern unmittelbar die kognitive Kontrolle, die Regulation der Aufmerksamkeit und die Konzentration auf anstehende Aufgaben – ohne die Anstrengungen und Mühen der beiden anderen Techniken (fokussierte Aufmerksamkeit und offenes Beobachten).[3]

Genau das bedeutet das Wort *Yoga*. Wörtlich übersetzt meint es wie gesagt »Integration«, »Einheit«, »zusammen angeschirrt«. Unsere größte Macht liegt in dem, was die Rishis einen »einsgerichteten« oder vereinheitlichten Geist nannten – einen Geist, der ganz im gegenwärtigen Augenblick ist.

Solche Präsenz lässt sich in sehr kurzer Zeit erreichen und dauerhaft aufrechterhalten. Vielleicht gelingt sie dir sogar beim ersten Versuch. 2016 veröffentlichte Dr. Fred Travis in der angesehenen Fachzeitschrift *Brain and Cognition* eine Studie, die bewies, dass selbsttranszendierende Meditation tatsächlich mühelos abläuft. Für die Studie wurden siebenundachtzig Menschen herangezogen, die TM betrieben, manche erst seit einem Monat, andere seit fünf Jahren. Travis untersuchte ihre Gehirnaktivität während und nach der Meditation. Außerdem bat er die Probanden um eine Selbsteinschätzung. Er stellte fest, dass alle Meditierenden, unabhängig von ihrem Erfahrenheitsgrad mit TM, tiefe transzendente Zustände erreichten. Travis schloss daraus: »Menschen, die erst seit einem Monat TM betrieben, berichteten ebenso häufig von Erfahrungen transzendenten Bewusstseins wie Menschen mit fünfjähriger TM-Routine. Dies stützt die These, wonach Transzendentale Meditation die natürliche Tendenz des Geistes zu transzendieren – vom Zustand aktiven Denkens zu tiefer innerer Stille – nutzt. Auch langjährige Übung sorgt nicht dafür, dass ein natürlicher Prozess besser abläuft.«[4]

Sahaj Samadhi erfordert, wie TM, keine Anstrengung und ist so konzipiert, dass sie Geist und Körper in einen Zustand tiefer, erfrischender Ruhe versetzt. Mühelos ist die Methode deshalb, weil der Geist ganz von sich aus zur inneren Quelle der Freude strebt. Wenn wir den Denkprozessen erlauben, sich aufzulösen, fließt der Geist ganz natürlich zu seiner wahren Natur zurück: zu Freude, Verbundenheit, Weisheit, Kreativität, Präsenz und dem unendlichen Potenzial unseres Bewusstseins. Der vedischen Weisheit zufolge tragen wir alles, was wir im

Leben brauchen – Kreativität, Selbstbewusstsein, Klarheit, alle Zutaten für Erfolg – bereits in uns. Wir müssen nichts Besonderes tun, um es zu erlangen. Diese Dinge liegen schon in uns, sie werden nur vom oberflächlichen Denken blockiert, werden begraben von unserem unablässigen Urteilen, Benennen, Analysieren und Auseinandernehmen. Lösen wir uns also von der Oberfläche unseres Geistes und tauchen wir tiefer ein, bis in den Kern unseres Daseins.

Das ist die Kernaussage der Veden: Du bist in deinem Kern perfekt. Von Geburt an wird uns *Sat, Chit* und *Ananda* mitgegeben – unveränderbares, lebendiges Gewahrsein und reines Glück. Diese Qualitäten machen uns aus. Den Veden zufolge kommen sie automatisch zum Vorschein, sobald du entspannst, also dich nicht geistig anstrengst. Je mehr du deinen Geist abschaltest, desto stärker offenbart sich deine wahre Natur. Sobald du dich entspannst, leuchtet sie wieder ganz von selbst auf, wie bei einem Kind.

Um den Geist in tiefere Schichten der Bewusstheit zu führen, verwenden wir ein Mantra. Das Wort Mantra lässt sich mit »Klang« übersetzen. Es hat an sich also keine Bedeutung, sondern ist schlicht eine Schwingung. So wie eine Sitar ihren ganz eigenen Klang hat, eine Flöte oder ein Klavier, hat auch jedes Mantra seinen eigenen Klang, der das Nervensystem auf spezifische Weise beeinflusst. Die Mantras, die wir beim Meditieren verwenden, schwingen in der Frequenz, die wir in unserem gelassensten, friedlichsten Zustand haben. Wir setzen diese Schwingung ein, um den Geist in einen immer ruhigeren Zustand zu versetzen. Mühelos trägt dich die Schwingung, die als Vehikel funktioniert, über das

Mantra hinaus, über den Prozess des Meditierens hinaus, in einen Zustand reinen Gewahrseins. Das Mantra wird benutzt, um den Prozess des Meditierens selbst zu transzendieren und sich in einen Zustand offenen Gewahrseins zu begeben, der frei von Gedanken, Gefühlen und Wahrnehmungen ist. Wir begeben uns zur Quelle der Gedanken selbst, um sie verändern zu können, und wir zapfen die Energiequelle an, um das ganze System mit neuer Kraft zu versorgen. Wir lassen den Geist entspannen.

Mind Flow

Das Tolle an dieser Technik ist, dass sie dem Geist erlaubt, sich in einen Zustand des Nichtstuns, der totalen Entspannung zu versetzen. Ich nenne diesen Zustand wie erwähnt Mind Flow. Der Geist schaltet von selbst ab und fließt ruhigeren Wassern entgegen. Von dir selbst erfordert das kaum etwas, nur ein wenig Zeit. Mir gefällt, was der Musiker Moby über TM sagt, die er schon lange praktiziert: »Effektiv wird sie dadurch, dass man kaum was tun muss. Als stinkfauler Mensch weiß ich das zu schätzen.«[5] Das ist die einfachere, mühelosere Art zu meditieren. Sie entspannt, geht flott, spart Energie und lässt dich besser schlafen. Niemand beschwert sich, er könne die Sitzungen nicht durchhalten. Wenn du vor dem eigentlichen Meditieren Atemübungen machst, kannst du ewig dasitzen und es fühlt sich an, als wären es nur ein paar Augenblicke gewesen. Du musst nicht darum kämpfen, achtsam zu bleiben. Du beobachtest ganz natürlich deine innere Landschaft und erlaubst deinem

Geist abzuschalten. Du bist in einem Zustand des Akzeptierens. Bei einem negativen Gedanken sagst du dir nicht: »Ich denke, ich denke, ich denke.« Du siehst nur, dass er da ist. Er berührt dich nicht.

Wie ein Fluss, der zum Ozean fließt, strömt auch der Geist von selbst zurück zu den stillen Wassern reinen Bewusstseins, zur Quelle von Energie und Intelligenz in unserem Innersten.

Es geht dabei nicht darum, irgendwelche Gedanken loszuwerden. In der vedischen Tradition akzeptieren wir Gedanken als Teil des meditativen Prozesses. Wir heißen sie sogar willkommen! Durch den Versuch, Gedanken zu unterdrücken oder zu etikettieren, schon durch den aktiven Versuch zu meditieren, würden wir nur weitere Gedanken erzeugen. Wir beobachten nichts, versuchen keine Gedanken zu vermeiden und scheren uns nicht, ob Gedanken positiv oder negativ sind. Wir wissen ja, dass der Geist nur eines kann und dies auch ständig tut: denken, denken und nochmals denken. Es liegt in der Natur des Geistes, dass er Gedanken hervorbringt. Würde man versuchen, sie zu steuern, zu etikettieren, zu bewerten oder zu unterdrücken, würde das nur mehr geistige Aktivität erzeugen. Stattdessen lassen wir uns einfach mit dem Gedankenfluss mittreiben.

Du kennst bestimmt diese Becken schlagenden Spielzeugäffchen, die man mit einem Schlüssel am Rücken aufzieht? Stell dir diesen Schlüssel als deinen Geist vor, und du ziehst das Äffchen den ganzen Tag auf, durch unablässige geistige Aktivität. All das Denken, Analysieren, Verarbeiten, Urteilen, Bewerten – jeder einzelne der zehntausend Gedanken, die wir jeden Tag haben –

dreht an dem Schlüssel. Mit jeder Drehung steigt die Spannung im Körper (dem Affen) und auf dem Schlüssel (dem Geist). Um diese Spannung abzubauen, musst du den Schlüssel loslassen und der Feder erlauben, sich von selbst zu entspannen. Anfangs dreht der Schlüssel sich wie verrückt zurück, das Äffchen hopst wild in der Gegend herum. Doch genau das soll ja passieren. Solange du dich gegen Gedanken sträubst, verhinderst du den Prozess des Spannungsabbaus, weil du den Schlüssel festhältst. Die anfängliche Flut von Gedanken und Gefühlen gehört ganz einfach zum Loslassen dazu. Sie lässt schnell von selbst nach. Wieder besteht der Prozess des Meditierens darin, die Gedanken und Gefühle ganz natürlich Richtung Stille fließen zu lassen.

Wie ein Fluss, der zum Ozean fließt, strömt auch der Geist von selbst zurück zu den stillen Wassern reinen Bewusstseins, zur Quelle von Energie und Intelligenz in unserem Innersten. Tief im Ozean gibt es so viel mehr Leben, Kraft, aber auch Stille als an der Oberfläche, wo der Wind das Wasser aufpeitscht und Wellen erzeugt. Kreativität, Begeisterung, Freude und Klarheit sind viel mächtiger, wenn sie vom Grund des Ozeans aufsteigen, als wenn sie an der Spitze erzeugt werden.

Wenn wir also nicht aufpassen, verstopfen wir mit eng gefassten Aufmerksamkeitsübungen die Quelle von Kreativität, Erkenntnis und Energie, die ja tief unten entspringt. Studien haben gezeigt, dass Meditation mit fokussierter Aufmerksamkeit zwar Konzentration und Selbstregulation verbessert, die Testergebnisse beim kreativen Denken aber *senkt*.[6] Umgekehrt bewiesen zahlreiche Experimente, dass vedische Meditation die Kreativität anregt.[7] Denn dabei transzendierst du den denkenden

Geist, anstatt ihn zu disziplinieren oder noch in seiner andauernden Tätigkeit zu unterstützen. David Lynch, der seit über dreißig Jahren TM praktiziert, beschreibt das sehr schön in seinem Buch *Catching the Big Fish:*

> ... aber wenn du dein ganzes Hirn benutzen möchtest, musst du transzendieren. Und jedes Mal, wenn du transzendierst, trägst du ein bisschen mehr von diesem transzendierten Bewusstsein in dir, während du an deinen mathematischen Problemen arbeitest, während du singst und so weiter. Dein Gehirn bewahrt diesen Zusammenhang, egal, was du tust. Es ist eine ganzheitliche Erfahrung, die Funktionsweise des gesamten Gehirns. Und das wird zunehmend ein dauerhafter Zustand, ... [und] desto mehr wächst dieses Bewusstsein.[8]

Doch was passiert eigentlich, wenn man transzendiert? Transzendenz ereignet sich in dem Moment, da der Eisberg mit dem Ozean verschmilzt. Alles wird zu fließendem Wasser. Von der Spitze des Eisbergs bis zu den Tiefen des Ozeans besteht alles nur noch aus dem gleichen Molekül, zusammengesetzt aus zwei Wasserstoffatomen und einem Sauerstoffatom. Im Augenblick der Transzendenz lässt du alle Gedanken, Emotionen, Werturteile los und wirst erfüllt von dem mächtigen Gefühl: »Ich bin hier. Ich bin.«

Manchmal erleben wir solche Augenblicke während des Erwachens, im Halbschlaf. Wir wissen nicht einmal, wo wir sind, sind uns aber unseres *Seins* voll bewusst. In diesem Augenblick haben wir den Eisberg geschmolzen. Das ist Transzendenz. In diesem Augenblick ordnet sich alles neu. Wir springen in den Ozean, tauchen mit der Kraft des Ozeans wieder auf und beginnen, das Eis zu schmelzen. Irgendwo in der Mitte des Eisbergs werden Eisstücke weicher, ein kleines Rinnsal bildet sich und fließt zurück in Richtung Ozean. Es wird größer und größer, bis ein riesiges Stück des Eisbergs abbricht und in den Ozean stürzt. Der Eisberg scheint *ganz plötzlich* zu kalben, aber der Prozess lief schon länger, das Eis im Inneren wurde immer weicher. Der Ozean ist voller prallen Lebens, Intelligenz und Energie. Er ist ein Turbolader für das System, er hilft, die Blockaden schmelzen zu lassen, die uns bremsen. Das ist es, was Meditieren mit der Zeit in uns bewirkt.

An einem meiner letzten Kurse nahm eine Frau teil, die mit überwältigendem Stress zu kämpfen hatte. Ich habe in meinem Leben noch kaum je einen derart ausgelaugten Menschen gesehen. Die alleinerziehende Mutter schuftete in zwei Jobs, nur um irgendwie finanziell über die Runden zu kommen. Sie fand kaum mehr Zeit für sich selbst und litt seit Monaten unter extremen Schlafstörungen. Sie klagte, ihr Geist sei auch in der Nacht noch so aufgezogen, dass ihre Gedanken sie stundenlang wach hielten. Drei Minuten nach Beginn der ersten Meditation hörte ich ein Schnarchen – und wusste genau, wo es herkam. Drei Minuten Mantra hatten gereicht, sie in tiefen Schlaf zu versetzen. In den nächsten drei Sitzungen wiederholte sich das Gleiche. Hätte ich sie nicht aufgeweckt, nachdem alle gegangen waren, hätte sie noch stundenlang weitergeschlafen. Das nenne ich mal eine erfolgreiche Meditation!

In unserer Tradition ist es okay, während des Meditierens einzuschlafen. Es ist sogar willkommen! Was auch immer in deinem Inneren passiert, du musst es zulassen. Das System der alleinerziehenden Mutter hatte einen gefährlich leeren Akku. Der Warnknopf blinkte rot. Als sie es schaffte, ihren Geist so weit zu beruhigen, dass er in einen transzendenten Zustand geriet, übernahm die angeborene Heilintelligenz des Körpers. Sie brauchte vor allem Ruhe, und der Körper schenkte ihr einen tiefen, erholsamen Zustand, sodass sie sich regenerieren konnte. Das macht Transzendenz so wertvoll. Wir tauchen in den Ozean, und die Kraft des Ozeans fließt genau dorthin, wo sie gebraucht wird.

In vielen Fällen ist es erforderlich, dass der Geist mit Erinnerungen konfrontiert wird, die im Unbewussten Blockaden hervorrufen. Nur so kann er sich von ihnen lösen. Neulich hatte ich eine Kursteilnehmerin, deren Sohn kurz zuvor an Krebs gestorben war. Du kannst dir vorstellen, was ihr alles im Kopf herumging: Schuldgefühle, Trauer, Gram, Angst, Selbstvorwürfe. Dabei hätte sie natürlich überhaupt nichts tun können, um ihn genesen zu lassen. Als sie zum ersten Mal in mein Büro kam, konnte sie kaum still sitzen. Sie nippte am Wasserglas, sprang auf, tigerte hin und her, setzte sich wieder und fing zu weinen an. Sie meinte, sie würde während der Meditation bestimmt nicht ruhig halten können, würde aber ihr Bestes versuchen. Keine Minute nach dem Beginn ihrer ersten Meditation liefen ihr Tränen die Wangen hinab – aber sie saß komplett still. Am Ende der Stunde bewegte sie sich zum ersten Mal. Sie öffnete die Augen und sagte, sie erinnere sich an alles – von der ersten Diagnose ihres Sohnes bis zum Moment seines Todes. Ihr Geist war all die Erinnerungen durchgegangen, die auf Höhe der Wasserlinie oder tiefer in der Speicherbank abgelegt waren. Sie sah alles vor sich, konnte gleichzeitig aber auch über den Schmerz hinaussehen. Seine energetische Ladung war verschwunden. Nach einigen Sitzungen verriet sie mir: »Ich vermisse meinen Sohn. Aber ich finde nachts wieder Schlaf.«

Auf diese Weise kann Meditation auch Depressionen erheblich lindern. Im November 2018 erschien in der hoch angesehenen Fachzeitschrift *British Journal of Psychiatry* eine Studie, wonach Sahaj Samadhi das Rückfallrisiko bei Depressionen erheblich senkte. Die Studie, die von acht Forschern der Western University in Ontario über fünf Jahre hinweg durchgeführt wurde, erhob Meditation – neben Antidepressiva und Psychotherapie – zur Standardtherapie hinsichtlich der Behandlung von Depressionen.[9] Wenn wir es schaffen, die Speicherbank zu leeren und die Vergangenheit loszulassen, gewinnen wir die benötigte Energie, um in die Gegenwart zurückzukehren, positive Gefühle zu erleben und wieder eine optimistische Grundhaltung zu erlangen.

Den Geist auf die Meditation vorbereiten

Um den Prozess der Meditation noch schneller und einfacher zu machen, empfehlen die Veden dringend, mit dem Atem anzufangen. Falls du schon eifrig TM, Achtsamkeit oder sonst eine Art der Meditation betreiben solltest, rate ich dir, vor der nächsten Sitzung einen Moment lang Atemübungen zu machen. Glaub mir, das verleiht dir einen Riesenschub. Anstatt die ersten zehn Minuten damit zu verbringen, Gedanken und innere Unruhe zu bekämpfen, wirst du feststellen, dass der Atem all den geistigen Müll innerhalb von Sekunden weggeräumt hat.

Bei Meditation geht es um Mühelosigkeit, doch damit das funktioniert, musst du ein kleines bisschen Aufwand betreiben. Sri Sri zieht einen Vergleich zum Bahnfahren: »Du musst zum Bahnhof fahren, eine Fahrkarte kaufen und dann mit Gepäck zum richtigen Bahnsteig gehen. Bist du aber erst mal im Zug, wird er auch dann nicht schneller fahren, wenn du mit dem Gepäck auf dem Kopf durch die Waggons läufst.« Während du dasitzt und meditierst, gibt es nichts zu tun oder zu erreichen. Aber bevor du nichts tun kannst, musst du etwas tun.

Allerdings rede ich hier von körperlichem Aufwand, keinem geistigen. Atemübungen ähneln dem Hanteltraining. Du machst einfach deine Übungen und Schluss. Egal, ob du dich auf den Atem konzentrierst oder nicht, die Übungen versetzen dein Nervensystem aus der Alarmbereitschaft in einen Ruhe- und Entspannungsmodus. Noch besser ist es, vor dem Atmen ein paar Yogaübungen zu machen, um Spannung aus dem Körper zu lassen und die Energie zum Fließen zu bringen. Sri Sri erklärt: »Ohne jede Aktivität findet auch keine Meditation statt. Yoga und bestimmte Atemtechniken nehmen dir die ruhelose, nervöse Energie, helfen dir, ruhig und heiter zu werden und tiefe Meditationszustände zu erreichen.« Drei Minuten Atmen, ohne Fokus und Konzentration, verleihen dir schon die Fähigkeit, zehn bis fünfzehn Minuten länger still zu sitzen. Selbst eine kurze Meditation bringt dann mehr, als wenn du eine halbe Stunde mit emsigem Geist dasitzt.

Deswegen nannten die Yogameister den Atem auch das »Tor zur Meditation«. Das Meditieren fällt dir viel leichter, wenn dein System nicht in einem hochtourigen Angstzustand feststeckt! Meist reden wir uns auf Verstandesebene ein, wir würden entspannen, während der Stress und die schwierigen Gefühle im Körper und den tieferen Schichten des Geistes weiter vorhanden sind. Kümmerst du dich *vor* dem Meditieren um den Stress und die offenen Dateien im Geist, wird die Meditationserfahrung leichter und nutzbringender sein.

ÜBUNGEN:
Den Geist abschalten

Mindestens einmal am Tag solltest du dir Zeit für Mentalhygiene nehmen. Das ist eine Grundvoraussetzung für ein gesundes Innenleben und ein hohes Energieniveau. Zweimal täglich schrubbeln wir Bakterien und Plaque von unseren Zähnen, täglich waschen wir Staub und Dreck von unseren Körpern. Abends ziehen wir unsere schmutzige Kleidung aus und steigen in Schlafanzüge. Aber wir vergessen, für unseren Geist dasselbe zu tun. Wenn wir im Leben gedeihen wollen, müssen wir lernen, ihn von Staub und Schrott zu befreien. Dafür braucht es keine hohe Konzentration und keine geistige Anstrengung, aber eine gewisse tägliche Wartung ist unerlässlich. Eine kurze kombinierte Übung von Atmung und Meditation hat sich über Tausende Jahre hinweg als hochgradig effektiv erwiesen.

Kein Buch – auch nicht dieses hier – kann dir beibringen, wie man meditiert. Um vedische Meditation zu lernen, brauchst du persönliche Anleitung. (Bei Interesse kannst du dich bei einem Art-of-Living- oder TM-Zentrum in deiner Nähe für einen Kurs anmelden.) Sehr wohl kann ich dir aber ein paar einfache Techniken beibringen, die dich mühelos in einen Zustand des Mind Flow versetzen. Ich mache diese Übungen gern während der Arbeit, wenn ich gerade einen geistigen Durchhänger habe. Sie erlauben dem Geist abzuschalten und dem System, schnell neu hochzufahren.

1. **Fließendes Wasser:** Wenn der Geist in Negativität feststeckt, bedeutet das, dass auch unsere Energie nicht richtig fließt. Unser Körper besteht zu siebzig Prozent aus Wasser, und es kann uns schon helfen, fließendes Wasser zu beobachten, um wieder eine Verbindung zu der natürlichen Bewegung in uns selbst herzustellen. Setze dich für diese Übung bequem an einen Fluss oder ein anderes fließendes Gewässer und betrachte dessen Bewegung. (Selbst ein Zimmerspringbrunnen oder das Video eines Flusses reichen!) Anfangs bemerkst du vielleicht, wie der Geist weiter Kommentare abgibt oder sich von zahlreichen Gedanken ablenken lässt. Erlaube den Gedanken einfach zu kommen und zu gehen. Und irgendwann beginnt dann der Geist dem Fluss des Wassers zu folgen; Gedanken, Gefühle und geistige Aktivität verebben langsam.

2. **Durchblicken:** Auch mit dieser einfachen Wahrnehmungsübung kannst du deinen Geist ins Fließen bringen. Versuche, auf etwas zu schauen, ohne es anzusehen. Wähle einfach einen Punkt vor dir, schau ihn aber nicht an, sondern durch ihn hindurch, mit weichem, unscharfem Blick. Während du durch diesen Punkt hindurchsiehst, wird dir auffallen, dass dein Sichtfeld sich erweitert. Du bemerkst weitere Dinge links und rechts, oben und unten. Deine Aufmerksamkeit liegt noch vornehmlich auf dem Punkt, aber nicht mehr ausschließlich. Auch Elemente der inneren Umgebung kommen dir jetzt zu Bewusstsein: Geräusche, Gerüche oder körperliche Empfindungen. Das ist eine Möglichkeit, sich von

der örtlich begrenzten Aufmerksamkeit zu lösen. Schließe nach ein paar Minuten die Augen und achte darauf, wie sehr sich dein Geist beruhigt hat.

3. **Jenseits des Horizonts:** Begib dich an einen Ort mit Aussicht und blicke ein paar Augenblicke lang auf den Horizont. Anfangs schaut der Geist – das visuelle System läuft –, während der Verstand weiter denkt, denkt und denkt. Doch wenn du weiter auf den Horizont schaust, dann deine Augen schließt, sie wieder öffnest und wieder schließt, verlangsamt sich die mentale Aktivität. Die Hinzunahme des Elements *Raum* (den die Veden neben Erde, Luft, Feuer und Wasser zu den fünf Elementen zählen) hilft, unsere Bewusstheit zu erweitern; das Nervensystem wechselt von sympathischer Überlastung zu parasympathischer Aktivität.

4. **Hand-Schau:** Halte deine Hände vor dich, etwa fünfzehn Zentimeter auseinander, die Handflächen parallel zueinander, und blicke sanft in den Raum in der Mitte zwischen den zwei Handflächen. Vielleicht wirst du dir bewusst, was unter oder um diesen Punkt herum liegt, den du betrachtest. Dann beginnst du, dir deiner rechten und linken Handflächen bewusster zu werden. Merkst du, wie deine Bewusstheit sich ausdehnt? Du hast dich schon von der Mitte zu den Handflächen bewegt. Gehe jetzt über die Handflächen hinaus und achte gleichzeitig darauf, dass du noch immer im Zentrum zwischen den Handflächen bist. Sei dir der Dinge in deinem Sichtfeld einfach bewusst. Während die Bewusstheit sich auf einen immer größeren Raum um dich erweitert, verlangsamt sich der Denkmechanismus.

9. Kapitel

Die inneren Superkräfte ausleben

Ich stehe total auf Marvel-Comics und Superheldenfilme (ich weiß, nicht sehr spirituell!). Ich genoss es so richtig, als in *The Avengers* alle zusammenkamen. Das war der einzige Film, den ich mir je an zwei aufeinanderfolgenden Tagen im Kino angesehen habe. Ich glaube, ich liebe diese Geschichten deswegen so, weil es in ihnen, trotz all der fantastischen Elemente, doch sehr menschlich zugeht. Jede Figur – Iron Man, Thor, Hulk, Black Widow, Spiderman – hat an der Oberfläche ganz persönliche Schwächen, doch im Kern verfügt sie über Superkräfte wie Güte, Mut, Leidenschaft, Liebe, Mitleid und Opferbereitschaft. Schau dir Iron Man an: Hinter seiner Arroganz verbirgt sich die reine Güte. Hinter Hulks Wutanfällen steckt ein kleiner Junge, der sich über die Gier und die Ungerechtigkeit der Welt aufregt.

Diese Filme lehren uns meiner Ansicht nach, dass auch wir tief drin über Superkräfte verfügen. Diese sind uns angeboren, und wir verlieren sie nie. Sie gehen nur allmählich verschütt, unter unseren Erfahrungen, Traumata und Geschichten. Wir werden mit der unendlichen Kraft dessen geboren, was wir sein sollen und wollen. Das ist unser Geburtsrecht. Wir müssen diese Superkräfte nur anerkennen, mit ihnen in Verbindung treten und sie Tag für Tag aktiv in unser Leben einladen, um unsere wahre Größe zu erkennen.

Es gibt da eine Frage, die ich auf meinen Vorträgen und Workshops gern stelle. Ich blicke ins Publikum und erkundige mich, wer denn glaube, sein Potenzial voll auszuschöpfen. In neunundneunzig Prozent der Fälle meldet sich kein Mensch. Egal, ob ich vor Veteranen rede, vor Polizisten, Spitzenmanagern, Studenten oder Hausfrauen. Egal, ob ich in Indien, Brasilien oder Los Angeles frage. Auch wenn manche Menschen noch so viel erreicht haben, glauben sie trotzdem nicht, ihr Potenzial voll ausgeschöpft zu haben.

Man könnte das so interpretieren, dass die meisten Menschen übermäßig selbstkritisch sind oder tatsächlich unter ihrem Potenzial bleiben. Ich sehe die Sache anders. Ich glaube, wir alle spüren unseren eigentlichen Kern und die Größe, die in uns allen steckt, das immense Potenzial, das noch nicht voll ausgeschöpft und gelebt wurde. Instinktiv spüren wir, wer wir im Grunde wirklich sind. Wir wissen um diesen inneren Kern und befinden uns auf einer andauernden Reise, ihn vollständig auszuleben.

Über die Hindernisse, die uns dabei im Weg stehen, habe ich schon ausführlich geschrieben – konditioniertes Denken, Burn-out, Stress, Energiemangel, negative Gefühle bezüglich Vergangenheit und Zukunft. Doch *jenseits* dieser inneren Hürden liegen – unsere Größe, unser Potenzial, unser wahres Bewusstsein. Wir müssen nicht »versuchen«, etwas zu schaffen oder zu werden; wir *sind* schon so. Manchmal erhaschen wir einen kurzen Blick auf dieses Strahlen, wenn wir vor Lebensenergie strotzen und unser Geist gelassen ist; in Augenblicken, da wir etwas mit Leidenschaft machen, mit Menschen zusammen sind, die wir lieben; oder wenn wir uns als Teil der gesamten Natur und des Lebens wahrnehmen. Du leidest dann nicht unter Wunschdenken oder Größenwahn. Du *bist* so groß. Deine Superkräfte sind ganz real. Das ist eine der Kernaussagen der Veden: Du bist in deinem Kern ein unendlich glückliches und mächtiges Wesen.

Die alten Texte sagen uns, dass wir nicht nur aus Zellen und Atomen bestehen, sondern auch aus einem Stoff namens »beständige Positivität«. Er läuft unter dem Namen *Satchitananda*, was sich aus Lebendigkeit *(Sat)*, reiner Intelligenz oder Bewusstheit *(Chit)* und Glückseligkeit *(Ananda)* zusammensetzt. Genau deswegen nennen wir Neugeborene auch Wonneproppen. Was ein Baby ausmacht, ist nicht sein Gewicht, sondern seine reine Freude, Begeisterung und Liebe. Ein Baby muss nur lächeln, lachen oder gurgeln, und schon schmelzen Erwachsene dahin. Wir machen uns aber nicht klar, dass diese Qualität nie verloren geht, sondern nur verschüttet wird.

Zum Glück bieten uns die Veden nicht nur Werkzeuge, wie wir unsere Energie steigern und den Geist entspannen, damit diese Qualitäten von selbst zum Vorschein kommen; sie enthalten auch eine Reihe von Übungen, die uns helfen, noch schneller zum Ziel zu kommen.

Stell dir nur eine Sekunde lang vor, in dem Bewusstsein über diese Erde zu wandern, dass diese grenzenlose Kraft und Positivität du bist. *Würdest du nicht beschwingt durchs Leben gehen, mit einem Lächeln im Gesicht?*

Diese positive Kraft in unserem Innersten hat viele verschiedene Qualitäten und nimmt viele verschiedene Formen an. Wenn wir von diesem Ort der Größe heraus handeln, werden wir resilient gegen die Herausforderungen des Lebens. Wir sagen die Wahrheit. Wir sind ehrlich zu anderen. Wir handeln gütig und großzügig. Wir sind uns unserer selbst bewusst. Wir verfolgen unsere Ziele mit disziplinierter Konzentration. Wir vertrauen fest in andere Menschen und das Leben selbst.

Betrachte diese dir angeborenen Qualitäten ruhig als deine inneren Superkräfte. Den Veden zufolge umfassen sie unter anderem Güte, Ehrlichkeit, Selbstdisziplin, Zufriedenheit, Großzügigkeit, Resilienz, Vertrauen, Überschwang und mehr. Du kannst sie auch »zentrale menschliche Werte« nennen. Sie haben nichts mit deiner Persönlichkeit oder deinen Gefühlen zu tun, sondern sind der Stoff, aus dem du bestehst. Sie sind deine tiefste Ebene.

Nun weißt du ja bereits, dass du dieser inneren Schönheit näherkommst, wenn du dein Energieniveau steigerst und den Geist entspannst. In diesen Momenten zapfst du direkt von der Quelle deiner Kraft. Stell dir nur eine Sekunde lang vor, in dem Bewusstsein über diese Erde zu wandern, dass diese grenzenlose Kraft und Positivität *du* bist. Du bist gütig und mitfühlend, großzügig, resilient, ehrlich, glücklich, deiner selbst bewusst, überschwänglich, achtsam, voller Vertrauen in das Leben und deinen Platz darin. Würdest du nicht beschwingt durchs Leben gehen, mit einem Lächeln im Gesicht?

Und du bist ja so! Du hast es nur vergessen. Du wurdest erwachsen, musstest mit Problemen kämpfen, Rückschläge und Verluste wegstecken … Dabei sammelte sich in deinem System immer mehr Schrott an. Erinnerungen und Gefühle verhakten sich in deinem Geist und dem Gewebe deines Körpers. Allmählich schwand der Bezug zu deinem inneren, angeborenen Wesenskern und du wurdest immer stärker von deinem Verstand gesteuert, von eingeschränkten Überzeugungen, fixen Annahmen über das Leben und einer engen Auffassung darüber, wer du bist und was du erreichen kannst. Diese Überzeugungen und Annahmen verdichteten sich wie ein Nebel und versperrten dir den Blick auf deine wahre Natur. Je dichter der Nebel wurde, desto mehr verlorst du den Kontakt zu deiner wahren Natur. Doch egal, wie dick die Nebelsuppe ist: Über ihr scheint immer die Sonne. Ebenso hat das Glück, das deine Natur ist, nie von seinem Glanz verloren. Du siehst es nur nicht mehr.

Lebe deinen Wesenskern

Zapfe deine innere Energiequelle durch Atem und mühelose Meditation an – wie das geht, weißt du bereits –, und du kehrst ganz natürlich und einfach zum Wesenskern deiner selbst zurück. Diesen Prozess kannst du mit einer Reihe von täglichen Übungen noch beschleunigen.

Dank täglicher Meditation hast du inzwischen Geist und Bewusstsein erweitert – du pflegst dein Prana (die durch den Atem erschlossene Lebensenergie). Jetzt, sagen die Weisen, kannst du anfangen, die Superkräfte, von denen wir eben sprachen – die *Siddhis* –, zu entwickeln. Du darfst sie dir auch als Tugenden vorstellen. Du fügst deinem System nichts Neues oder Fremdes hinzu, in dir entsteht nichts Neues. Nein, die Superkräfte erblühen in dir. So bist du – als dein ausgedehntestes, vitalstes, lebendigstes Selbst. Du entfaltest einfach die positiven Qualitäten, die verschüttgegangen waren. Indem du dich bewusst nach diesen Qualitäten ausrichtest, die deine Natur sind, ermöglichst du dir, zu dem Glück zu erblühen, das du bist, zu der Dankbarkeit, die du bist, zu der Stärke, die du bist, zu der Wahrhaftigkeit, die du bist, und so weiter. Du machst nichts anderes, als Bewusstsein und Handlungen nach deiner inneren Größe auszurichten.

Unsere Kräfte zapfen wir mit einer Reihe von Übungen an, die Yama und Niyama heißen. Wenn du Yoga praktizierst, hast du die Begriffe vielleicht schon gehört. Sie stammen aus einem uralten Text namens Yoga-Sutra. Verfasst wurde er von dem Weisen Patanjali. Zuerst beschreibt Patanjali die Yogastellungen, Atem- *(Pranayama)* und Meditationstechniken. Danach wendet er sich Yama und Niyama zu: aktiven Übungen zur Achtsamkeit sich selbst und anderen gegenüber. Man kann sie sich auch als aktive Meditationen vorstellen. Yamas sind Übungen zum achtsameren Umgang mit anderen – hierzu zählen Ehrlichkeit, Güte und Großzügigkeit. Du bemühst dich um diese Dinge, nicht aus einer moralischen Verpflichtung heraus, sondern weil sie deine Gedanken und Gefühle auf eine Weise umlenken, die dich in Einklang mit deinem inneren Potenzial bringt. Die Yamas helfen, deinen Geist von den Tiefen des Eisbergs an zu erheben. Welche Gefühle das in dir selbst auslöst, spielt eine ebenso große Rolle wie der Nutzen für deine Mitmenschen.

Und dann gibt es noch die Niyamas, die entsprechenden Übungen zur Steigerung der Selbst-Bewusstheit und zur Verbesserung deiner Beziehung zu dir selbst. Diese zwei Praktiken kann man sich auch als Verhaltenskodex vorstellen, als Maßregeln für das Leben. Auf Vipassana-Retreats musst du eine ganze Reihe von Regeln befolgen: Du schläfst auf keinem hohen Bett, schreibst nicht, redest mit niemandem … Du hältst diese Regeln aber nicht ein, weil jemand es dir befiehlt, sondern weil es am besten für dich ist, weil du so am meisten vom Retreat profitierst. Du verzichtest einfach auf ein paar Handlungen, die die geistige Funktion und die emotionale Regulation beeinträchtigen, dir so Kraft rauben und dich von deiner Natur entfernen.

Yama und Niyama sind weder charakterliche Vorzüge noch Geisteshaltungen. Sie sind die Essenz unseres tiefsten Inneren. Als Kinder sind wir gütig. Wir erzählen die Wahrheit, gerade heraus und wertungsfrei. Wir teilen. Wir stehlen nicht. Wir sind zufrieden mit dem, was wir haben. Nach einem Sturz rappeln wir uns gleich wieder auf. All diese Qualitäten sind uns also angeboren, wir zapfen sie jetzt nur bewusster an. Wir erschaffen uns damit keine weitere neue Geisteshaltung, die letztlich wieder auf der Vergangenheit basiert. Das Ganze ähnelt der buddhistischen Praxis des Mitgefühls: Du beginnst an der Oberfläche, indem du über Meditation deinen angeborenen Sinn für Empathie wieder entdeckst. Dann entwickelst du dich weiter Richtung Mitfreude (also der Freude am Glück anderer). Als Nächstes entwickelst du liebende Güte, zuerst deinem Umfeld gegenüber, dann dir selbst, dann allen Lebewesen gegenüber. Da aber Mitgefühl keine Gewohnheit ist, sondern deine Natur, achtest du im Grunde nur genauer darauf, wer du bist, sodass die entsprechenden Qualitäten ganz von selbst erblühen.

Diese Praktiken ebnen den Weg für die organische Erfahrung, dass du mit deiner wahren Natur im Einklang lebst. Sie sind dafür gedacht, *gelebt* zu werden. Halte dir immer vor Augen, dass der Buddha nicht nur sitzend meditierte. Er *lebte* meditativ. Wie die anderen Rishis versuchte Patanjali, den durchschnittlichen Laien zu helfen, ein bedeutsameres, besseres Leben zu führen und ihre eigene Größe zu entdecken. Das war sein Ziel: Menschen sollen Yoga betreiben, Atemübungen machen und Meditieren, um ihre Energie zu steigern. Dann, so Patanjali, leben sie diese Qualitäten ganz natürlich in ihrem täglichen Handeln.

Den Eisberg schmelzen

Anstatt den Geist einzusetzen, um eine Veränderung zu bewirken, beginnen wir die Veränderung auf der Ebene unserer Worte und Taten. Du musst dich gar nicht um deine Gedanken kümmern.

Ich betone noch mal, dass die Qualitäten von Yama und Niyama kein Teil des Geistes sind. Sie sind nicht Teil des Eisbergs, sondern des Ozeans. Du könntest sie auch als den Wasserstoff und den Sauerstoff betrachten, aus denen Eisberg und Ozean bestehen. Wenn sie in einem Eisklotz feststecken, werden die Qualitäten von Wasserstoff und Sauerstoff eingefroren und blockiert. Was wir hier tun, ist den Eisberg zu schmelzen, indem wir unseren Geist an den Qualitäten des Bewusstseins selbst ausrichten. Wir schmelzen den Eisberg, indem wir ihn mit der Energie und den positiven Qualitäten des Bewusstseins fluten; so wie ein Ultraschallgerät Nierensteine zertrümmert, damit sie mit dem Urin ausgeschieden werden können. Frequenz und Schwingung von Yama und Niyama sind stark genug, um die energetischen Blockaden aufzulösen, die durch sich ewig wiederholende Gedankenschleifen und intensiv negative Gefühle wie Wut, Ärger, Schuld, Vorwürfe und Angst erzeugt werden.

Anstatt den Geist einzusetzen, um eine Veränderung zu bewirken, beginnen wir die Veränderung auf der Ebene unserer Worte und Taten. Das Ganze läuft nicht über den Geist! Du beginnst einfach mit dem mächtigen Vorsatz, deine Worte und Taten auf eine höhere Frequenz und Schwingung zu heben und damit den Zustand deines Geistes zu verbessern. Du musst dich gar nicht um deine Gedanken kümmern. Vielleicht hast du aggressive oder gewalttätige Gedanken, vielleicht bist du dir selbst gegenüber unaufrichtig, vielleicht schwelgst du innerlich in Exzessen. Das ist okay. Wir fangen da an, wo wir stehen. Allein das Wissen um die Tatsache, dass Gedanken unproduktiv sind, versetzt uns wieder in einen Zustand der Unschuld. Solange du nur dafür sorgst, dass dein Energieniveau hoch bleibt, bist du für Gedanken weniger empfänglich. Sie wechseln ganz von selbst auf eine höhere Frequenz.

Patanjali sagt, dass wir unsere Gedanken allein durch gute Taten und Worte auf eine höhere Frequenz heben können. Um zum Beispiel freundliches Sprechen zu praktizieren, sagst du einfach die Wahrheit – aber auf freundliche Art und Weise. Du musst gar nicht groß über deine Worte nachdenken, solange du aus einem Gewahrsein für das Prinzip der Güte heraus sprichst. Ebenso werden deine Gedanken automatisch positiver, wenn du dein Verhalten änderst. Worte, Taten und Denken hängen aufs Engste zusammen, wie im Beispiel mit dem Drachen und der Schnur erläutert. Also spielen wir mit unseren Worten und Taten, um unsere Gedanken zu ändern. Wenn du mehr auf deine Ernährung achtest und gesündere Nahrung zu dir nimmst (ein Verhalten), verändern sich automatisch auch deine Gedanken zum Thema Ernährung. Das Prinzip ist das Gleiche. Das Bewusstsein ändert das Verhalten, woraufhin das Verhalten die Gedanken ändert, was wiederum unsere Worte beeinflusst, die wiederum unser Verhalten lenken, das wiederum die Gedanken verbessert. Wieder ein Engelskreis!

Yamas: Harmonie mit anderen schaffen

Auf den folgenden Seiten findest du Übungen für den täglichen Umgang mit Menschen und Ereignissen. Patanjali fordert uns auf, positive Qualitäten in unseren Taten zu verkörpern und von all jenen Arten der Interaktion Abstand zu nehmen, die Unaufrichtigkeit in unsere Beziehungen bringen und das Funktionieren unseres Geistes stören.

Du wirst sehen: Nachdem du dein Verhalten geändert hast, geschehen in deinem Leben andere Dinge. Du beginnst, andere Dinge anzuziehen. Übe die folgenden fünf Yamas im Alltag, und du verbesserst deine Beziehungen zu Familie, Kollegen, Freunden und vor allem zu dir selbst. Fange ruhig mit derjenigen Übung an, die dich im Augenblick am meisten anspricht, und baue sie in deinen Tag ein. Sobald dieses Verhalten dir zur zweiten Natur geworden ist und von selbst läuft, fügst du ein zweites hinzu, ein drittes und so weiter, bis du alle fünf beieinanderhast.

Das ist kein schwieriger Prozess. Die Übungen erfordern keine weitere Zeit, nur ein wenig Bewusstheit von deiner Seite. Vergiss nie: Du nutzt deine inneren Superkräfte, und sie stehen dir jederzeit zur Verfügung. Du musst sie nur abrufen! Nutze sie weise – und oft!

1. Ahimsa: Nicht-Widerstand

Wir beginnen mit dem wichtigsten Prinzip: Ahimsa, der Gewaltlosigkeit gegenüber allem Lebendigen. Es versteht sich von selbst, dass wir niemandem körperlich, seelisch oder sonst wie Schmerzen zufügen dürfen. Diese Grundregel fürs Leben hast du schon im Kindergarten gelernt. Es ist wirklich die goldene Regel: Anderen nicht zu schaden, sie nicht zu verletzen ist das zentrale Ziel. Die anderen Yamas unterstützen dieses Grundthema nur.

Aber sehen wir uns die Bedeutung von Ahimsa ein wenig genauer an. Meiner Ansicht bedeutet Ahimsa nichts anderes als *Nicht-Widerstand*. Denk nur mal darüber nach: Wie oft führt Widerstand in deinen Beziehungen zu Meinungsverschiedenheiten, Streit oder gar Aggression. Auch Konflikte zwischen streitenden Nationen, Religionen, Rassen oder politischen Lagern entstehen in gewisser Weise, weil Widerstände den anderen gegenüber bestehen. Unser Widerstand – obwohl weder sichtbar noch offenkundig – wird zur Saat für Hass und Gewalt.

Wenn du Menschen nicht akzeptieren kannst, wie sie sind, versteift sich deine Geisteshaltung schnell zu »ich gegen sie«. Du agierst aus einer kämpferischen, urteilenden, vermeidenden oder leugnenden Haltung heraus; möglicherweise nur unterschwellig. Das Ganze eskaliert vielleicht nie zu physischer Gewalt, aber du siehst: Ein gewisses Maß an geistiger Gewalt ist schon vorhanden. Es besteht eine gewisse innere Aggression oder, in schlimmeren Fällen, Gewaltneigung. Schon durch unsere Gedanken schaden wir uns selbst, weil wir unser Energieniveau senken und unser Potenzial beschränken. Wenn wir diese Gedanken nach außen tragen – in Wort oder Tat, schaden wir auch anderen. Widerstand, egal auf welcher Ebene, macht deine Beziehungen anstrengend. Um zu bekommen, was du willst, arbeitest du im Grunde gegen dich selbst. Das ist eine mühselige Aufgabe. (Mehr zur Wirkungsweise des Widerstands im 11. Kapitel.)

Widerstand gegen andere Menschen verwandelt sich oft in Widerstand gegen das Leben selbst. Der lebende Puls des Universums möchte uns unterstützen – und was wir im Grunde machen, ist, uns gegen diese Hilfe zu sträuben. Anstatt dem Fluss zu gestatten, uns mit sich zu tragen, verschwenden wir unsere Energie auf den Versuch, gegen den Strom zu schwimmen. Sobald wir uns das Prinzip von Ahimsa bewusst machen und den Widerstand in unseren Interaktionen mit anderen und dem Leben selbst erkennen, öffnet dieses Bewusstsein einen Energiekanal in uns. Das sorgt für ein sofortiges Umschwenken auf Nicht-Widerstand – wir kehren zum *affirmativen Zustand unserer natürlichen Existenz* zurück. Das kann man auch *aktive Akzeptanz* nennen. Wenn wir auf die Welt kommen, sind wir völlig offen, bereitwillig. Wir lassen die Dinge zu und das Leben auf uns zukommen. Wir beobachten, was um uns herum geschieht – dann gehen wir darauf zu, um etwas damit zu machen. Gegen das Leben anzukämpfen ist ein erlerntes Verhalten, das wir selbst im Erwachsenenalter noch ablegen können, indem wir Ahimsa üben.

Nicht-Widerstand lässt sich auf drei Ebenen üben: in Gedanken, Worten und Taten. Lassen wir vorerst die Gedanken beiseite und konzentrieren uns auf etwas Konkreteres und leichter zu Kontrollierendes. Du bestimmst, was du sagst und tust, stimmt's? Zuweilen fällt es dir vielleicht schwer, dein Verhalten zu kontrollieren – etwa wenn du versuchst, eine schlechte Angewohnheit abzulegen –, doch meistens fühlst du dich voll zurechnungsfähig für deine Worte und Taten. Die Übung besteht also darin, kleine Möglichkeiten zu finden, um Worte und Taten mit Nicht-Widerstand in Einklang zu bringen. Such dir jeden Tag eine Situation aus, in der du versuchst, auf Widerstand zu verzichten. Du könntest dir etwa vornehmen: »Heute will ich meine Sekretärin mal nicht anbrüllen« oder »Ich warte heute mal an der U-Bahn-Tür, anstatt mich beim Einsteigen vorzudrängeln«. Oder du erkennst, dass dein Geist sich diesem und jenem widersetzt. Du musst gar nichts tun, als diesen Widerstand zu identifizieren und zu sehen, gegen wen oder welche Situation er sich richtet.

Oder nimm dir am Abend ein paar Augenblicke Zeit und überlege, bei welchen Gelegenheiten du tagsüber aus Widerständen heraus gehandelt hast. Du versuchst nicht, das abzustellen, du tadelst dich dafür nicht, du bemerkst einfach. Schon dieses Bewusstmachen ändert, wie dein Geist sich an der Basis des Eisbergs an den Widerstand klammert, indem es dir zeigt, wie du wirklich bist, nämlich zulassend. Schon die Absicht, Ahimsa zu üben und zu leben, bewirkt viel mehr als alle Worte und Taten. Schnell wirst du bemerken, dass andere dir mit größerer Offenheit und Akzeptanz begegnen.

2. Satya: Unveränderlichkeit

Der zweite Yama, Satya, fragt nach unserem Verhältnis zur Wahrheit. Bei Satya geht es um Wahrhaftigkeit. Die Bedeutung des Wortes geht aber weit darüber hinaus. In tieferem Sinne meint es die Bereitschaft zu erkunden und uns *dem zu verpflichten, was unveränderlich ist*. Deine Worte und Taten spiegeln eine Verpflichtung der höchsten Wahrheit gegenüber wider, die dir in diesem Augenblick verfügbar ist. Das Prinzip von Satya bedeutet, dass Gedanken und Worte im Einklang sind, ebenso wie schließlich Worte und Taten. Etwas Bestimmtes zu denken, dann etwas anderes zu sagen und etwas Drittes zu tun, läuft Satya zuwider und ist schlicht unaufrichtig.

Bei Satya geht es darum, seinen Worten Taten folgen zu lassen. Wenn unsere Worte und Taten nicht zusammenpassen, erzählen wir bewusst Lügen oder machen uns selbst etwas vor. Damit besudeln wir unseren Geist. Wir operieren auf niedrigerer Frequenz und halten andere Menschen fern, ohne zu wissen, warum.

> *Frage dich:* Sind meine Ansichten über mich oder andere hundertprozentig wahr? *Oder:* Stimmt es, dass ich ein Versager bin oder erlebe ich nur gerade einen Rückschlag?

Betrachten wir mal genauer, was Wahrhaftigkeit bedeutet. Im strengsten Sinne wahr ist doch nur, *was immer so sein wird*. Es hat eine unveränderliche und dauerhafte Qualität. Nichts daran ist vorübergehend, wie eine Meinung oder ein Werturteil. Um Satya üben zu können, versuchen wir, jede Situation *vom Standpunkt der Ewig-*

keit aus zu betrachten. Was ist in unserer Wahrnehmung nur flüchtig und was überdauert? Wieder geht es darum, Gedanken, Worte und Taten in Einklang zu bringen. Wir entscheiden uns für Handlungen, die mehr als nur kurzlebige Ergebnisse bringen, stützen uns auf Ideen, die länger Bestand haben als vorübergehende Meinungen, und streben langfristigen statt kurzfristigen Erfolg an. Eine nützliche Technik besteht darin, sich zu fragen: *Sind meine Ansichten über mich oder andere hundertprozentig wahr?* Oder: *Stimmt es, dass ich ein Versager bin oder erlebe ich nur gerade einen Rückschlag?*

Angenommen, du redest dir ein, dein Chef könne dich nicht leiden. Aber stimmt das wirklich oder lässt sich sein Verhalten auch anders erklären? Diese Art Fragen gibt unserer Perspektive ein dauerhafteres Fundament. Die stabilste und dauerhafteste Perspektive, aus der wir uns und andere betrachten können, ist genau das, wovon letztlich dieses Buch handelt: *Ich bin mehr als Körper, Gedanken, Ansichten, Erfahrungen und Gefühle. Ich bestehe aus der Lebensenergie selbst.*

Sobald wir über unseren eigenen Tellerrand hinaussehen und verfolgen, was langfristig für uns am besten ist, stellen sich auch langfristigere Erfolge ein. Wenn du Satya praktizierst, tragen deine Handlungen haltbarere Früchte und schaffen größeren Wert. Du grübelst nicht mehr ewig über Dinge nach, die irgendjemand sagte oder tat. Du hast Erfolg, weil du zentriert bist und auf einem soliden Fundament ruhst: Du akzeptierst das, was ist, und betrachtest das Leben aus einer erweiterten Perspektive. Patanjali sagt, wer Satya übt, erlangt Frieden und empfängt die Schwingungen anderer wohlmeinender Menschen. Aufrichtig zu leben, die Welt aus einer langfristigen Perspektive zu betrachten, gibt uns die Kraft, unsere Ziele zu verwirklichen.

3. Asteya: Nicht-Stehlen und Überfluss

Das biblische Gebot »Du sollst nicht stehlen« wird durch das Grundprinzip von Asteya auf den Punkt gebracht. Buchstäblich übersetzt bedeutet es Nicht-Stehlen. Nimm nicht, was dir nicht gehört. Stiehl anderen nicht ihr Geld, ihren Besitz oder ihr geistiges Eigentum. So weit, so klar. Natürlich sollten wir das befolgen. Aber betrachten wir mal die weniger offenkundige Weisheit, die hinter diesem Gebot steckt.

Die wahre Praxis von Asteya besteht darin, aus einer Grundhaltung des Überflusses heraus zu handeln. Gemeint ist Überfluss auf geistiger und energetischer Ebene, nicht auf materieller. Wir müssen niemandem etwas wegnehmen, weil wir schon alles haben, was wir jemals brauchen. Ein Bewusstsein von Asteya bedeutet, dass wir uns bremsen, wenn wir Sachen denken wie: »Ich wünschte, ich hätte sein Leben«, »Für ihren Job würde ich töten« oder »Warum bin ich noch Single, während alle anderen sich verloben?«.

Erkennst du die Verbindung zum Stehlen? Gedanklich oder emotional stehlen wir viel häufiger als mit Taten. In deinen Gedanken und Gefühlen lebt der Wunsch, selbst zu besitzen, was anderen gehört. Solange Konkurrenzdenken und Neid dich antreiben – was immer auf eine falsche Grundhaltung hinweist –, betreibst du nichts anderes als Diebstahl in subtiler Form. Ein Teil von dir missgönnt dem anderen seine Beförderung, seinen Luxusurlaub, seine tolle Familie … all das, was du zu verdienen glaubst, aber noch nicht hast.

Sobald du dir aber bewusst machst, dass alles im Überfluss vorhanden ist, merkst du, dass dir im Grunde nichts fehlt. Ein Gefühl der Fülle rührt aus der Erkenntnis, dass der von dir eingeschlagene Lebensweg einzigartig ist. Niemand kann du sein. Niemand kann dich groß oder klein machen. Wenn du dich oder deinen Lebensweg mit anderen vergleichst, machst du dich klein und machtlos. Handelst du aber aus einer Haltung der Erfülltheit und einer unantastbaren Individualität heraus, verschwinden auch Eifersucht, Neid und Konkurrenzdenken ganz oder teilweise. Du weißt, dass das Universum dir zur Seite steht und du bekommen wirst, was du verdienst. Es besteht keine Veranlassung, sich zu schnappen, was anderen gehört. Du kannst würdigen, was andere haben und was sie zur Welt beitragen, weil du weißt, dass ihre Talente und Erfahrungen deine in keiner Weise schmälern. Suche nach Gelegenheiten, mit anderen zusammenzuarbeiten, von ihnen zu lernen und Fähigkeiten auszutauschen. Das stärkt dein Zugehörigkeitsgefühl und der Neid lockert seinen Griff.

Integriere Asteya in deinen Alltag, indem du dir klarmachst, wo du dich mit anderen vergleichst, was deinen Neid erregt, welches fremde Eigentum du gern hättest. Achte darauf, wann diese Gefühle hochkommen: In der Arbeit? Auf Facebook? Beim gemeinsamen Abendessen mit erfolgreicheren Freunden? Zieh einfach jeden Abend Bilanz. Allein dadurch, dass du dir das Ganze bewusst machst, lädst du schon die Energie des Überflusses ein, die bereits in dir steckt, und die alle Vergleiche überflüssig macht.

Der nächste Schritt besteht darin, diese Bewusstheit in eine Möglichkeit zu verwandeln, anderen Menschen näherzukommen. Würdige die Qualitäten der Menschen, die du bewunderst – und teile ihnen das auch mit. Zeige deine Hochachtung für ihre Talente und dafür, was sie in ihrem Leben erreicht haben. Und frage sie, ob es irgendeine Möglichkeit gibt, mit ihnen zusammenzuarbeiten oder von ihnen zu lernen. Im Wissen, dass du bereits genug für dich selbst hast, kannst du noch mehr für dich erlangen, indem du den Überfluss der anderen würdigst und feierst.

Diese Praxis bringt Reichtum und Wohlstand in unser Leben. Patanjali zufolge ist das ein direktes Ergebnis von Asteya: Überfluss im Bewusstsein führt zu Überfluss auf allen Ebenen.

4. Brahmacharya: höheres Bewusstsein

Brahmacharya bedeutet wörtlich übersetzt Ehelosigkeit, wird aber im modernen Kontext allgemeiner als Verzicht auf übermäßigen Genuss von Sinnesfreuden verstanden. Das klingt jetzt vielleicht etwas verbiestert, doch dieser Yama soll dabei helfen, unsere Strahlkraft für wichtigere Ziele zu erhalten. Es geht hier um die richtige Verwendung und Zielrichtung unserer Energie und Intelligenz.

Wir könnten das als Aufforderung zu Selbstkontrolle beziehungsweise Selbstbeherrschung auffassen, doch im tieferen Sinn geht es Patanjali um die Fähigkeit, mit breiter Perspektive auf das Leben zu blicken. Hier werden wir ermahnt, im Bewusstsein der höchsten Realität des Lebens zu wandeln. Dies verleiht uns die Fähigkeit, unsere Energie von Genüssen abzulenken, die vielleicht im Augenblick wichtig erscheinen, letztlich aber flüchtig und kostspielig sind. Patanjali möchte das Zentrum unserer Identität verlagern, weg von Körper und Materie, hin zu Energie und Bewusstsein. Er fordert uns auf, über unsere unmittelbaren Gelüste hinauszublicken.

Und was hat das mit Ehelosigkeit zu tun? Patanjali geht es nicht um ein moralisches Urteil. Sex ist nicht böse, doch Patanjali möchte uns warnen: Wenn wir unserer Lust hinterherlaufen, kann das unserer eigenen Größe im Weg stehen. Schau dir nur die #MeToo-Bewegung an und all die Sexskandale, die in letzter Zeit aufkamen. Die Warnung gilt übrigens für alle anderen Sinnesfreuden genauso. Vorsicht ist also geboten beim Umgang mit gutem Essen, Alkohol, Shoppen, Fernsehen oder Drogen. Nach vedischer Auffassung fesseln und verengen die Sinne unsere Aufmerksamkeit, Lebenskraft und Bewusstheit. Sie sind die zehn Pferde, die unseren Geist beherrschen. Wenn sie die Oberhand gewinnen, verlierst du an Größe. Was auch immer du im Augenblick willst, wird wichtiger als alles andere – und das ist ein Zustand des Verlangens. In diesem Zustand agierst du aus einer sehr geringen Bewusstheit heraus. Du hast die Größe und den Zweck deines Lebens aus dem Auge verloren, deine Werte und deine Fähigkeiten.

Eine verengte Aufmerksamkeit beschränkt unseren Horizont, unsere Intuition und unsere Klugheit, wie man Hindernisse überwindet. Sie lässt uns geistig unflexibel werden und sorgt für rigide Werturteile. Wir hören weniger auf unser Herz und mehr auf die linke, analytisch denkende, wertende Gehirnhälfte.

Wir wurden darauf getrimmt zu erkennen, was wir wollen, und dem dann nachzujagen. Sei das nun Erfolg oder ein attraktiver Partner oder eine Waffel Eis. Aber dieses Verhalten beschränkt uns. Wir verlieren das Gesamtbild aus dem Auge. Wir verlieren die Fähigkeit, uns Neues auszudenken, uns anzupassen, frische Lösungen für Probleme zu finden. Doch gerade diese Fähigkeit, möglichst alles im Blickfeld zu behalten, gehört zu den wichtigsten Erfolgsfaktoren. Denk nur ans Geschäftsleben: Der Unternehmer mit der breitesten Perspektive hat die größten Chancen auf Erfolg.

Bei Brahmacharya geht es nicht um die Unterdrückung von Gelüsten; wir sollen uns nur an unser höheres Selbst erinnern. Es geht nicht um die Wirkung (der Jagd nach Genüssen), sondern um die Ursache dafür. Solange du deine Perspektive nicht verengst und dein größeres Ziel im Auge behältst, verbindest du dich mit einer höheren Energiefrequenz. Du lässt mehr Kraft in dein Leben. Dieser Yama möchte von dir, dass du innehältst und dich fragst: *Womit muss ich aufhören, um das zu erreichen, was ich wirklich erstrebe? Erlaubt mir dieser Genuss, mein Ziel mit mehr Schwung zu verfolgen, oder raubt er mir nur Energie?* Schon nach kurzem Üben wirst du feststellen, dass Brahmacharya dir Stärke, Vitalität und Mut verleiht.

5. Aparigraha: Nicht-Habgier und Loslassen

Wir wissen, dass das Universum immer für unsere Bedürfnisse sorgen wird; wir müssen uns also nicht gar so fest an die Dinge klammern. Wir geben großzügig, weil wir darauf vertrauen, dass alles Verschenkte in irgendeiner Form wieder zurückkommt.

Wir wurden darauf konditioniert, im Leben immer mehr, mehr, mehr zu wollen und uns voller Verlustangst an das zu klammern, was wir schon haben. Dieser Einstellung wollen wir mit Aparigraha begegnen, mit »Nicht-Habgier«, »Nicht-Anhäufen« und, wie es gelegentlich übersetzt wird, mit »Nicht-Zugreifen«. Aparigraha bedeutet, sich geistig *an nichts zu klammern*.

Denn wir klammern uns an so viele Dinge: an Ansichten und Annahmen, an Groll, Feindseligkeit, schmerzliche Erinnerungen, Werturteile, Fehlschläge, Verluste, fixe Ideen darüber, wie das Leben laufen sollte. Aparigraha verlangt von uns loszulassen. Mit dem Klammern aufzuhören. Das Loszulassen, was wir nicht brauchen – auf körperlicher, emotionaler und geistiger Ebene. Das erzeugt ein Gefühl von Unabhängigkeit und Großzügigkeit. Wir wissen, dass wir alles haben, was wir brauchen – und noch viel mehr. Wir wissen, dass das Universum immer für unsere Bedürfnisse sorgen wird; wir müssen uns also nicht gar so fest an die Dinge klammern. Wir besitzen so viel, dass wir mit anderen teilen können. Wir geben großzügig, weil wir darauf vertrauen, dass alles Verschenkte in irgendeiner Form wieder zurückkommt. Wir sind frei, um Großzügigkeit zu üben.

Frage dich bitte mal: Woran klammerst du dich in deinem Leben ganz besonders? Was bringt es, daran festzuhalten? Wem nutzt es? Wenn du nach diesen Fragen auch nur in Erwägung ziehst, dich von dieser Sache zu trennen, beginnst du, dich von den negativen Erinnerungen und Gefühlen zu lösen, an die du dich ebenfalls klammerst. An jedem Morgen kommst du neu zur Welt, an jedem Abend stirbst du. So beginnst du deinen Tag frisch, mit einem reinen und freien Geist, der ganz im gegenwärtigen Augenblick ist.

Um zu erreichen, was du dir wünschst, musst du im eigenen Geist denken, fühlen, spüren und erleben, dass du es bereits hast. Diese Erfahrung lässt sich fast nur durch Großzügigkeit machen. Teile bereitwillig deine Talente, Begabungen, Einsichten und Ressourcen. Je mehr du weggibst, desto mehr bekommst du zurück und erreichst du. Die Praxis des Loslassens verschafft dir Klarheit, welche Dinge aus deiner Vergangenheit dich in der Gegenwart bremsen, sie verschafft dir einen weiten Blick auf deine Zukunft.

Niyamas: die innere Harmonie pflegen

Wenden wir nun unseren Blick nach innen, auf die Niyamas. Diese Praktiken zielen darauf ab, dass du mehr Bewusstsein für dich selbst und dein Innenleben entwickelst. Ob du mit Yamas oder Niyamas anfängst, spielt keine Rolle. Beide sind gleich wichtig. Wie die Yamas sorgen die Niyamas für Harmonie und Lebendigkeit auf allen Ebenen des Systems. Wähle, was dich beim Lesen am meisten anspricht, und versuche, es mehr und mehr in den Alltag einzubauen. Beginne mit regelmäßigen Mikrohandlungen und erlaube diesem Bewusstsein, deine Worte und Taten so zu leiten, wie es sich natürlich anfühlt.

Vielleicht kennst du schon dieses Konzept, das in vielen Zwölf-Schritte-Programmen auftaucht: »Tu das Gegenteil«. Mach dir keinen Kopf, wenn es mit Yama und Niyama momentan in deinem Leben noch schlecht aussieht. Mach einfach gelegentlich das Gegenteil von dem, was du sonst machen würdest. »Tu, als ob« du deine Superkräfte schon lebtest. Dadurch entstehen neue Nervenverbindungen und die Ansätze zu neuen Gewohnheiten in deinem System. Schreibe Tagebuch. Erstelle eine Liste kleiner, einfacher Dinge, die du tun kannst, und setze sie dann um. Alles nutzt, was neue Gewohnheiten fördert. Auch das ist ein Engelskreis, und alles Gute findet letztlich zu dir zurück.

1. Shaucha: Reinlichkeit, Reinheit und Unschuld

Zähneputzen, sich waschen und zu Hause aufräumen sind grundlegende Dinge, die du (hoffentlich) täglich machst. Bei Shaucha geht es vordergründig um äußerliche, auf subtilerer Ebene um innere Reinlichkeit. Patanjali sagt, Reinheit sei unerlässlich für innere Harmonie.

Ich lehre Shaucha als Reinlichkeit auf innerer und energetischer Ebene – auf der Ebene deiner Schwingungen und Gefühle. Wenn du jede Ebene deines Systems säubern und reinigen möchtest, musst du mehr tun, als dir die Zähne zu putzen und das Gesicht zu waschen. Du brauchst auch eine tägliche Praxis, um Geist und Energiefeld von unerwünschtem Krempel und Schrott zu befreien.

Körperliche Reinlichkeit erquickt unseren Geist und steigert unsere Energie. Auch wenn du dir dessen vielleicht nicht bewusst bist, reinigst du jeden Tag auch den Geist, während du unter der Dusche stehst. Wasser erquickt jede Ebene unseres Seins, es wäscht den Staub ab, der sich im Verlauf des Tages oder der Woche im Geist angesammelt hat. Beim Verlassen der Dusche fühlst du dich erfrischt, weil du neben dem äußerlichen Schmutz noch etwas anderes weggewaschen hast.

Beginnen wir mit der Energiehygiene. Duschen hilft, reicht aber noch nicht. Du musst schon tägliche Übungen machen, um dein inneres Schwingungsniveau hochzuhalten. Wie du weißt, ist alles Energie. Es sollte dich also nicht überraschen, dass in dir ständig ein Energieaustausch stattfindet. Du bist kein isolierter Klotz, sondern ein durchlässiges Ding, das unablässig Emotionen und Gefühle – also Energie – mit der Umgebung austauscht. Die Welt ist voller elektromagnetischer Impulse, mit denen du wechselwirkst oder die du in dein System aufnimmst. Shaucha bedeutet, bewusst darauf zu achten, welche Energie du aufnimmst. Im Prinzip macht das ohnehin jeder: Angenommen, du steigst in die U-Bahn und es sind noch zwei Plätze frei, einer neben einem Menschen, der ruhig und gelassen wirkt, der andere neben jemandem, der hektisch auf seinem Handy herumtippt. Neben wen setzt du dich wohl?

Versuche in Zukunft nur, noch ein bisschen stärker darauf zu achten, mit welcher Energie du dich umgibst. Achte nach Möglichkeit darauf, dich mit Menschen zu umgeben und dich in Situationen zu begeben, die ruhig oder erhebend wirken. Erkenne, welche Menschen und Situationen dich nervös machen oder dir Energie rauben, und vermeide sie nach Kräften.

Eine Dusche kann wie gesagt helfen, unerwünschte Energie wegzuspülen, die du aufgenommen hast. In der ayurvedischen Gesundheitslehre des alten Indien werden vor allem *kalte* Duschen empfohlen; sie regen das Aufsteigen des Prana an. Unterwegs erreichst du einen ähnlichen Effekt, indem du dir ein wenig kaltes Wasser auf den Nacken reibst.

Auch der Atem bietet eine weitere Möglichkeit, die Energie im System am Laufen zu halten, anstatt sich festzufahren. Atme in schwierigen Situationen ganz bewusst, zum Beispiel, indem du beim Einatmen an beliebiger Stelle eine Pause machst. Halte auch beim Ausatmen zwischendrin die Luft an, mach eine Pause zufälliger Länge, und atme dann erst fertig aus. Das hilft den Dingen, dass sie nicht stecken bleiben, denn während du den Atem anhältst, setzt auch der Geist für einen Augenblick lang aus. Unterbewusst machst du das wahrscheinlich ohnehin schon: Unter Stress halten wir ganz automatisch den Atem an, um uns abzuschotten und nichts von außen mehr hereinzulassen.

Wenn du merkst, dass dein Geist starr geworden
und in Selbsturteilen gefangen ist, frage dich:
Wie würde ein Alien die gleiche Situation wahrnehmen?
Was würde dieses Wesen sagen oder sehen?

Die zweite zentrale Komponente von Shaucha ist *geistige Hygiene*. Wie bereits erläutert, ist es unerlässlich, sich jeden Tag Zeit zu nehmen, den Geist zu entstauben, und seien es nur fünf Minuten. Das ist eine Grundvoraussetzung für ein gesundes Innenleben. Mit einem täglichen *Sadhana* – einer kurzen Auszeit für Atemübungen und Meditation – machst du einen wichtigen Hausputz im Geist. Diese Übungen fegen den Schmutz weg, der sich im Lauf des Tages angesammelt hat. Sie erlauben uns, den Krempel hinauszuwerfen, der unseren Geist vollmüllt, und zu unserer natürlichen Achtsamkeit zurückzukehren.

In einem tieferen Sinn können wir Shaucha auch als eine Art Reinheit oder Unschuld des Geistes auffassen. Es handelt sich um eine Art Anfängergeist; bereit, die Welt durch ganz neue Augen zu betrachten. Wenn du merkst, dass dein Geist starr geworden und in Selbsturteilen gefangen ist, frage dich: *Wie würde ein Alien die gleiche Situation wahrnehmen? Was würde dieses Wesen sagen oder sehen?* Suche dir eine möglichst positive und originelle Antwort. Was du anstrebst, ist ein ganz neuer, unvoreingenommener Blick auf dich selbst. Erkenne das Lustige an deiner Situation. Kultiviere die Bereitschaft, jeden Augenblick und jede Interaktion als neue, frische Gelegenheit zu sehen, ungetrübt durch die Vergangenheit. Vergiss nie, dass wir uns selbst die schärfsten Kritiker sind – niemand verurteilt uns so scharf wie wir selbst.

Wobei geistige Unschuld natürlich nicht gleichbedeutend ist mit Ignoranz oder Dummheit – wir erlauben einer frischen Perspektive, sich dank der Energie des Universums und seiner innewohnenden Intelligenz zu entfalten. Geistige Unschuld macht uns präsent für das Hier und Jetzt, wo wir die Freiheit und die unbegrenzten Möglichkeiten des Augenblicks dafür nutzen, neue Lösungen zu finden. Diese Praxis und Bereitschaft, den Geist rein zu halten, führt zu größerer Selbstbeherrschung und einer angenehmeren Lebenseinstellung. Sri Sri formuliert es wunderbar knapp: »Vertraue der Unschuld des Augenblicks.«

2. Samtosa: Zufriedenheit

Der bekannte Satz »Glück ist, das zu wünschen, was man hat« bringt das Prinzip von Samtosa, Zufriedenheit, perfekt auf den Punkt.

Samtosa bedeutet Glücklichsein, mit oder ohne Anlass. Es handelt sich um kein Glück, das du dir für eine imaginäre Zukunft ausmalst, wenn du irgendwann mal alles hast, was du willst. Gemeint ist vielmehr, mit genau dem zufrieden zu sein, was man im Augenblick hat. Betrachte dein Leben und sieh, wie viel Gutes es darin gibt. Sollte noch etwas dazukommen, prima; aber du hast schon jede Menge. Patanjali sagt, wenn du einen Weg findest, mit genau dem glücklich zu sein, was du gerade hast, erlangst du die Klarheit und geistige Flexibilität, die nötig sind, um noch mehr von dem, was du willst, anzuziehen.

Samtosa kommt aus der Erkenntnis, dass Zufriedenheit in unserer Natur liegt. Mit Glück meinen wir zweierlei Dinge: Einerseits gibt es äußerliches Glück, andererseits einen innerlichen Zustand von Glück. Äußerliches Glück ist flüchtig und gebunden an einen anderen Menschen, an Erfolg oder Besitz, von dem wir uns Erfüllung erhoffen. Wir reden uns ein, zu unserem Glück fehle uns nur dieser neue Job, doch anstatt ihn dann zu genießen, sorgen wir uns, ob wir ihn gut machen und behalten werden. Wir erfreuen uns gar nicht mehr an unserem Erfolg, unser Geist ist schon wieder ein paar Schritte vorausgeeilt. So ist er nun mal, er flitzt rastlos von einem Menschen, Objekt oder Ereignis zum nächsten.

Aber dieses Glück ist nicht gemeint mit Samtosa. Ich rede hier nicht von Glück, das von außen kommt, und ich glaube nicht, dass du meine Hilfe brauchst, es zu finden. Nur die zweite Art von Glück, inneres Glück, betrachten die Veden als dauerhaft. Nach ihm streben wir doch eigentlich alle. In diesem Glückszustand bist *du* die Quelle deiner Zufriedenheit, du brauchst nichts von außen. Wer Samtosa übt, schöpft aus einem Brunnen der Freude und Positivität, der ganz und gar selbst erzeugt ist.

Es ist ganz einfach, Samtosa zu üben, und unmittelbar unterstützend. Wenn du dich das nächste Mal dabei ertappst, dass dein Geist sich auf etwas fixiert, das in deinem Leben fehlt, dann denke darüber nach, was an deinem Leben schätzenswert ist. Überlege dir bei Fehlschlägen, inwiefern du von ihnen profitiert hast. Nichts ist je ein kompletter Reinfall. Wir wachsen an unseren Misserfolgen. Dass du über den Verlust eines Menschen trauerst, zeigt deine Liebe. In jeder Angst steckt auch Mut. Die wahre Frage lautet: *Kannst du diese Liebe, diesen Mut erkennen?*

Sieh das Positive in deiner aktuellen Lage, in all deinen Beziehungen, und dir wird sich eine Tür zu einer Lösung oder Möglichkeit öffnen, die mehr Positivität in dein Leben bringt. Du wurdest entlassen und weißt nicht, wie es finanziell weitergehen soll? Vielleicht war das ja der Tritt in den Hintern, den du brauchtest, um endlich deinen lang gehegten Traum zu verwirklichen und dich selbstständig zu machen? Dabei sollst du deine Situation nicht durch eine rosarote Brille betrachten und dir einreden, alles sei zum Besten bestellt. Das hieße nur, deine wahren Gefühle zu verleugnen. Du handelst vielmehr aus dem Bewusstsein heraus, dass in allem, was passiert, auch etwas Positives steckt. Du findest Dankbarkeit und Wertschätzung für das, was vor deiner Nase liegt, und das versetzt dich in einen natürlichen Zustand der Zufriedenheit.

Die Zufriedenheit mit dem, was hier und jetzt ist – und sei es nur die Freude daran, am Leben zu sein und zu atmen –, zieht weiteres Glück und Erfolg an. Es heißt, Samtosa führe letztlich zu höchstem Glück. Genügsamkeit dämpft deine Rastlosigkeit und führt zu reiner, unerschütterlicher Freude, die dich von innen heraus strahlen lässt.

3. Tapas: Selbstdisziplin und Resilienz

Mit Tapas bezeichnet man im Yoga Selbstdisziplin. Meiner Ansicht nach meint Patanjali damit aber nicht nur Selbstkontrolle, sondern auch die Bereitschaft, auf etwas zu verzichten, um etwas Größeres zu erlangen. Es handelt sich um eine Art Resilienz; die Fähigkeit, alle Rückschläge und Verluste hinzunehmen, die auf deinem Weg zur Ausschöpfung deines Potenzials unvermeidlich sind.

Mit Tapas übst du bewusst das Loslassen. Es handelt sich um ein bewusstes Opfer. Aparigraha, du erinnerst dich, war die Fähigkeit, im Verhältnis zu anderen loszulassen. Bei Tapas geht es darum, in Bezug auf sich selbst loszulassen oder etwas zu opfern. Vielleicht verzichtest du auf Schlaf, um schon frühmorgens im Fitnessraum zu stehen, weil dein übergeordnetes Ziel darin besteht, gesünder und fitter zu werden. Du verzichtest für ein, zwei Jahre auf ein höheres Einkommen, um dich beruflich neu auszurichten, wie du es dir schon seit Jahren erträumst. Du überwindest deinen geistigen Widerstand, setzt dich auf ein Kissen und meditierst jeden Tag, weil Seelenfrieden eine Priorität in deinem Leben darstellt.

Indem du Tapas übst, erhebst du dich über die Einwände deines Geistes. Tapas heißt, Herausforderungen bewusst und willig anzunehmen. Wenn wir uns Problemen mit einer positiven Grundhaltung stellen, mit bewusstem Gewahrsein, werden Fähigkeiten und sogar Fertigkeiten freigesetzt, die wir im jeweiligen Moment brauchen – und nebenbei nimmt auch unsere Lebenskraft rasant zu. Letztere kennt man auch unter der Bezeichnung Resilienz. Nichts bringt dich ins Schwanken. Du stürzt dich mit ganzer Leidenschaft in eine Sache. Du tust alles, was getan werden muss, damit du dein übergeordnetes Ziel erreichst.

Tapas ist etwas Phänomenales: Du entscheidest dich bewusst, auf etwas zu verzichten oder eine Herausforderung anzunehmen. Wir sprachen schon davon, dass du deine eigene Größe aus dem Blick verlierst, solange du dich an kleine Dinge klammerst. Der Geist verengt sich, du verlierst deine Resilienz und Flexibilität. Um deinen Geist weit offen zu halten und Resilienz zu kultivieren, solltest du dich jeden Tag fragen: *Welche Kleinigkeit kann ich heute aufgeben?* Oder: *Welcher Herausforderung möchte ich mich heute freiwillig stellen?* Vielleicht verzichtest du auf deine zweite Tasse Kaffee oder die Nachspeise; vielleicht verzichtest du auf Facebook oder aufs Nörgeln; du nimmst dir vor, einen Freund darauf anzusprechen, dass er dir mit seinen Worten wehgetan hat, oder du hebst die Hand, wenn im Büro Freiwillige für ein spannendes neues Projekt gesucht werden. Es spielt keine Rolle, wie bedeutend oder unbedeutend eine Sache ist: Nimm sie dir vor und lass nicht mehr locker.

Die Resilienz, die Tapas meint, entsteht auch dadurch, dass du regelmäßig auf dein Leben zurückblickst und merkst, dass du dir sagen kannst: *Ich habe schon so viele Herausforderungen gemeistert*. Auch wenn du die Hindernisse zwischendrin für unüberwindlich gehalten hast: Irgendwie ging es immer weiter. Dieses Wissen hilft dir dabei, der nächsten Herausforderung geradewegs ins Auge zu sehen, der übernächsten und der überübernächsten.

4. Svadhyaya: Selbsterforschung und Eigenverantwortung

Selbstreflexion ist die Aufgabe beim vierten Niyama, Svadhyaya. Bei dieser üblicherweise mit »Selbsterkundung« oder »Selbsterforschung« übersetzten Praxis geht es darum innezuhalten, das eigene Verhalten zu beobachten und sich zu fragen, inwiefern man erstens selbst zu einer Situation beigetragen hat, und was man zweitens tun kann, um sie zu verbessern. Im Kern geht es hier darum, Verantwortung zu übernehmen und sich Rechenschaft über die eigenen Gedanken, Worte, Taten und Gefühle abzulegen.

Es ist leicht, die Verantwortung für Dinge zu übernehmen, die im Leben gut laufen. Viel schwieriger – aber viel wichtiger – ist es, auch Fehlschläge auf die eigene Kappe zu nehmen.

Svadhyaya sagt uns: Wenn etwas nicht klappt, dann suche nicht woanders die Schuld; zeige nicht mit dem Finger auf Menschen oder Umstände. Beobachte deine Gedanken und Gefühle, deinen inneren Zustand. Frage dich, was *du* anders machen könntest. *Was in mir muss sich ändern, damit das gewünschte Ergebnis herauskommt?* Diese Frage stärkt ganz natürlich Tapas, unsere Resilienz. Frage dich: *Inwiefern trage ich selbst die Verantwortung?* Halte dir bei Konflikten immer vor Augen, dass zum Streiten zwei gehören, und übernimm Verantwortung für deine Rolle.

Bei Meinungsverschiedenheiten mit meinen Brüdern oder mit Kollegen besteht meine erste Reaktion darin, mir alle Fehler des anderen aufzuzählen. Doch dann greift Svadhyaya und ermahnt mich, ein bisschen tiefer zu schürfen und über meine eigene Rolle nachzudenken. Oft wollen wir unseren Teil der Verantwortung nicht übernehmen. Für diese Gelegenheiten habe ich eine Regel: Ich fordere mich auf, mir drei Dinge zu überlegen, die ich besser hätte machen können oder die ich jetzt tun könnte, um die Situation zu verbessern. Diese Technik ist eine Art, Svadhyaya zu üben.

Es ist leicht, die Verantwortung für Dinge zu übernehmen, die im Leben gut laufen. Viel schwieriger – aber viel wichtiger – ist es, auch Fehlschläge auf die eigene Kappe zu nehmen. Dafür brauchst du wirklich Svadhyaya! Niemand sagt gern: »Ich habe uns in diese Situation gebracht. Ich trage die Verantwortung.« Aber dieser Satz stärkt auch dich unglaublich. Die Schuldzuweisungen hören schlagartig auf, du bist nicht länger das Opfer, du steckst nicht mehr fest, sondern bewegst dich vorwärts, mit hoch erhobenem Kopf, fest im Augenblick verankertem Geist und voll konzentriert auf die Frage, *was du jetzt tun kannst*. Du beginnst zu handeln.

Sobald du Verantwortung für dich selbst übernimmst, blühen deine Fähigkeiten auf. Du wirst stärker und gefestigter. Du umarmst das Leben, woraufhin es dir Chancen eröffnet und Wege aufzeigt. Patanjali sagt, Svadhyaya bringe mehr Göttlichkeit in dein Leben. Ich selbst würde eher sagen, dass es mehr liebende Unterstützung des Universums einlädt. Alles fließt dir zu; du musst dich nicht groß anstrengen. Das Leben bewegt sich mit dir und durch dich hindurch.

5. Ishvara Pranidhana: Selbstliebe und Vertrauen an eine höhere Macht

Der letzte Niyama, Ishvara Pranidhana, fordert uns auf, uns »dem Göttlichen zu ergeben«. Ob du nun an das Göttliche glaubst oder nicht, spielt dabei keine Rolle. Im weiteren Sinne meint Patanjali deine Fähigkeit loszulassen und darauf zu vertrauen, dass das Leben schon immer für dich sorgen wird. Er meint das Vertrauen, dass es einen Plan für dich gibt. Das stärkt auch das Vertrauen in dich selbst. Solange du noch in den schlimmsten Augenblicken überzeugt bist, dass es einen höheren Plan für dich gibt, bleibst du aktiv, anstatt aufzugeben. Sieh dich nur um: Alles im Leben, vom Tierreich über die Pflanzenwelt über Planeten bis hin zu den Sternen bewegt sich im Einklang mit einer Ordnung und Struktur. Warum solltest ausgerechnet du nicht Teil dieser perfekten Konstruktion sein?

Die Veden versichern uns, dass es auch dann einen höheren Plan für uns gibt, wenn wir ihn nicht erkennen. Wenn wir uns im Finsteren verirrt haben und kaum die Hand vor Augen sehen, rät Patanjali uns, mit dem Ort in uns Kontakt aufzunehmen, der weiß, dass wir immer in die richtige Richtung geleitet werden. Ishvara Pranidhana bedeutet, bewusst darauf zu vertrauen, dass das Leben uns schon unterstützt und leitet. Gemeint ist die Fähigkeit, sich sagen zu können: »Tief in mir drin weiß ich, dass ich mich stets in Richtung meines übergeordneten Wohls bewege.« Du ahnst nicht, wie oft ich mir das in den vergangenen fünf Jahren meines Lebens vorsagen musste, nach so vielen Jahren spiritueller Praxis. Aber das ist eine andere Geschichte.

Es gibt nichts Mächtigeres als dieses Bewusstsein, um deine Energie zu pushen, dein Durchhaltevermögen zu steigern und deine Lebenseinstellung zu verbessern. Solange du dieses Vertrauen aufbringst, kann dich nichts erschüttern! Du erlangst totale Freiheit. Du nimmst all deine Erfahrungen an; in dem Wissen, dass alles zu deinem Besten geschieht.

Vertrauen brauchen wir dann am meisten, wenn unser Leben schiefläuft, wenn wir kämpfen und leiden. Aber genau in diesen Phasen zweifeln wir natürlich am meisten. Es fällt uns ungeheuer schwer, über unsere aktuellen Probleme hinauszublicken. Wir hatten einen Plan für unser Leben, aber der scheiterte – wie können wir da an einen höheren und ohnehin unergründlichen Plan glauben?

Fehlschläge im Leben bieten eine wertvolle Gelegenheit, Ishvara Pranidhana zu üben. Wir tun das, indem wir innehalten und unsere aktuellen Probleme in Anbetracht unserer gesamten Existenz neu bewerten. Betrachte das Ganze doch mal so: Angenommen, du sitzt in einem Flugzeug. Während es noch am Boden ist, siehst du draußen kaum etwas. Du musst warten, bis das Flugzeug seine Reiseflughöhe erreicht hat, bevor du einen weiten Blick auf alles um dich bekommst. Auf zehntausend Metern eröffnen sich deinem Blick unzählige Möglichkeiten. Du erkennst, dass nicht nur ein, zwei Wege nach Rom führen, sondern Hunderte. In deinem Leben gibt es immer unzählige Wege, an ein Ziel zu gelangen.

Bei Ishvara Pranidhana geht es darum, deine Selbstgewissheit und deine fixen Überzeugungen abzulegen, »wie die Dinge laufen sollen«. Aus der Beziehung, die du dir wünschtest, wurde nichts? Dein Unternehmen oder deine Ehe scheiterten? Du bekamst den ersehnten Job nicht? Du verlorst einen geliebten Menschen? Bei dir wurde Krebs diagnostiziert? Wenn das Leben nicht läuft wie geplant, kannst du dir immer sagen: *Ja, im Augenblick fühle ich mich besch...eiden, aber ich vertraue darauf, dass es einen höheren Plan gibt, auch wenn ich ihn nicht erkennen kann.* In Momenten von Not, Verlust, Scheitern und Enttäuschung findest du im Vertrauen auf das Wohlwollen des Lebens Frieden. Dieser innere Friede verleiht dir die Energie und geistige Stärke, das Unerwartete zu bewältigen und neue Wege einzuschlagen. Gerade der Punkt der Hingabe bewirkt also, dass wir durch den Schmerz der schweren Momente des Lebens surfen können, statt uns nur wegzuducken und davonzulaufen. Ironischerweise ist es der Zustand der Hingabe, in dem wir wirklich mutig sind.

Letztlich führt Ishvara Pranidhana dazu, dass wir in eine liebende Kraft vertrauen, die unser Leben leitet. Im tiefsten Sinne geht es bei dieser Praxis also um Liebe und Verbundenheit: Liebe für uns selbst, Liebe für unsere Familienmitglieder und Freunde, Liebe, die sich ausdehnt auf alle Wesen dieser Welt. Diese Liebe schließt niemanden aus, am wenigsten uns selbst. Sie liegt in unserer Natur und in der Natur des Lebens selbst. Wenn sie dich erfüllt, fühlst du dich tief verbunden mit einer höheren Macht. (Oder, wenn du an keine höhere Macht glaubst, mit der Gesamtheit des Lebens.)

Und denke bitte daran, dass deine Reise von außen nach innen führt, aber auch von innen nach außen. Je mehr Vitalkraft du hast, desto natürlicher lebst du deine Superkräfte aus – und je mehr du deine Superkräfte zum Ausdruck bringst, desto mehr Lebenskraft steht dir zur Verfügung.

TEIL IV

EIN UPGRADE FÜRS BETRIEBSSYSTEM

10. Kapitel

Die innere Einstellung beherrschen

Wie würdest du in diesem Augenblick deine Einstellung beschreiben? Ist sie positiv oder negativ? Optimistisch oder pessimistisch? Starr oder offen? Mit Einstellung meine ich dabei die Qualität des Geisteszustands, in dem du denkst, handelst und fühlst. Wir alle neigen zu dem Irrglauben, wir würden im Alltag aus den verschiedensten Einstellungen heraus handeln. Wir bilden uns ein, wir würden die Welt durch eine ganze Reihe von Linsen betrachten und entsprechend variabel wahrnehmen, denken, fühlen und glauben. Doch den Veden zufolge kennt der Geist nur zwei Arbeitsmodi: Widerstand und Begehren – Abstoßungskräfte versus Anziehungskräfte. Entweder schieben wir etwas von uns oder ziehen es zu uns her. Scharfe Beobachtung und Selbststudium bestätigten das den Rishis immer wieder.

Der Verstand verarbeitet sämtliche Informationen, die über unsere fünf Sinne hereinkommen, und sortiert sie in zwei Kategorien, die die Veden *Raga* (Anziehung) und *Dwesha* (Abneigung) nennen. Entweder laufen wir einer Sache hinterher, oder wir laufen vor ihr davon. Wir möchten etwas, oder wir möchten etwas vermeiden. Wir mögen etwas oder mögen es nicht. Etwas soll geschehen oder nicht geschehen. Alles, was wir erleben, empfinden wir als positiv oder negativ. Ganz selten nur betrachten wir etwas aus neutraler Perspektive. Solange wir neutral bleiben, befinden wir uns einfach im gegenwärtigen Augenblick, wir beobachten, ohne zu werten.

Eine solche neutrale Haltung ist unproblematisch. Was uns Probleme macht, sind Widerstand und Begehren. Ich weiß, es ist schwer zu kapieren, aber diese beiden Einstellungen verursachen all unser Unglück. Wenn wir ihr Schieben und Zerren nur öfter als Ursache all der Beschränkungen erkennen würden, die wir tagein, tagaus spüren! Sobald wir in Widerstand gehen, fühlen wir uns elend. Begehren wir etwas, fühlen wir uns genauso mies. Aber das durchschauen wir nicht und geben lieber allem Möglichen – Menschen, Dingen oder Situationen – die Schuld dafür, dass wir unglücklich sind. Heute liegt es an meinem blöden Chef, morgen an meinem Kopfweh. Übermorgen ist eine Handwerkerrechnung schuld oder ein unangenehmes Gespräch. Wir deuten auf wechselnde Objekte der äußerlichen Welt und sagen: »Dort liegt das Problem.« Doch das sind nur Geschichten, die der Geist sich ausdenkt.

Das endlose Gezerre der widerstreitenden Kräfte von Anziehung und Abstoßung raubt uns nicht nur Energie, es fesselt uns auch an den Zyklus von Vergangenheit und Zukunft. Denn ein widerstrebender oder begehrender Geist ist nie gelassen; immer löst etwas unsere Stressreaktion aus. Je stärker wir uns auf Ablehnung oder Begehren einschießen, desto starrer, eingeschränkter und verschlossener werden unser Geist und unser Leben.

Wähle dein Gift

Je nach Typ dominiert bei Menschen eher die eine oder die andere Einstellung. Den einen treiben Anziehungskräfte durchs Leben, den anderen wiederum motivieren hauptsächlich Abstoßungskräfte. Jeder wählt sein Gift selbst – denn letztlich führt eins zum anderen. Wir verbringen unser Leben als Pendel zwischen Anziehung und Abstoßung – außer wir gelangen in einen Zustand hoher Energie und Bewusstheit.

Es fällt Menschen meist schwer zu erkennen, wann ihr Geist aus der Balance gerät. Dazu ein Beispiel aus meinem Leben: Mir ging erst ein Licht auf, als ich rein zufällig auf die Weisheit der Veden stieß. Urplötzlich tat sich mir eine ganze Welt neuer Möglichkeiten auf. Ich konnte gar nicht glauben, dass mir in all den Jahren meiner Ausbildung – von der Grundschule bis zur Uni – niemand beigebracht hatte, in mein Inneres zu schauen. Und kaum hatte ich erkannt, wie wertvoll diese Erkenntnis war, wollte ich andere daran teilhaben, davon profitieren lassen. Ich sah kristallklar vor mir, was die vedische Weisheit für die Menschheit bewirken könnte, und widmete mich ihr voller Leidenschaft und Hingabe. Und zwar *total!* Ich warf mich mit dem gleichen Schwung und Ehrgeiz hinein, der mich durch das Studium getrieben und zur erfolgreichen Staatsanwältin in Los Angeles gemacht hatte. Ich konzentrierte all meine Energie und inneren Ressourcen darauf, die uralten Praktiken zu verbreiten, von denen ich so überzeugt war. Nach nur wenigen Jahren hatten wir Hunderttausende Menschen in fünfunddreißig Ländern unterwiesen. Was ich nicht begriff: Hinter diesem Furor, mit dem ich mich in die

Arbeit stürzte, steckte eine Einstellung, die man durchaus als Verlangen einordnen konnte. Ich schuftete pausenlos, reiste kreuz und quer durch die Welt und verlor dabei allmählich das Gefühl für Raum und Zeit. Ich war immer in Aktion, kam nie zur Ruhe und arbeitete achtzehn bis zwanzig Stunden täglich, um unsere Botschaft in die Welt zu tragen. Ich machte zwar weiter meine Atemübungen und Meditationen, doch die Zahl meiner Arbeitsstunden und meiner Mußestunden geriet völlig ins Ungleichgewicht. Zugegeben, die Aufgabe war spannend und erfüllend. Trotzdem war mein Leben unausgewogen, weil ich mir viel zu wenig Zeit für mich selbst und meine Beziehungen nahm.

Es ist nichts Falsches daran, etwas zu haben, zu wollen und zu erreichen. Doch wenn du dich derart darin verstrickst, dass es zum Kern deiner Identität wird, beschränkt es das Feld der Möglichkeiten, was du tun und erschaffen kannst.

Obwohl ich so viele Jahre lang geübt hatte, meinen Geist zu beherrschen, rutschte ich doch immer wieder in meine alten Einstellungen hinein. Als Tochter indischer Eltern, als Einwanderin und als Anwältin war ich darauf konditioniert worden, um jeden Preis nach Erfolg zu streben. Irgendwann erkannte ich, dass ich einhalten und wieder meine Mitte finden musste, um einen Burnout zu vermeiden. Die Lektion aus meiner Geschichte: Unsere Beweggründe spielen keine Rolle, solange wir von Geisteshaltungen aus operieren, die für uns schädlich sind.

Diese schädlichen Haltungen lassen sich oft nur schwer erkennen, weil sie eng mit den Dingen verwoben sind, die uns im Leben am Herzen liegen – mit unseren sehnlichsten Träumen und höchsten Zielen. Du wehrst dich gegen die schlimme Diagnose deines Kindes, weil Familie dir über alles geht und du dir doch nur wünschst, dass alle gesund bleiben. Du träumst davon, deinen Job zu kündigen und in der Welt herumzureisen, weil du so großen Wert auf Freiheit legst. Du versuchst fieberhaft, dein kreatives Start-up in die Gänge zu kriegen, weil du wirklich glaubst, die Welt verbessern zu können.

Daran ist ja auch nichts schlecht. In der Bhagavad Gita heißt es: »Anziehung und Abneigung der Sinne an ihre entsprechenden Sinnesobjekte sind unvermeidlich.« So ist unser Geist nun mal verdrahtet, Anziehung und Ablehnung gehören zu unserem Betriebssystem. Die Gita warnt aber auch, dass diese Einstellungen unserer Größe im Weg stehen, wenn sie uns beherrschen. Solange sie unkontrolliert, unbewusst am Werk sind, schaffen sie in unserem Leben Probleme. Wer sich in seinen Wünschen festfährt, verrät sein größeres Potenzial. Wir sind größer als unsere Wünsche, Erfolge und Ziele. Es ist nichts Falsches daran, etwas zu haben, zu wollen und zu erreichen. Doch wenn du dich derart darin verstrickst, dass es zum Kern deiner Identität wird, beschränkt es das Feld der Möglichkeiten, was du tun und erschaffen kannst. Es leitet dich fort von den positiven Qualitäten in deinem Kern und verringert deine Fähigkeit, das zu erreichen, was du willst.

Was uns ausmacht, sind Freude, Liebe, Verbundenheit und Lebendigkeit. Ironischerweise ist dies überhaupt nur der Grund, warum wir aus Ablehnung oder Begehren heraus handeln. Wir versuchen, zu unserer Größe zurückzukehren. Wir versuchen, zu unserer *Natur* zurückzukehren. Leider wissen wir nicht mehr, wie das geht. Wir glauben, um Freude zu finden, müssten wir dem Glück nachjagen und Schmerz und Misserfolge vermeiden. Doch diese anstrengende Reise führt uns nur weiter von unserem Potenzial weg.

Betrachte dein Betriebssystem

Jetzt möchte ich dich bitten, einmal tiefgehende Selbstreflexion zu betreiben. Wenn du erkennst, wie diese Geisteshaltungen deine Gedanken steuern, dein Verhalten und dein Leben, wirst du das nicht mehr rückgängig machen können. Es wird ein unsanftes Erwachen geben. Sobald du die Grundneigungen deines Geistes kennst, siehst du kristallklar, was deine Gedanken, Worte und Taten antreibt. Du erkennst sofort, wo Widerstand sich regt (und woran das liegt). Diese Art der Selbsterforschung hat einen großen Wert. Denn über das, was wir uns bewusst machen, erheben wir uns automatisch. Unsere Geisteshaltung erweitert sich, die Wahrnehmung wird rein, der Ausdruck klar. So beginnt die Veränderung.

Wie bei einem Computer betrachten wir uns das Betriebssystem. Handelt es sich um einen PC oder einen Mac? Läuft der Rechner mit Windows oder Linux? Was bringt ihn zum Abstürzen? Welche Programme ziehen am meisten Saft aus dem Akku? Sobald wir wissen, wie wir ticken, verlagert sich unsere Wahrnehmung von selbst. Allein die Fähigkeit, die Neigungen des Geistes zu erkennen, verhilft uns schon zu mehr Energie. Wir schalten den Autopiloten aus, handeln bewusster und weniger aus dem untergetauchten Teil des Eisbergs heraus. Wir strengen nicht den Geist an, um die Probleme des Geistes zu lösen. Wir werden *achtsamer*. Achtsam sein heißt nicht denken, sondern ganz tief drin wissen – Achtsamkeit hat die Macht, den Geist auf allen Ebenen umzuleiten.

In dem Moment, da wir uns bewusst werden, wie wir ticken, erweitert sich unser Geist. Unser so negativ, eng und verkniffen gewordener Geist öffnet sich wieder; unser Horizont weitet sich. Der Geist findet zurück zu seiner Mitte, zu Neutralität und zum gegenwärtigen Augenblick. Achtsamkeit fördert Energie und motiviert uns, unser Energieniveau weiter zu steigern. Betrachten wir uns aber zunächst genauer die beiden schädlichen Geisteshaltungen und ihre Auswirkungen auf unser Energieniveau und unser Leben.

11. Kapitel
Vom Kampf zum Flow

Ein Buch zu schreiben war eine ganz neue Erfahrung für mich. Jahrelang sträubte ich mich gegen die Idee, etwas zu Papier zu bringen, geschweige denn ein ganzes Buch. Seit Jahrzehnten hatte mich mein Umfeld dazu gedrängt, doch ich hatte keine Lust. Sri Sri meinte wiederholt, in mir stecke ein Buch, das nach draußen dränge. Ich sagte mir und allen anderen stets: *Nein, nein, nein, ich möchte kein Buch schreiben*. Wer möchte sich schon in einer Höhle verkriechen, mit einer Tasse Kaffee und einem Computer? Ich mag Menschen treffen, reden, Ideen formulieren und dabei Energie austauschen. Schreiben schien mir immer eine einsame Tätigkeit mit sehr wenig menschlichem Austausch.

Doch schließlich beschloss ich, Sri Sris Rat zu folgen und ein Buch zu schreiben. Ich machte, was jeder angehende Autor tut: Ich sammelte meine Gedanken, verfasste ein Exposé und suchte mir einen Verlag. Ich begann, meine Erfahrungen aus jahrzehntelanger Lehrtätigkeit zu sammeln und niederzuschreiben.

Doch ich hatte kaum mit der Arbeit angefangen, da erhob schon Widerwille sein hässliches Haupt. *Nein, nein, nein, ich möchte kein Buch schreiben. Ich hasse Schreiben! Mein Verstand arbeitet einfach ganz anders.* Selbst als Anwältin hatte ich mich nach Kräften ums Schreiben gedrückt. Ich schaffte es, meine innere Stimme so weit zum Schweigen zu bringen, dass ich weiterarbeiten konnte. Aber sie war nie ganz verstummt.

Auch jetzt regte sich in meinem unter dem Wasserspiegel liegenden Geist der Widerstand und manifestierte sich auf verrückte Weise. Mein Computer ging nicht nur ein Mal kaputt, sondern zwei Mal. Ich bekam eine ernsthafte und hartnäckige Augenentzündung, die es mir häufig unmöglich machte, auf einen Bildschirm zu sehen. Aufgrund eines Verdauungsproblems musste ich heftige Antibiotika nehmen, die mein Denken vernebelten und mir alle Energie raubten. In meinem Haus gab es nicht einen, nicht zwei, sondern drei Wasserschäden, die mich zwangen, ins Hotel zu gehen, und die mich schließlich ein volles Jahr von zu Hause vertrieben. Und das sind nur die Höhepunkte! Selbst während ich an der Tastatur saß, sträubte sich mein Geist unterbewusst noch. Innerlich lehnte ich die Gelegenheit ab, die mir das Leben da gegeben hatte, und das Leben rächte sich, indem es mir das Schreiben schwer machte. Das ist gar nicht so überraschend, wenn man darüber nachdenkt. Genau das bewirkt Widerstand ja: Er macht uns das Leben schwer.

Die Veden lehren, dass es im Leben keine Zufälle gibt. Davon bin ich überzeugt. Was in unserem Leben – in der Welt da draußen – passiert, ist Ausdruck dessen, was *in uns* vorgeht. Mein inneres Nein manifestierte sich in äußeren Situationen, die zu Kämpfen, Schwierigkeiten und Negativität führten. An einem Punkt mitten im Schreiben, als ich mit kaputtem Laptop und rosa verquollenem Auge im Hotelbett lag und ein ausgedrucktes Kapitel durchlas, musste ich plötzlich loslachen – und kriegte mich gar nicht mehr ein. Manchmal hat das Universum so einen Sinn für Humor! Ich sagte zum Leben: »Okay, du hast gewonnen! Ich akzeptiere diesen ganzen Wahnsinn, ich akzeptiere die Anforderungen des Schreibprozesses, ich sträube mich nicht länger.« Und kaum hatte ich die Mühen akzeptiert, lösten sie sich von selbst auf. Das Schreiben ging mir flüssiger von der Hand, der Weg vor mir zeichnete sich klarer ab. Nachdem ich geistig den Gang gewechselt hatte, kam ich mit der Steigung besser klar. Natürlich gab es noch Hindernisse, aber ich kämpfte nicht mehr gegen sie an. Ich nahm jede Schwierigkeit einfach an und tat, was ich hier und jetzt tun musste, um sie zu überwinden.

Was ist also dieses Ding namens *Widerstand* genau, und wie kann es uns das Leben derart vergällen? Widerstand ist der bewusste oder unbewusste Unwille beziehungsweise die Weigerung, etwas zu akzeptieren. Wir können ihn auch »Nicht-Akzeptanz dessen, was ist« nennen, Abneigung oder Abwehr. Alles das Gleiche. Wir mögen etwas nicht, deswegen stoßen wir es von uns, tun so, als wäre es nicht da, ärgern uns darüber, lassen uns reizen, schlagen darauf ein oder kehren es unter den Teppich. Widerstand ist die gängigste Grundeinstellung im Leben. Wir akzeptieren unser Leben nicht, wie es ist, und glauben, wir könnten es nicht akzeptieren. Inzwischen solltest du genug über Energie wissen, um sofort zu erkennen, dass das eine extrem kräftezehrende Geisteshaltung ist. Sie erzeugt Stress im gesamten System und sorgt dafür, dass wir noch fester im Hin und Her aus Vergangenheit und Zukunft feststecken. Wenn wir also unser Energieniveau erhöhen und unser Leben verbessern wollen, müssen wir bei unserer Neigung zu geistigem Widerstand ansetzen.

Ein guter Energieleiter werden

Widerstand ist eine Kraft, so real wie die Schwerkraft. Er erzeugt im Geist Anspannung und Verkrampfung, ebenso wie ein erhöhter Widerstand beim Sport die Anspannung der Muskeln erhöht. Betrachtet man sich die Sache aus physikalischer Sicht, wird klar, was Widerstand mit unserer Energie anstellt. Denk mal zurück an die Physikstunde, in der erklärt wurde, wie Elektrizität funktioniert. Du lerntest, dass Elektrizität durch den Fluss von Elektronen entsteht. In der Physik bezeichnet Strom die Bewegung von elektrischen Ladungsträgern durch einen Leiter. *Widerstand* nennt man die Tendenz eines Materials, *sich dem Strom zu widersetzen*. Fließt etwa Wasser durch ein schmales Rohr, ist der Widerstand höher als bei einem größeren Rohrquerschnitt. Das ist nur logisch, oder? Nun besteht ja alles im Leben aus Energie. Wir Menschen sind lediglich komplizierte Leiter jener elektrischen Energie, die wir Lebensenergie nennen. Im Grunde machen unser Gehirn und unser Nervensystem nichts anderes, als elektrische Impulse auszusenden und zu empfangen. Anders formuliert: Sie sind elektrische Leiter. In der Physik zeichnet einen guten Leiter aus, dass er dem Strom wenig Widerstand bietet, während ein schlechter Leiter hohen Widerstand aufweist. Und du funktionierst genauso – außer du schaffst es mit einem Zaubertrick, die Gesetze der Physik auszuhebeln.

Dein Geist ist ein guter Energieleiter, wenn er wenig Widerstand bietet! Ein enger, verkniffener Geist stellt sich dem Energiefluss entgegen. Er ist ein schlechter Leiter. Bei hohem Widerstand kann die Energie nicht richtig fließen. So einfach ist das. Aber wenn deine Geisteshaltung weit offen ist – ganz im gegenwärtigen Augenblick, all das akzeptierend, was ist –, kann die Energie frei durch dich fließen, und du kannst sie nutzen, um deine Ziele und Träume zu verwirklichen.

Sobald du erkennst, dass dein Geist in Vergangenheit und Zukunft feststeckt und aus einer Haltung des Widerstands agiert, fällt es dir wie Schuppen von den Augen. Du denkst: Ach, du heilige Scheiße, was tue ich mir da an?

Bitte halte jetzt einen Augenblick inne, blicke ernsthaft in dich und hör mir zu. Widerstand behindert das ungehemmte Fließen der Lebensenergie. Wobei du Lebensenergie als dein Herz betrachten kannst. Lebensenergie ist also keine mechanische, unbelebte elektrische Energie, sondern deine Herzensqualität, die sich in Bewegung ausdrückt, aber auch in Werten wie Liebe, Mitgefühl, Freundlichkeit, Verbundenheit, Intimität, Zuneigung, Hilfsbereitschaft und so weiter. Lebensenergie treibt auch alle deine kognitiven Funktionen an. Sobald sich in deinem Geist Widerstand regt, kannst du deine Fähigkeiten nur noch eingeschränkt nutzen. Die ganze Sache verschlimmert sich noch dadurch, dass du dein Herz und seinen Ausdruck mit einer Mauer umgibst. Der Grad des Widerstands bestimmt die Höhe der Mauer und das Ausmaß von Starrheit und Kontrolle. Er hält dich davon ab, Leben und Liebe hereinzulassen.

Im Grunde geht es seit der ersten Seite dieses Buches darum, wie man ein guter Leiter für Energie wird! Um die Lebensenergie in dir und um dich herum nutzen zu können, muss dein Geist weit offen sein. Wenn dein Geist in Widerstand erstarrt ist, wehrst du dich buchstäblich gegen den Fluss des Lebens. Der Vedanta spricht über geistigen Widerstand und was er mit dem System anstellt. Im Widerstand verengen sich die Energiekanäle. (Wenn du nicht an Energiekanäle glaubst, denke stattdessen an Nervenbahnen, Arterien und Venen.) Alles zieht sich zusammen. Dein Geist wird zu einem engen, zusammengezogenen, dünnen Rohr, durch das kaum Lebensenergie fließen kann. Das macht uns erschöpft und leer, starr und unbeweglich. Je mehr sich unser Akku leert, desto stärker verengt sich der Geist, wir verlieren den Kontakt zu anderen und zum Leben selbst. Wir schneiden uns von der Energiequelle ab, die uns erhält.

Das Bewusstsein für diese Problematik ist ein nötiger erster Schritt zur Befreiung aus unserer toxischen Geisteshaltung. Sobald du erkennst, dass dein Geist in Vergangenheit und Zukunft feststeckt und aus einer Haltung des Widerstands agiert, fällt es dir wie Schuppen von den Augen. Du denkst: *Ach, du heilige Scheiße, was tue ich mir da an?* Das ist ein Weckruf. Diese Erkenntnis selbst ist das Werkzeug, das du zu deiner Befreiung brauchst.

Mehr über Widerstand

Achte bitte mal darauf, wie sehr Menschen, die in geistigem Widerstand leben, sich dem Leben gegenüber verhärtet haben. Beobachte deine Freunde, Familienmitglieder und Kollegen. Leute, die ständig jammern und gegen das Leben ankämpfen, wie wirken sie auf dich? Wenn du genau hinsiehst, kannst du es ihrem Gesicht ablesen, ihren Augen, ihrer Körperhaltung. Der Widerstand hat sie im Lauf der Zeit aufgerieben, nicht nur geistig, sondern auch körperlich. Solche Menschen sind abends oft zu Tode erschöpft und brauchen sehr viel Schlaf, um sich zu erholen. Wenn sie sich schon über Jahre hinter ihrem Widerstand verschanzt haben, sind sie hart und verschlossen. Sie lassen nichts mehr an sich heran.

Ich rede hier nicht von einer bestimmten Sorte Mensch, denn wir alle sind gelegentlich so. Jeder von uns hat mindestens einen Bereich, in dem Widerstand sein Handeln bestimmt. Das zeigt sich in jedem meiner Kurse. Es findet sich immer mindestens einer, der sich tief in seinen Widerstand vergraben hat und es noch nicht einmal merkt. Er fragt sich, warum in seinem Leben nichts klappt, warum alles so mühsam ist, warum keine Hilfe kommt, warum er keinen passenden Partner oder Job findet. Mich wundert das gar nicht, denn Widerstand führt zu Kontraktion und negativen Emotionen, der Mensch bekommt das Gefühl, alles sei ein Kampf, und diese Haltung manifestiert sich dann äußerlich, indem *wirklich* alles ein Kampf wird. Unbewusst schlägt dieser Mensch alle Chancen in den Wind, weil er nicht akzeptieren kann, was direkt vor seiner Nase liegt. Dieser Mechanismus läuft immer gleich ab.

Deiner Energie und deinem Leben zuliebe musst du deswegen deine Geisteshaltung ändern: Gib deinen Widerstand auf und – *akzeptiere!* Sobald du auch nur die Möglichkeit der Akzeptanz in Erwägung ziehst, weitet sich dein Geist. Frische Energie strömt herein. Sobald du aufhörst, dich total auf ein Problem zu fixieren, und das Ganze wieder aus einer weiteren Perspektive betrachtest – nach dem Motto »passt schon, es wird schon alles gut« –, steigerst du den Fluss der Lebensenergie in deinem System.

Wenn ich mit einer Herausforderung kämpfe und mein Geist sich verengt, betrachte ich alles aus einer Perspektive des Widerstands. »Nein, so sollte das nicht laufen«, »Das klappt nicht«, »Das ist ein ernstes Problem«. Je enger sich dein Geist zusammenzieht, desto schneller saugen negative Gedanken und Gefühle deinen Akku leer. Du verlierst die Fähigkeit, klar zu denken und die Dinge neutral zu betrachten. Du verlierst die Fähigkeit, Freude und Spannung zu spüren. Aber sobald du dir sagst, »Na gut, es ist nun mal passiert, ich schaffe das schon«, fließt die Energie wieder. Das Motto wirkt wie ein tiefer Atemzug, nachdem du den Atem angehalten hast. Sobald Akzeptanz da ist, strömt die Lebensenergie nur so herein. Ein verhärteter Geist hingegen zieht Lebensenergie ab. Er denkt, kalkuliert und plant unablässig, was schlicht eine Form von Widerstand ist. Doch sobald wir akzeptieren, finden wir unsere Mitte wieder und sagen uns einfach: *So ist die Situation nun einmal. Und ich muss Folgendes tun, um sie zu beheben.*

Wie bereits geschildert, lief mein Haus voll Wasser, während ich dieses Buch schrieb. Als mein Mann anrief und erzählte, was passiert war, antwortete ich spontan: »Toll, dann machen wir die Küche neu!« Das war meine automatische Reaktion. Meine Freunde reagierten viel heftiger als ich. Zwei Tage lang kamen immer wieder Leute vorbei und bemitleideten mich wegen der Überschwemmung und der damit verbundenen Unannehmlichkeiten. Doch ich sprühte nur so vor Energie und Lebenslust, weil ich das Ganze aus einer akzeptierenden Geisteshaltung heraus betrachtete. Der Geist meiner Freunde hingegen hatte sich verkrampft, die Sache kostete sie Energie, während sie mir Energie spendete.

Das Leben ablehnen

In diesem Buch geht es darum, das uns geschenkte Leben zu bewahren und zu verbessern. Widerstand ist deswegen ein so zentraler Punkt in meinen Ausführungen, weil er zu den wichtigsten inneren Kräften gehört, die uns das Leben vermiesen. Widerstand macht uns stumpfsinnig, erschöpft, verbittert. Alles scheint uns ein Kampf. Wir sterben buchstäblich eines langsamen Todes. Wir bezahlen einen hohen Preis für unseren Widerstand, denn wir bezahlen mit unserem Leben.

Die Veden sagen: Wer Widerstand leistet, lässt die Chancen, die das Leben bietet, nicht an sich heran. Solange dein Geist sich gegen das Leben sträubt, bist du eine Mauer statt ein durchlässiges Netz. Du unterdrückst die Äußerungen deines Herzens. Dein Verstand fällt strenge Urteile, ist hartnäckig und stur, das Herz hinkt hinterher. Du lebst mit dem Kopf, nicht mit dem Herzen.

Hier eine weitere Analogie aus der Physik, um zu verdeutlichen, was energetisch in dir vorgeht, wenn dein Geist Widerstand leistet: Stell dir vor, jemand drückt von außen gegen deine Tür. Die Person schiebt mit hundert Krafteinheiten, um die Tür aufzubekommen. Du stehst auf der anderen Seite und stemmst dich dagegen. Du möchtest diese Person absolut nicht hereinlassen. Um sie draußen zu halten, musst du mit hundert Krafteinheiten Widerstand leisten, damit die Tür zu bleibt.

Auch auf geistiger Ebene kostet es also ungleich mehr Energie, Dinge abzublocken, als einfach die Tür zu öffnen und jemanden hereinzulassen. Anstatt hundert Energieeinheiten zu verbrauchen, um ihn draußen zu halten, könntest du dreißig, vierzig oder vielleicht fünfzig Einheiten aufwenden, um mit ihm zu sprechen und mit dem umzugehen, was nun mal da ist.

Betrachten wir uns ein konkretes Beispiel. Manchmal müssen wir unsere inneren Türen vor Menschen oder Situationen verschließen – einem Familienmitglied, Freund, Ex oder einem Job. Stellt diese Person oder Situation in deinem System keine emotionale Belastung dar, kannst du die Tür aufmachen, den Besuch abwimmeln und dein Leben weiterleben. Versuchst du hingegen, dieser Person aus dem Weg zu gehen, regst dich schon auf, wenn du nur ihren Namen hörst – dann sei dir bewusst, dass du deine Energie gegen dich selbst einsetzt. Das weist darauf hin, dass dein Geist sich in Widerstand befindet. Du steckst viel Aufwand und Energie in den Versuch, diese Person oder Situation nicht wahrzunehmen. Du schöpfst dein Potenzial nicht annähernd aus. Du öffnest nicht die Tür und stellst dich der Sache. Du entwickelst dich nicht weiter.

Auch in dir selbst kostet es viel mehr Energie, deine Gefühle zu unterdrücken, statt die Tür aufzumachen und ihnen einfach zu gestatten, sich durchzubewegen. Du hältst es für einfacher und kräftesparend, den Herausforderungen des Lebens aus dem Weg zu gehen. Dabei würdest du viel Zeit und Energie sparen, wenn du dich einfach mit ihnen (und damit ja auch den Chancen) auseinandersetzen würdest. Du hast keinen Einfluss darauf, was an deiner Schwelle auftaucht, aber du kannst sehr wohl bestimmen, wie du damit umgehst. Wenn du einsiehst, dass Veränderung Teil des Lebens ist, dass alles flüchtig ist und vorübergeht, erkennst du vielleicht: Es ist sinnlos, wertvolle Lebensenergie darauf zu verschwenden, das wegzustoßen, was das Leben dir bringt.

Das, wogegen du dich sträubst, bleibt an dir haften; das, was du akzeptierst, fließt. Wenn du das Leben mit offenen Armen empfängst, anstatt es von dir zu stoßen, fängt es an, für *dich zu arbeiten statt gegen dich.*

Und wenn du nun die Hälfte der Energie, mit der du die Tür zuhältst, dazu hernehmen würdest, um damit ein Herzensanliegen zu verfolgen? Du würdest nur riskieren, glücklich und erfolgreich zu werden. Du würdest die Dynamik deines Lebens komplett umdrehen. Deine Haltung würde sich ändern. Du würdest andere Entscheidungen treffen; ganz anders mit den Menschen in deinem Leben umgehen. Anstatt widerwillig ins Büro zu kommen, mit verspannten Schultern und verkrampftem Magen, um dort Tagträumen von einem neuen Job nachzuhängen, könntest du genauso gut loslassen. Womit ich nicht sagen will, du solltest deine Arbeit nachlässig tun oder deine wahren Gefühle ignorieren. Was ich meine: Versuche nicht, dich davor zu schützen, die fundamentale Wirklichkeit deiner Situation zu erleben. Versuche nicht, die Tür zuzuhalten. Versuche nicht, Risiken und Misserfolge unbedingt zu vermeiden, sondern sieh dich nach Chancen um. Kümmere dich um eventuell auftretende Probleme, wenn sie tatsächlich auftreten. Wie gesagt: Wohin unser Geist geht, dorthin folgt unser Leben. Wenn du überall nach Schwierigkeiten Ausschau hältst, finden die Schwierigkeiten auch dich.

Mach dir klar, wie viel Energie es dich kostet, jeden Morgen derart angespannt und widerstrebend ins Büro zu kommen. Wie viel besser wäre es, die Situation so zu akzeptieren, wie sie ist – inklusive der Tatsache, dass du dich in deinem aktuellen Job nicht besonders wohlfühlst.

Du wärst nicht länger das verengte, verstopfte Rohr, sondern eine weit offene Röhre, durch die die Erfahrung frei fließen kann. Du würdest Dinge entdecken, die dir im Job Spaß machen, und vielleicht übernimmst du ja ein Projekt, das dir Freude bereitet oder freundest dich mit einem neuen Kollegen an. Vielleicht lässt du sogar neue Gelegenheiten in dein Leben. Ist es nicht komisch, dass genau dann ein Jobangebot in deinem Briefkasten landet, wenn du endlich deinen alten, verhassten Job zu akzeptieren gelernt hast? So läuft das immer. Und dann kommt die nächste Gelegenheit und die nächste … Es heißt nicht umsonst: Der Teufel scheißt immer auf den größten Haufen! Das, wogegen du dich sträubst, bleibt an dir haften; das, was du akzeptierst, fließt. Wenn du das Leben mit offenen Armen empfängst, anstatt es von dir zu stoßen, fängt es an, *für* dich zu arbeiten statt gegen dich. Vergiss nie: Die Lebensenergie will dir helfen. Sie will dich erblühen lassen. Mach einen Schritt Richtung Akzeptanz und Vertrauen, und das Leben kommt dir zehn Schritte entgegen.

Wonach strebst du?

Wenn du glaubst, das betreffe dich nicht, schaust du nur nicht genau genug hin. Wie gesagt würde ich wetten, dass es in deinem Leben mindestens einen Bereich gibt, in dem du aus Nicht-Akzeptanz, Vermeidung und Abneigung heraus handelst. Dieses Verhalten raubt dir enorm Kraft. Und du bist dir dessen nicht einmal bewusst. Gemeinerweise äußert sich Widerstand ja oft auf unbewusster Ebene.

Eine einfache Frage hilft herauszufinden, ob jemand aus einer Haltung des Widerstands oder der Akzeptanz heraus handelt: Wonach strebst du? Strebst du danach, in deinem Leben glücklich zu sein? Oder strebst du danach, *nicht unglücklich* zu sein? Strebst du nach einem Leben, das du liebst, oder möchtest du nur ein Leben vermeiden, das du nicht magst? Deine Antwort verrät mir alles, was ich über deine Einstellung und darüber, wie dein Leben verläuft, wissen muss. Wenn du danach strebst, glücklich zu sein und dein Leben zu lieben, dann gedeihst du auch. Strebst du aber nur danach, Unglück zu vermeiden, führst du ein lauwarmes Leben.

Doch die Antwort ist nicht immer so offensichtlich, wie es scheint. Ich habe diese Frage Tausenden Menschen gestellt, und in aller Regel antworten neunzig Prozent erst einmal, sie strebten danach, glücklich zu sein. Dann fordere ich sie auf, tiefer zu schürfen: Seid ihr euch da ganz sicher? Stellt euch vor, ihr sitzt hier und lauscht meinen Ausführungen, aber vor euch sitzt ein Riesenkerl und versperrt euch die Sicht. Was macht ihr? Sitzt ihr still da und profitiert vom Vortrag, so gut es geht? Oder quengelt euer Geist unentwegt: *Dieser Schrank vor mir zappelt dauernd herum und ich hole nicht so viel aus dem Workshop, wie ich könnte.* Dann habe ich schlechte Nachrichten – das ist Widerstand. Du strebst danach, dich nicht unbehaglich zu fühlen. Merkst du, dass deine Bemühungen, Aufmerksamkeit und Energie nicht dahin gehen, das Beste aus der Gelegenheit machen, sondern dahin, die Unbequemlichkeiten zu minimieren? Du würdest dem Kerl am liebsten den Kopf einschlagen. Wir riskieren nicht, glücklich zu sein. Wenn wir das täten, würden wir uns zurücklehnen, uns entspannen und aus jeder Situation das Beste herausholen. Wir könnten auch leise den Platz wechseln. Aber das machen wir nicht. Nein, wir regen uns über den verspäteten Flug auf, über kleine Misshelligkeiten ebenso wie über größere Rück- und Fehlschläge und all die anderen unvermeidlichen Herausforderungen des Lebens.

Glaubst du ehrlich, nach Glück, Lebendigkeit und Erfolg zu streben, indem du dich voll dem Fluss des Lebens hingibst? Das redest du dir vielleicht ein, aber in Wirklichkeit agiert dein Geist nach dem Muster *durchhalten, überleben und ein paar Dinge unbedingt vermeiden.* Das ist ein ganz anderes Prinzip. Die eine Haltung ist akzeptierend, die zweite geprägt von Widerstand. Wer nach Glück strebt, nimmt die Dinge hin, lässt sie zu und ist offener für neue Ideen und Ansätze. Wer nur danach trachtet, Schmerz und Unglück zu vermeiden, kann das Leben nicht akzeptieren, wie es ist.

Widerstand bedeutet, dass man angstgetrieben handelt und entscheidet. Doch indem wir angstvoll auf die Welt starren, schaffen wir die Probleme erst. Und wenn dieser Prozess unterbewusst abläuft, ist er nur noch stärker. Was du geheim hältst, egal ob es sich um ein spannendes oder ein schlimmes Geheimnis handelt, brodelt in dir mit aller Macht. In dir drin entwickelt es viel mehr Kraft, als wenn du es einfach rauslassen würdest. Und wenn mir jemand dahinterkommt? Diese bange Frage frisst dich auf, hält dich nachts wach, entzieht dir Lebenskraft. Das Geheimnis raubt dir Energie, weil alles unter dem Teppich bleiben soll und du deine inneren Ressourcen darauf konzentrierst.

Erinnere dich an die Reise in Vergangenheit und Zukunft. Sobald der Geist anfängt, Widerstand zu leisten, begeben wir uns auf diese Reise – *hätt ich, wär ich, sollt ich.* Doch warum möchtest du überhaupt die Tür zudrücken und das draußen halten, was auf der anderen Seite liegt? Weil du aufgrund schlechter Erfahrungen in der Vergangenheit auch für die Zukunft nichts Positives erwartest. Angst entsteht, weil du die alten Erfahrungen in deine Gegenwart und Zukunft mitnimmst. Du wurdest in der Vergangenheit verletzt, zurückgewiesen, enttäuscht, also stemmst du dich mit aller Macht gegen die Tür, damit sich das garantiert nicht wiederholt. *Bei meiner Mutter hat das auch schon nicht geklappt. Mein Unternehmen hat nicht hingehauen. Meine letzte Beziehung ist gescheitert. Ich bin halt doch nur ein Pechvogel. Mir misslingt alles*. Mit solchen Denkweisen spielt uns der Frontalkortex schlimme Streiche: Unser Verstand wendet seine Macht gegen uns selbst. Unser System brennt auf allen Ebenen aus. Der Verstand denkt alles zu Tode und die Speicherbank geht in Verteidigungshaltung, um uns vor zukünftigen Schmerzen zu schützen. Das limbische System beginnt, negative Erinnerungen an den Frontalkortex zu schicken, die den Widerstand noch verstärken. Die Gedanken wirbeln noch mehr. Wir denken nicht mehr klar, unsere Selbstsicherheit leidet, Chancen werden vergeben. An dieser Stelle schließt sich der Kreis zum Karma, die Fesseln der Vergangenheit: Du ziehst genau das an, was du zu vermeiden trachtest. Du wiederholst genau die Vergangenheit, vor der du dich so fürchtest.

Entschuldige die Formulierung, aber du siehst: Der Widerstand hat uns buchstäblich am Arsch. Denn intuitiv wissen wir ja, welches Potenzial und welche Größe in uns steckt – und wie eingeschränkt im Vergleich dazu unser Leben ist. Wir wursteln uns so durch, versuchen das zu bewahren, was wir haben, gehen Unannehmlichkeiten und Schwierigkeiten nach Kräften aus dem Weg. Unaufhörlich beten wir uns vor: *Dieses mag ich nicht tun* und *Jenes darf nicht passieren.* Doch wir fühlen es innerlich zwicken und beißen. Das Gefühl, unser Potenzial nicht auszuleben, zerfrisst allmählich das ganze System, wie ein Krebsgeschwür. Oder wie die Säure aus einer leckenden Batterie, die der gesamten Maschinerie ihre Kraft nimmt.

Die wahren Kosten des Nicht-Akzeptierens

Ich bin wie gesagt Pragmatikerin. Ich will gar nicht, dass du irgendwelchen uralten philosophischen Prinzipien um ihrer selbst willen folgst. Ich möchte nur, dass du tust, was für dich in deinem Leben am einfachsten ist. Was ist einfacher: Akzeptanz oder Widerstand?

Die meisten Menschen, denen ich begegne und mit denen ich arbeite, haben sich derart hinter ihrem Widerstand verschanzt, dass sie im Leben im Grunde nur noch darum kämpfen, sich über Wasser zu halten. Sie riskieren nichts mehr, stürzen sich nirgendwo mehr mit vollem Elan hinein.

Denn sich engagiert in etwas hineinzuwerfen bedeutet, alle Widerstände über Bord zu werfen, Bedenken fahren zu lassen und kopfüber ins kalte Wasser zu springen. Oder sollte ich sagen »herzüber«? Egal, welche Rolle du erfüllst, als Führungskraft, als Partner in einer Beziehung oder im Geschäft: Es ist der Widerstand, der dich auslaugt und dir das Gefühl gibt, festzustecken und nichts gebacken zu bekommen. Er hält dich davon ab, dich ins Getümmel zu werfen; stattdessen bleibst du lieber an den Seitenlinien des Spielfelds. Du trägst deinen Widerstand wie eine Rüstung zum Schutz gegen eine schlimme Zukunft, die du fürchtest. Statt deine Energie zu nutzen, um voller Tatendrang dein Leben zu verbessern, verwendest du sie gegen dich selbst und bremst dich überall aus. Deine eigene Lebensenergie richtet sich gegen dich selbst.

Schließe kurz die Augen und denke an eine Situation, Person oder Tatsache, die du nicht akzeptieren kannst. Rufe dir jedes Detail ins Gedächtnis: Wie sah das Gesicht der Person in jenem Moment aus, in welcher Umgebung fand das statt, wie fühltest du dich?

Und jetzt blicke in dich. Was fällt dir auf? Rast dein Puls? Ist deine Körpertemperatur gestiegen? Atmest du schnell oder abgehackt? Sind negative Gedanken und Gefühle hochgekommen? Merkst du, wie Nicht-Akzeptanz das *ganze System* beeinträchtigt? Sie sendet ein Signal an alle Ebenen, in Stressmodus zu gehen: kämpfen, flüchten oder erstarren. Es spielt gar keine Rolle, ob die Situation sich gerade wirklich abspielt oder du sie dir nur ausmalst; die Stressreaktion bleibt die gleiche. Wenn du zutiefst entspannt auf einem Berggipfel sitzt und ich dich auffordere, an etwas zu denken, was dich stresst, dann befindest du dich nicht mehr im Gebirge, sondern steckst im täglichen Stau auf dem Weg zur Arbeit. In diesen Augenblicken sinkt jeder Parameter von Erfolg und Vitalität. Wir nehmen diesen Zustand mit in den nächsten Moment und in den übernächsten. Und mit der Zeit stellt sich das Gefühl ein, man würde gar nicht mehr wirklich leben.

Mit welchen Kosten das verbunden ist, merkst du wahrscheinlich erst nach einer Weile. Denn die Kosten fallen nicht immer sofort an oder auf. Sie steigen nach und nach. Du hältst nicht einfach ein bisschen den Atem an, verkrampfst, aber vergisst dann das Ganze wieder und machst weiter wie gehabt. Wenn du die Anspannung in deinem Körper nicht wirklich auflöst, sorgt das für eine weitere offene Datei in deinem Geist. Wenn ich dich an eine schmerzhafte Situation erinnere und dann das Thema wechsle, verschwinden deine Gefühle und Erinnerungen nicht einfach wieder. Sie bleiben geöffnete Tabs im Browser.

Wir halten Nicht-Akzeptanz irrtümlicherweise für die leichtere Option; aber nur, weil wir uns ihre wahren Kosten nicht klarmachen. Ich möchte dir gar nicht vorschreiben, die Umstände deines Lebens zu akzeptieren; ich rate dir nur, das Einfachere zu tun.

Betrachten wir die Sache mal anders herum. Wenn du die betreffende Person oder Situation akzeptieren könntest: Wie würde dein Leben aussehen? Angenommen, du musst täglich zwei Stunden von Orange County nach Santa Monica pendeln. Umziehen kommt nicht infrage, wegen der Kinder oder aus Kostengründen. Jeden Tag, auf der Hin- und Rückfahrt, nervt dich die Fahrerei. Würdest du die Situation akzeptieren, könntest du nicht nur aufhören, dich täglich über den Verkehr aufzuregen. Du könntest die Gelegenheit genießen, mal ganz ungestört für dich zu sein. Vielleicht findest du auch einen neuen Podcast, der dich begeistert. Oder du gehst einen Schritt weiter und stellst dich endlich mal der vertrackten Frage, ob es nicht Zeit wäre, einen neuen Job zu suchen. Manchmal bedeutet Akzeptanz, dass man der Wirklichkeit ins Gesicht sieht und endlich die Veränderungen anpackt, vor denen man sich mit all seinen Geschichten und Ausflüchten schon lange drückt.

Ich bin wie gesagt Pragmatikerin. Ich will gar nicht, dass du irgendwelchen uralten philosophischen Prinzipien um ihrer selbst willen folgst, sondern möchte, dass du tust, was für dich in deinem Leben am einfachsten ist. Was ist also einfacher: Akzeptanz oder Widerstand? Vordergründig scheint Widerstand die einfachere Option. Denn wir möchten Unvollkommenes nicht akzeptieren, sondern ändern! Wir wollen es loswerden, reparieren, verbessern! Oder damit in Ruhe gelassen werden.

Viele Menschen halten Akzeptanz irrtümlicherweise für etwas Passives, für Resignation. Aber ich verstehe das Wort anders. Akzeptieren heißt nicht passiv hinnehmen. Es ist kein Zeichen für Schwäche. Ein akzeptierender Geist ist bereit zu handeln. Widerstand dagegen ist passiv. Solange wir uns gegen etwas sträuben, läuft der Geist vielleicht auf Hochtouren, doch der Körper bleibt passiv – dein Geist analysiert, rotiert, kämpft, aber an der Situation änderst du nichts; sehr gut möglich, dass dir die Energie dazu fehlt. Dreh dieses Prinzip einfach um! Werde achtsam! Gönne deinem Geist eine Pause und bringe den Körper in Schwung. Sobald dein Geist offen ist und akzeptieren kann, steigt die Lebensenergie, der Körper wird locker und wir handeln aus einem erweiterten Bewusstsein heraus – mit deutlich besseren Erfolgsaussichten.

Akzeptanz bedeutet also gar nicht, dass man dasitzt und die Schicksalsschläge auf sich einprasseln lässt. Akzeptanz bedeutet, den innerlichen Krieg gegen die Wirklichkeit zu beenden, den du schon dein ganzes Leben lang führst. Hisse die weiße Fahne, ergib dich dem »Feind« und akzeptiere das Leben vor deiner Nase. Jetzt bist du bereit, aufzustehen und der Welt deinerseits in den Hintern zu treten!

Die Kraft positiver Akzeptanz

Um den Begriff Akzeptanz herrscht wirklich große Verwirrung. Wir wissen oft gar nichts damit anzufangen. Langweilt er dich vielleicht sogar ein wenig? Erlahmt deine Aufmerksamkeit, sobald ich ihn nur erwähne? Ergreifst du die Gelegenheit, mal gedanklich abzuschalten? Dann nimm das wahr. Es rührt aus dem gängigen Missverständnis, was Akzeptanz wirklich bedeutet und was sie bewirken kann.

Akzeptanz gehört zu den ältesten und wichtigsten Begriffen überhaupt – weise Menschen verwenden ihn seit Urzeiten. Schon die alten Griechen machten sich Gedanken dazu, etwa Sokrates. Und all diese Weisen kamen zum gleichen Schluss: Widerstand ist ein Zeichen von Schwäche, Akzeptanz hingegen eine der größten menschlichen Stärken. Erst durch Akzeptanz eröffnet sich dir die Gelegenheit, dich über deine Schwierigkeiten zu erheben.

Wir glauben wie angedeutet gern, Akzeptanz sei etwas für Schwächlinge, für Faulpelze und Unmotivierte. Für diese spirituellen Typen, die rumsitzen, von Friede und Liebe schwafeln, aber nichts tun, um die Welt zu verändern. Anführer akzeptieren nicht, sie kämpfen, stimmt's? Erfolgstypen nehmen das Leben nicht hin, wie es ist, sondern formen die Wirklichkeit nach ihrem

Geschmack! So brachte man es uns bei. Und das stimmt auch – aber nur, wenn der Kampf nicht im eigenen Geist stattfindet. Was wir uns nicht klarmachen: Wir kämpfen *unendlich* effektiver und kreativer in der äußeren Welt, wenn wir aus innerer Akzeptanz heraus handeln statt aus innerem Widerstand. Wir haben die Wahl, unsere Zeit und Energie entweder in den unmöglichen Kampf *gegen* die Realität zu stecken, oder wir bündeln unsere Ressourcen und reagieren auf das, was *tatsächlich* da ist.

Akzeptanz ist deswegen so mächtig, weil sie aus einer absoluten Präsenz im Augenblick rührt und einhergeht mit Aufrichtigkeit, Offenheit und Direktheit mit sich selbst. Das macht uns zu einem weit offenen Kanal. Die Lebensenergie geht durch die Decke. Akzeptanz macht dich unendlich viel mächtiger. Sie bedeutet nicht, dass andere folgenlos tun könnten, was ihnen passt. Sie bedeutet nicht, dass man Leid und Ungerechtigkeit tatenlos mitansehen muss. Ich rede hier von einem Geist, der so in sich ruht, dass er Situationen genau so wahrnimmt, wie sie tatsächlich sind. In diesem Zustand findest du die Energie, Klarsicht und den Zugang zu deiner angeborenen Intelligenz, die dir dabei helfen, die richtigen Entscheidungen zu treffen.

Die innere Stimme, die ständig mäkelt – *ich hasse dies, ich mag jenes nicht, das sollte nicht so sein* – hat eine große emotionale Ladung. Sie verschlingt so viel geistige Energie, dass du keine mehr übrig hast für tatkräftiges Handeln. Sobald du akzeptierst, verstummt diese innere Stimme. Anstatt in endlosen Gedankenschleifen festzuhängen, handelst du einfach, wie es der gegenwärtige Augenblick erfordert.

Aus einer solchen Haltung heraus lässt sich ungleich leichter etwas verändern. Einmal arbeitete ich mit einer Mutter, die einige Jahre zuvor bei einer Schießerei an einer Schule ihr Kind verloren hatte. Heute kämpft sie mit ihrem ganzen Willen und ihrer vollen Lebensenergie für ein Ende der Gewalt durch Schusswaffen. Sie tut alles, damit andere Eltern nicht erleiden müssen, was sie durchmachte. Sie rappelte sich auf und begann, für schärfere Gesetze zu trommeln, die öffentliche Aufmerksamkeit zu schärfen, Selbsthilfegruppen zu gründen und einen breiteren gesellschaftlichen Dialog anzustoßen.

Doch bevor sie diesen Punkt erreichte, musste sie ihre Trauer verarbeiten und akzeptieren, dass sie einen Sohn verloren hatte. Sie musste sich mit der Tatsache abfinden, dass ihr Kind nicht mehr ist. Heute kann sie in dem Maß, in dem sie sich um die überwältigende Größe ihres Verlusts zentriert und sich davon motivieren lässt, Veränderungen bewirken. Ansonsten wären all ihre Aktivitäten nichts weiter als emotionales Toben und Aufbäumen. Womit ich nicht sagen will, dass die Emotion nicht da sein sollte. Ich verstehe ihren Schmerz und kann ihn nachempfinden. Doch um die Energie aus diesem Gefühl konstruktiv nutzen zu können, muss sie akzeptieren, dass ihr Sohn einen gewaltsamen und sinnlosen Tod starb. Erst wenn ihr das gelingt, kann sie sich effektiv für andere einsetzen. Andere Eltern in der gleichen Situation grübeln oft noch Jahre später, wie vielleicht alles anders hätte laufen können. Diese Eltern werden es nicht schaffen, konstruktiv zu kämpfen – weil sie sich gegen das sträuben, was ist.

Wenn ich sage, du sollst akzeptieren, meine ich nicht, dass du nicht kämpfen sollst. Bitte tritt für deine Überzeugungen ein! Eben jene Kultur, die Begriffe wie Akzeptanz und liebende Güte erfand – neben der Meditation und dem Yoga – war auch stark von Kriegen geprägt. In der Bhagavad Gita zerreißt es den Krieger Arjuna innerlich, weil er gegen seine eigenen Verwandten kämpfen soll. Das epische Gedicht beginnt auf dem Schlachtfeld, wo Arjuna gegen Vettern, Onkel und andere geliebte Verwandte antritt. Er zieht mit seinem Streitwagen in die Schlacht, um gegen seine eigene Familie und für das Recht zu kämpfen. Vorher hatte sein Guru ihn Akzeptanz gelehrt. Diese Akzeptanz hat nichts gemein mit Friede, Freude, Eierkuchen, Regenbögen und Hundewelpen. Um effektiv für das Gute kämpfen zu können, musst du zuerst akzeptieren, dass es keine Alternative zum Kampf gibt.

Mahatma Gandhi schöpfte Kraft aus der Gita und las sein ganzes Leben lang immer wieder gern in ihr. Gandhi, der Held des gewaltlosen Widerstands, nannte den Text seine »ewige Mutter«. Er diente ihm nicht nur als Inspiration, sondern als praktische Anleitung für das Leben. Gandhi zufolge lautete die zentrale Lehre der Gita, »ohne Verstrickung zu handeln«, zu tun, was man tun muss, ohne sich um die Folgen der eigenen Taten zu kümmern. Das ist nur eine andere Formulierung für »aus Akzeptanz heraus handeln«; egal, ob die Handlung darin besteht, die weiße Fahne zu hissen oder in die Schlacht zu ziehen.

Im Krieg ist ein guter, strategisch denkender General effektiv, weil er die Gesamtheit des Geschehens betrachtet, nüchtern akzeptiert, *was ist*, und sich entsprechend entscheidet. Er geht Risiken ein, weil er nach »Glück« strebt – also einem guten Ergebnis – und nicht danach,

»Unglück« in Form von Verlusten zu vermeiden. Ein Beispiel aus der jüngeren Geschichte: Während der Schlacht von Dünkirchen im Zweiten Weltkrieg wurden dreihunderttausend alliierte Soldaten eingekesselt. In ihrem Rücken lag der Ärmelkanal. Es gab keinen Ausweg. Es hätte Monate gedauert, alle mit Kriegsschiffen zu evakuieren, und die Deutschen rückten immer näher. Etliche Mitglieder der britischen Regierung plädierten für eine Kapitulation, um die Soldaten vor dem Tod zu bewahren. Sie strebten danach, Schwierigkeiten zu vermeiden, und nicht danach, das Beste aus der verzweifelten Lage zu machen. Der Impuls, die weiße Fahne zu hissen, mag als Zeichen für Akzeptanz erscheinen, entspringt in Wirklichkeit aber reiner Angst. Wahre Akzeptanz schärft den Blick für das Gesamtbild. Winston Churchill hatte diesen klaren Blick – er sah und akzeptierte die schlimme Lage seiner Truppen, sah aber auch den schrecklichen Preis einer Kapitulation. Er dachte scharf nach, mit totaler Klarheit und tiefer Einsicht, und erkannte eine *Chance*, die Soldaten zu retten, indem er achthundert bis neunhundert zivile Schiffe nach Dünkirchen schickte, um sie aufzunehmen. Noch dazu musste er dabei den Chor der Miesmacher überhören, der rief: »Lass sie kapitulieren! Lass nicht dreihunderttausend unserer Jungs sterben!«

Churchill handelte also aus einer Haltung klarer Akzeptanz heraus. Diese geistige Verfassung meinen wir hier. Man könnte Akzeptanz auch definieren als »reinsten, klarsten Zustand des Geistes unter Druck«. Churchill schrieb in seinen Kriegsmemoiren: »Gemeinsame Wünsche und guter Wille können gegen rohe Fakten nichts ausrichten … [Doch] die Wahrheit ist unanfechtbar. Panik mag sie verübeln, Unwissenheit mag sie verlachen,

Bosheit mag sie verzerren. Aber sie ist immer noch da.« Anders formuliert, sagt er: »Stemme dich nicht gegen die Wahrheit, stelle dich ihr.« Sobald wir das tun, erkennen wir in einem Heureka-Moment, wie wir das Schwert ergreifen und kämpfen sollen. Das ist die Kraft der Lebensenergie in Aktion. Sie entspringt aus einem Flowzustand, in dem uns die Energie des Lebens selbst den Rücken stärkt und unser Handeln leitet.

Hier einige Übungen, mit denen du deine Bewusstheit steigern und dich den Tatsachen deines Lebens stellen kannst, anstatt sie zu leugnen.

ÜBUNGEN: Die Mauern des Widerstands einreißen

1. Selbsterforschung ist der Königsweg von Widerstand zu Akzeptanz. Mach dir in einem ersten Schritt bewusst, in welchen Lebensbereichen du aus Widerstand, Ablehnung, Verleugnung, Vermeidung und so weiter heraus handelst. Schreibe Tagebuch und beginne einen ehrlichen Dialog mit dir selbst darüber, wovor du die Augen verschließt und was dich das kostet. Mach die Augen auf! Sobald du dir deine Widerstände bewusst machst, öffnet sich dein Geist sofort und tiefgreifend für neue Möglichkeiten und Veränderungen.

2. Widerstand zeigt in der Regel an, dass sich die Wahrnehmung deines Geistes verengt hat. Du steckst an einer bestimmten Stelle fest. Halte inne und schreibe deine innere Version nieder, warum etwas passierte; zum Beispiel, warum dir eine Beförderung verweigert

wurde: *Mein Chef konnte mich noch nie leiden.* Überlege dir dann vier andere Gründe, warum nichts aus der Beförderung wurde. Schreibe diese vier anderen Möglichkeiten nieder. Sie müssen gar nicht zutreffen, du musst sie auch nicht für zutreffend halten. Du denkst dir diese Möglichkeiten nur aus, um deinen Geist zu befreien und den Energieverlust zu stoppen. Allein dadurch, dass du andere Eventualitäten in Betracht ziehst, hilfst du deinem Geist, sich aus seiner Festung zu befreien. Du öffnest dich für die Freiheit von dem, wogegen du dich sträubst.

3. Versuche eine ähnliche Übung, wenn du Widerstand gegen etwas spürst, das sich möglicherweise in der Zukunft ergibt. Schreibe vier weitere Möglichkeiten auf, wie sich eine bestimmte Situation auch entwickeln könnte. Was könnte sich aus ihr sonst noch ergeben? Dieses Spielen mit anderen Möglichkeiten hilft dir dabei, dich aus deiner geistigen Fixierung auf das schlimmstmögliche Ergebnis zu lösen. Das ermöglicht dir einen neuen Ansatz und verschafft dir einen klareren Blick darauf, was du als Nächstes tun kannst.

12. Kapitel

Das Verlangen verringern

Wir Erwachsene kriegen ständig Wutanfälle; nur haben wir gelernt, uns weder öffentlich noch privat so gehen zu lassen.

Wenn du je den Wutanfall eines Kleinkinds miterlebt hast, weißt du genau, was Verlangen ist. Es tritt um sich und brüllt, weil es etwas derart unbedingt möchte – ein Spielzeug, Eis, was auch immer –, dass Körper und Geist völlig vom Objekt der Begierde vereinnahmt werden. Vor Wut tobende Kinder wirken geradezu besessen. Sie brüllen wie am Spieß: »Neeeein! Ich will es sofort! Gib es mir SOFORT!« Und sie hören nicht auf, bis sie das Gewünschte bekommen – oder was noch Tolleres sehen. Bei den schlimmsten Ausbrüchen geben die Eltern am Schluss klein bei, weil sie das Wüten nicht mehr aushalten. Oder das Kind findet wirklich etwas, das es noch dringender will. Manchmal endet der Ausbruch, weil das Kind im Augenblick erschöpft ist … vorübergehend. Nach einem Erholungsschläfchen macht es dann mit neuem Schwung weiter.

Wenn du jetzt schmunzelst, dann mach dir keine Illusionen: Du bist über dieses Verhalten keineswegs erhaben. Wir Erwachsene leiden ebenso oft unter Ich-will-Attacken wie Kinder, vielleicht sogar noch öfter. Wir kriegen ständig Wutanfälle; nur haben wir gelernt, uns weder öffentlich noch privat so gehen zu lassen. Daher scheint es, als hätten wir unser Verlangen besser im Griff. Dabei wälzen wir uns innerlich genauso am Boden und brüllen. Unser Geist lässt sich leicht total davon vereinnahmen, was wir so alles wollen. In einem solchen Zustand des Verlangens verbrennen wir unsere Lebensenergie wie Zunder. Ich weiß, dass du dir jetzt einredest, wild entschlossen nach etwas zu streben sei doch ein Zeichen für Zielstrebigkeit, und daran sei doch nichts Schlechtes. Dem stimme ich zu – vorausgesetzt, dein Seelenfrieden und dein Nachtschlaf leiden nicht darunter. Sonst bist du nicht zielstrebig, sondern ein quengelndes Kleinkind.

Schließe deine Augen und denke an etwas, das du wirklich, wirklich möchtest. An etwas, von dem dein Glück oder nur deine Zufriedenheit abhängen. Das könnte ein Haus sein, ein Job, ein Idealgewicht, die Erfüllung eines Traums, die Erreichung eines Ziels, ein Lebenspartner. Fällt dir gerade nichts Aktuelles ein, dann gehe zurück in die Vergangenheit und erinnere dich an eine Gelegenheit, als du etwas so sehr wolltest, dass es wehtat. Das Begehren wurde mächtiger als du selbst. Was passierte mit deinem Geist? Er fixierte sich auf das Objekt der Begierde und vergaß alles andere. Wenn der Geist von Verlangen erfüllt ist, richtet sich all unsere Aufmerksamkeit und Energie auf *Ich will, ich will, ich will.* Was will ich? DAS. Wann will ich es? SOFORT. Die Emotionen kochen hoch, der Verstand rast, Klarheit und Urteilsvermögen gehen den Bach runter. Es heißt, Verlangen mache blind; und es macht uns tatsächlich blind. Es setzt uns außerstande, etwas anderes zu fokussieren – außer unser Objekt der Begierde.

Diese Einstellung beeinträchtigt unsere Gesundheit, Beziehungen, Karriere und Zufriedenheit – kurz, jeden Aspekt unseres Lebens – ganz massiv. Achte mal genau darauf, was sich in deinem Körper abspielt, wenn du etwas unbedingt möchtest. Die anfänglichen Symptome ähneln nämlich denen von innerem Widerstand: Die Brust verengt sich, der Atem geht schneller, die Muskeln spannen sich an. Genau wie in einem Körper, der Widerstand leistet. Du kannst nicht akzeptieren, dass du nicht hast, was du willst; und aus Protest dagegen verspannst du dich völlig.

Aber da ist noch mehr. Spürst du der inneren Erfahrung von Begehren nämlich noch ein wenig länger nach, bemerkst du ein starkes Gefühl aufsteigender Hitze. Stell dir diese Hitze als das Feuer der Begierde vor. Denn Verlangen erzeugt tatsächlich Hitze: körperlich, emotional, geistig und energetisch. Und wenn es besonders stark ist, nennen wir es *fiebrig*. Die Temperatur im ganzen System steigt an, die Körperflüssigkeiten, Nerven, Arterien und Energiekanäle erhitzen sich. Das geht bis zum Burn-out. Denk daran, was passiert, wenn man elastische Dinge erhitzt, etwa Gummi – oder in unserem Fall, Arterien und Energiekanäle: Alles wird schlapp und schlaff. Energie beginnt zu entweichen. Es kommt zur Kernschmelze; deine gesamte Lebensenergie geht flöten. Du verlierst Durchhaltevermögen, Ausdauer und Resilienz; alles, was du so dringend bräuchtest, um das zu kriegen, was du willst. Du weißt wohl selbst, dass das nicht die beste Voraussetzung für ein dynamisches Leben ist.

Ich habe bereits beschrieben, dass Widerstand uns im Lauf der Zeit wie ein langsam wachsendes Geschwür abstumpfen lässt und auslaugt. Das Verlangen hingegen lodert hell und frisst sich wie ein Waldbrand durch das gesamte System. Gewaltige Energiemengen werden aufgewendet, um das Feuer zu nähren und gleichzeitig das System herunterzukühlen, damit es nicht überkocht. Sehr ehrgeizige Menschen (wie ich) haben ein hohes Burn-out-Risiko, weil Ehrgeiz – sprich das Begehren, die eigenen Ziele zu erreichen – leicht in Verlangen umschlägt. Die Energie unseres Ehrgeizes kann uns kurzfristig antreiben und motivieren, aber wenn wir ihn nicht mit Ruhe und Entspannung ausgleichen, geht uns wahrscheinlich mitten im Rennen der Saft aus. Schnell verbrennende Energie gibt uns Kraft für einen Sprint, für einen Marathon ist sie aber nicht ideal.

Und das Leben ist kein Sprint. Karriere, Familie, die großen Lebensziele lassen sich so nicht erreichen; wirklich Bedeutsames gelingt uns nur auf lange Distanz. Und dafür braucht es konstante, zuverlässige Energie über lange Zeiträume. Es braucht Durchhaltevermögen und Resilienz, beides Erscheinungsformen von Lebensenergie. Die Fähigkeit, Rückschläge wegzustecken und durchzuhalten, speist sich aus stabiler Lebensenergie, nicht aus Überdruck in einem Dampfkessel.

Auf geistiger Ebene erzeugt Verlangen wie erwähnt eine Art Tunnelblick. Er verengt deine Aufmerksamkeit auf ein fixes Ziel und einen fixen Weg, es zu erreichen. Die Scheuklappen des Begehrens verhindern, dass du andere Ziele und andere Wege zu deinem Ziel siehst. Sie bewirken nicht nur, dass du dich auf dein Ziel fixierst, sondern auch auf genau diesen einen Weg dorthin. Du versteifst dich derart auf ihn, dass du keine Alternativrouten mehr wahrnimmst. Stellt sich dir etwas in den Weg, schaltet dein System auf Angriffsmodus. Rückschläge lassen dich überreagieren, weil du die Alternativrouten nicht siehst. Doch um letztlich das zu erreichen, was du dir wünschst, musst du offen bleiben. Meist führen mehrere Wege zum Ziel, aber der begehrende Geist möchte keinen anderen suchen. Er sagt: *Ich weiß, was ich will, und ich weiß, was ich tun muss, um es zu bekommen. Und jetzt geh mir aus dem Weg!*

Das Ziel loslassen

Auf Quantenebene – auf der Ebene dessen, was wir in diesem unbegrenzten Feld von Möglichkeiten, das wir Leben nennen, erschaffen und anziehen – blockiert die Energie des Verlangens den Fluss des Lebens und der Fülle. Das Leben kann seinen Reichtum nicht mit dir teilen; was es natürlicherweise gern täte, solange du dich total auf deinen Wunsch fixierst und alles andere ignorierst.

Ist dir schon mal aufgefallen, dass die Dinge oft genau dann schiefgehen, wenn etwas unbedingt hinhauen soll? Diesen Streich spielt uns das Leben gern: Es enthält uns genau das vor, worauf wir uns gerade total versteift haben. Doch kaum sagen wir, *Sch... drauf, ist mir doch egal, ob was draus wird, ich entspanne mich mal und genieße das Leben,* klappt es. Zum Beispiel bei der Frau, die endlich aufhört, sich nach einem neuen Partner zu sehnen, und beschließt, das Singleleben anzunehmen – und einen Monat später begegnet sie im Café der Liebe ihres Lebens. Oder bei dem Paar, das sich unbedingt Kinder wünscht, es aber seit Jahren vergeblich versucht. In dem Augenblick, da es sein Ziel aufgibt und beschließt, das Leben zu zweit zu genießen – in dem Augenblick, da die zwei sagen, *Es passiert, wenn es sein soll* – fällt der Schwangerschaftstest positiv aus.

So funktioniert das Gesetz der Anziehung. Während sich dein Verstand auf das Objekt der Begierde fixiert, konzentrieren sich die tieferen Schichten des Eisbergs auf die Abwesenheit dieses Objekts. Deine Gefühle, deine Speicherbank, dein unterbewusster Geist, deine Überzeugungen wiederholen im Chor: *Es ist nicht da. Ich kann es nicht haben. Ich bekomme es nie.* Und wie wir bereits wissen, ist der unter Wasser liegende Teil des Eisbergs viel mächtiger als die Spitze. Die Vorgänge im Unterbewussten bestimmen, was du erschaffst. Durch die Überzeugung, dir fehle etwas, verschärft sich der Mangel noch weiter. So einfach ist das. Umgekehrt belohnt dich das Universum, wenn du deine Ziele in einer Haltung entspannter Neutralität anstrebst.

Es ist ja gar nichts Falsches daran, ein festes Ziel zu haben; doch damit die Sache klappt, musst du deinen Geist in gewissem Umfang von dem Ziel befreien und in die Gegenwart zurückholen.

Eine liebe Freundin hat sich ein tolles Leben geschaffen. Sie liebt ihren Job und macht ihn deswegen sehr erfolgreich. Sie kann sich vor neuen Kunden kaum retten, lebt in einer tollen Wohnung in Manhattan, führt ein lebendiges Sozialleben, hat viele gute Freunde und ist sehr eng mit ihrer Familie. Aber ihr Geist ist von dem Einzigen besessen, was ihr fehlt: ein Partner. Sie hat es mit jeder Dating-App versucht und ging jahrelang ein bis zwei Mal wöchentlich auf ein erstes Date. Auch heute noch sucht sie so fieberhaft nach einen Partner, dass sie gar keinen

Spaß mehr daran hat, auf Verabredungen zu gehen und neue Menschen zu treffen. Damit verdirbt sie sich alle Chancen, das zu erreichen, was sie sich so sehr ersehnt. Sie wünscht sich so unbedingt, endlich zu heiraten, dass sie die Menschen, denen sie begegnet, nur noch durch diese Linse wahrnimmt. Bei jedem ersten Date überlegt sie, ob ihr Gegenüber endlich Mr. Right ist.

Kein Wunder, dass sie ihn noch nicht gefunden hat! Damit will ich nicht sagen, sie solle die Suche aufgeben, aber offenkundig steht sie sich mit ihrem Verlangen selbst im Weg. Verkrampft starrt sie auf ihr großes Ziel und kann deswegen einfach nicht mehr authentisch oder spontan sein. Wenn sie nur mal ihr Ziel vergessen und darauf vertrauen könnte, dass ihre Wünsche schon irgendwann in Erfüllung gehen, wäre sie im Umgang mit neuen Menschen offener und entspannter. Sie wäre weniger zurückhaltend, eher dazu bereit, sich zu amüsieren und andere entspannt kennenzulernen – und wenn es etwas gäbe, was sie anders machen müsste, um ihre Chancen zu erhöhen, hätte sie einen klaren Blick dafür und die geistige Flexibilität, das Richtige zu tun.

Noch einmal: Verlangen führt dazu, dass du das große Ganze aus den Augen verlierst. Du vertraust nicht länger und versuchst, alles zu kontrollieren. Du gibst dich nicht mehr dem Fluss hin, sondern kämpfst. Leben geht verloren, Energie wird verschwendet, die Ergebnisse leiden. Es ist ja gar nichts Falsches daran, ein festes Ziel zu haben; doch damit die Sache klappt, musst du deinen Geist in gewissem Umfang von dem Ziel befreien und in die Gegenwart zurückholen. Du musst dich aus der erhofften Zukunft lösen und nach dem handeln, was in diesem Augenblick Sache ist. Du musst all deinen Saft mobilisieren, deine Energie, Intelligenz, all deine Fähigkeiten und Talente, um dein Ziel elegant und flexibel zu verfolgen.

Wunsch oder Verlangen?

Wünsche können eine gesunde, positive Antriebskraft sein. Aber wo verläuft die Grenze zwischen (gesunden) Wünschen und destruktivem Verlangen? Dort, wo das Ziel größer wird als du selbst! Nimm das Beispiel meiner Freundin: Einen Mann zu finden, wurde wichtiger als ihr Glück, ihr Selbstwertgefühl, ihre Lebensfreude und ihr Seelenfrieden. In ihrem Geist überschattete das Fehlen eines Partners alles Gute, das sie sich in ihrem Leben erarbeitet hatte.

Auch am Nachtschlaf, der Qualität deiner zwischenmenschlichen Beziehungen, dem Umfang deiner Selbstfürsorge und anderen wichtigen Aspekten deines Lebens lässt sich erkennen, ob gesunder Ehrgeiz in ungesundes Verlangen umgeschlagen ist. Du weißt es, fühlst es, ignorierst die Signale aber geflissentlich.

Das wichtigste Signal dafür, dass deine Wünsche alarmierende Intensität angenommen haben, ist die Fiebrigkeit, die ich schon erwähnte. Fieber wird definiert als eine »ungewöhnlich hohe Körpertemperatur, die oft mit Zittern, Kopfweh und, in Extremfällen, Delirium einhergeht«. Na bitte. Verlangen ist eine Art Delirium, in dem du alles andere aus den Augen verlierst – dich selbst, deine Gesundheit, Freunde, Familie, dein Wohlergehen –, weil du völlig von deinem Verlangen vereinnahmt wirst. Dein Geist ist erfüllt von hitzigen Gefühlen: Irritation,

Frust, Wut, Aufruhr, Feindseligkeit. Du wirst nicht ruhen, bis du kriegst, was du willst.

Die Stimme des »nicht genug«

Eine gesunde Sehnsucht verstellt dir nicht den klaren Blick auf das große Ganze. Du kannst mit verschiedenen Möglichkeiten jonglieren, wie du dein Ziel erreichst. Und wenn nichts daraus wird, steckst du dir ein neues Ziel und träumst einen neuen Traum. Du findest andere Wege nach Rom.

Das Verlangen schleudert uns in eine hedonistische Tretmühle und lässt uns ewig unzufrieden sein mit dem, was wir haben. Ständig sagt eine Stimme in uns, es sei noch »nicht genug«. Die grausame Ironie daran: Selbst wenn wir das Ersehnte tatsächlich erreichen, selbst wenn wir unsere Träume tatsächlich wahr machen, macht uns das nicht glücklich. Wir haben noch immer nicht genug.

Sieh dir beispielsweise Steve Jobs an. Von brennendem Ehrgeiz angetrieben, verwirklichte er einige der umwälzendsten Neuerungen der letzten Jahrzehnte. Aber sein Ehrgeiz versklavte ihn auch – die ihm nahestehenden Menschen erzählen übereinstimmend, dass Steve Jobs nicht glücklich war. Sie schildern, er habe nie innehalten, seine Erfolge würdigen und sich anerkennend auf die Schulter klopfen können. Nach jeder großen Produktpräsentation erschien er am nächsten Morgen um sechs Uhr zur Arbeit, als wäre nichts gewesen. Keiner seiner Erfolge stellte ihn zufrieden. Nicht, dass er Apple zum Multimilliarden-Unternehmen machte, nicht der Mac, nicht das iPhone. Die schiere Kraft seines Ehrgeizes ließ ihn ausbrennen – und die Menschen um ihn herum gleich mit. Am Ende kollabierte sein System und er wurde krank. Nennst du so etwas Erfolg? Wohlgemerkt will ich damit nicht sagen, dass Leistung und Innovation etwas Schlechtes seien. Ich sage nur, dass der Geist nicht darunter leiden muss.

Solange du dein Leben aus einem weiten Blickwinkel betrachtest, sind Wünsche eine positive Kraft, die dich vorwärtsbringen. Du möchtest, dass dein Unternehmen Erfolg hat. Doch der Wunsch wird nicht so übermächtig, dass er alle anderen Bedürfnisse, Wünsche und Verpflichtungen aus deinem Geist verdrängt. Eine gesunde Sehnsucht verstellt dir nicht den klaren Blick auf das große Ganze. Du kannst weiter klar denken. Du kannst mit verschiedenen Möglichkeiten jonglieren, wie du dein Ziel erreichst, und verrennst dich nicht. Und wenn nichts daraus wird, steckst du dir ein neues Ziel und träumst einen neuen Traum. Du findest andere Wege nach Rom.

Solange dein Wunsch gesund ist, bleibst du dynamisch; egal, ob du dein Ziel erreichst oder nicht. Du verfolgst dieses Ziel ausdauernder und gleichzeitig gelassener, weil dein Glück und deine Selbstachtung nicht davon abhängen, ob du es letztlich erreichst. Du möchtest zwar, dass dein Unternehmen Erfolg hat; aber wenn nicht, geht die Welt auch nicht unter. Sri Sri sagt gern, wenn dein Selbstwertgefühl, dein *Wer du bist,* unwichtiger wird als das Ziel, steckst du im Fieberzustand fest. Wenn du den Erfolg deines Start-ups zu deinem wichtigsten Ziel machst, stellst du den Wert des Unternehmens über dein eigenes Ich. Das Ziel ist dann wichtiger als du selbst. Du stellst dich selbst hintan, und deine Kraft versandet. Du hast vergessen, dass du ungleich größer bist als alles, was du je erreichst. Wäre das Ziel wirklich größer als du, könntest du es ja gar nicht erreichen, oder? Solange du dir nur deiner Kraft, deiner Erhabenheit und deines ureigenen Potenzials bewusst bleibst, während du deine Ziele verfolgst, öffnet sich dir ein gewaltiges Reservoir an Lebensenergie und Chancen.

Das Feuer löschen

Der erste Schritt zur Überwindung des Verlangens besteht darin, es sich bewusst zu machen: *Stecke ich gerade in Verlangen fest? Hängen mein Glück und mein Selbstwertgefühl von der Erreichung dieses Zieles ab? Ist das Ziel wichtiger geworden als ich selbst?* Sobald du erkennst, dass du aus Verlangen heraus handelst, verschiebt sich etwas in dir. Sag dir nur: »Ich begehre diese Sache gerade unbedingt«, und eine kühle Brise strömt herein und senkt die Temperatur im System. Die Anspannung lässt nach, die Atmung beruhigt sich, Gedanken fließen Richtung Stille und die innere Perspektive weitet sich. Aus heftigem Blubbern wird ein Köcheln und schließlich kühlt sich alles auf Zimmertemperatur ab. Sobald du Verlangen als solches erkennst, hört es auf, Verlangen zu sein. Das Ziel ist nicht länger wichtiger als du.

Wie im Inneren, so auch nach außen: Nachdem sich in dir etwas verschoben hat, ändert sich auch dein äußeres Leben. Kaum beharrst du nicht mehr darauf, dass etwas auf genau eine Weise geschieht, ergibt sich alles ganz mühelos und ungezwungen. Das Universum unterstützt deinen weit offenen, entspannten Geisteszustand. Er zieht ganz natürlich an, was du im Leben brauchst. Sobald du sagen kannst: *Es ist okay, alles wird gut,* kommt die Sache fast augenblicklich in Bewegung. Vielleicht musst du es ein paar Mal sagen, vielleicht sogar oft. Das hängt von der Stärke deines Verlangens ab. Aber irgendwann stellst du fest, dass Menschen plötzlich zurückrufen und Hindernisse verschwinden. Inmitten deines Verlangens kannst du eine kleine Auszeit nehmen und dir sagen: *Alles wird gut, ich entspanne mich einfach mal*. Damit weitest du deinen Blick, du fühlst dich sofort leichter und energiegeladen. In diesem Augenblick zapfst du den riesigen Energiespeicher an.

Wie gesagt, handelt es sich um keine mechanische Energie, sondern um eine nährende, unterstützende Lebensenergie. Sie verleiht uns Leben im eigentlichen Sinne. Sie fördert Verbundenheit, Freude, Liebe, Kreativität und bringt uns zum Strahlen. Es handelt sich um die feminine Kraft, die uns dienen und erbauen möchte. Sobald wir uns entspannen und darauf vertrauen, dass das Leben sich um uns kümmert wie eine Mutter um ihre Kinder, kann diese Kraft uns dienen. Energie strömt ins System. Alle Arterien, Energiekanäle, Muskeln, Organe und Zellen entspannen sich und das Leben strömt wieder frei hindurch. Sich an diese Energie anzukoppeln ist ebenso leicht, wie sich bewusst zu machen, *dass alles gut wird, ob ich nun bekomme, was ich mir wünsche, oder nicht*. Ich weiß, es ist nicht leicht, an diesen Punkt zu gelangen, und manchmal noch schwerer, dort zu bleiben. Aber es ist durchaus möglich; und irgendwo müssen wir anfangen.

Energie ist der Schlüssel

Bewusstheit ist der erste Schritt. Der nächste besteht darin, eine positive, akzeptierende Geisteshaltung zu bewahren, indem man sein Energieniveau hochhält. An dieser Stelle kehren wir zur Weisheit im Kern der vedischen Lehre zurück: *Steigere deine Energie.* Du weißt bereits, dass deine Geisteshaltung und Perspektive sich automatisch erweitern, wenn du über viel Energie verfügst. Genau wie Kleinkinder am ehesten zu Tobsuchtsanfällen neigen, wenn sie kein Mittagsschläfchen hatten, erhöht Müdigkeit auch bei uns die Tendenz, sich in Verlangen zu verstricken. Sobald du merkst, dass du dich bei der Verfolgung eines Zieles selbst verlierst, besinne dich auf deinen Atem. Auf Meditation. Mach einen Spaziergang im Grünen. Schlafe dich mal richtig aus. Wenn du schon lange keinen Urlaub mehr genommen hast, verreise für ein verlängertes Wochenende. Dein Ziel wird dir dann schnell deutlich weniger wichtig erscheinen.

Einmal half ich einer Freundin, die nach einer schmerzlichen Trennung der Verzweiflung nahe war. Ich brachte ihr ein paar Atemübungen und Meditationstechniken für jeden Tag bei. Schon nach wenigen Tagen war ihr Energieniveau wieder auf ein gesundes Maß gestiegen, und sie konnte die Trennung mit neuen Augen betrachten. Sie fühlte sich leichter, selbstbewusster, entspannter. Man konnte es ihr buchstäblich am Gesicht ablesen. Sie sah verändert aus. Die Anspannung der Kiefermuskulatur hatte nachgelassen; sie verfolgte ihre Ziele wieder mit einem mehr in sich ruhenden Geist.

Beachte, wie die zwei soeben diskutierten Geisteshaltungen – Verlangen und Widerstand – einander verstärken. Wer etwas begehrt, sträubt sich im Grunde gegen die Realität direkt vor seiner Nase. Und wer aus Widerstand heraus handelt, sucht eigentlich nach etwas »Besserem« als dem, was er aktuell hat. So oder so läuft die Sache auf das Gleiche hinaus: Leben und Energie gehen verloren, und selbst wenn wir unser Ziel erreichen, macht uns das nicht glücklicher. Nur mit hoher Lebensenergie und einem akzeptierenden Geist befreien wir uns aus dem eisernen Griff von Widerstand und Verlangen.

ÜBUNG:
Das Verlangen reduzieren

1. Diese erste Übung dient der Bewusstheit. Nimm dir fünf Minuten und schreibe nieder, welche Rolle Verlangen in deinem Leben gespielt hat. Blicke zurück und frage dich, ob du dich jemals in Verlangen verzehrt hast. Ja? Wie hast du dich damals gefühlt? Versuche, Kosten und Nutzen deines Verlangens zu erkennen. Warst du glücklich, nachdem du dein Ziel erreicht hattest? Wie lange hielt das Glücksgefühl an?

2. Wer mit Scheuklappen einem Ziel nachjagt, verliert schnell seine Lockerheit, Freude und Spontaneität. Sobald du merkst, dass du in Verlangen feststeckst, solltest du bewusst Vergnügungen in deinen Tagesablauf beziehungsweise deine Woche einplanen. Fang an zu spielen – ohne Wettbewerbsdruck und ohne Zweck; wie auch immer das für dich aussieht. Tolle mit deinen Kindern oder dem Hund herum, besuche einen Tanzkurs, sieh dir einen lustigen Film im Kino an – ganz egal.

Hauptsache, du nimmst dir Zeit, die einfachen, unschuldigen Freuden des Lebens zu genießen.

3. Löse dich aus deiner Ich-Fixierung, indem du etwas für andere tust. Hilf ehrenamtlich im Tierheim mit oder unterhalte dich mit jemandem im Altenheim. Es geht hier nicht um Geldspenden, sondern darum, deine Zeit, dein Herz und dein Selbst in etwas einzubringen, das größer ist als das Ziel, auf das du dich versteift hast.

4. Eine weitere Möglichkeit, auf andere Gedanken zu kommen und den Blickwinkel wieder zu erweitern, besteht darin, einfache Tätigkeiten auszuführen. Hör auf, dich zwanghaft mit deinem Ziel zu beschäftigen, und mach etwas mit deinen Händen. Miste deinen Schreibtisch aus, die Garage oder den Kleiderschrank, wasche dein Auto per Hand, pflanze Kräuter im Garten – egal was, Hauptsache, es sorgt dafür, dass du dich auf eine einfache körperliche Betätigung konzentrierst.

TEIL V

DAS UNIVERSALE BEWUSSTSEIN

13. Kapitel

Der ungeteilte Geist

All die geistigen Hindernisse, um die es hier geht, sind letztlich Ausdruck eines einzigen Problems: Wir weigern uns, das Leben so zu akzeptieren, wie es ist. Wir sind unfähig zu akzeptieren, dass es keine Freude ohne Traurigkeit gibt, keinen Genuss ohne Schmerz, keinen Erfolg ohne Misserfolge, kein Leben ohne Tod. Diese fundamentale Nicht-Akzeptanz ist die allerschwierigste Herausforderung, der wir Menschen gegenüberstehen. Sie ist schuld daran, dass unser Leben, unsere Taten, unsere Erfolge weit unter ihren Möglichkeiten bleiben. Sie nimmt unser grenzenloses Potenzial und quetscht es in eine winzige Schublade endlicher Möglichkeiten.

Das Leben ist von seiner Natur her dual, und wenn wir uns umsehen, sehen wir, dass der Zwiespalt, der uns innerlich so quält, die ganze Welt durchzieht. Betrachte nur die Grundstruktur des Lebens, von winzig klein bis riesengroß. Alles wird von Gegensatzpaaren getragen. Ein Atom besteht aus einem Kern aus positiv aufgeladenen Protonen (und neutralen Neutronen) sowie einer Art Hülle aus negativ geladenen Elektronen. Um existieren zu können, braucht das Atom also positive wie negative Ladungen. Aber auch auf Makroebene besteht die sichtbare Welt aus Gegensatzpaaren: heiß und kalt, oben und unten, Tag und Nacht, hell und dunkel, glücklich und traurig, männlich und weiblich – oder Widerstand und Verlangen. Alles im Leben hat einen Gegenpart. Erst aus dem Gegensatz entsteht überhaupt Wertschätzung. Überlege mal: Gibt es ein Heiß ohne ein Kalt? Die Antwort lautet: Ja, das gibt es; aber dann würden wir es nicht als heiß erkennen. Wenn du nie Kälte gespürt hast, weißt du gar nicht, was Wärme bedeuten soll. Zwischen den beiden Extremen liegen natürlich gemäßigtere Ausprägungen wie kochend, heiß, lauwarm und kühl, aber letztlich liegt allem eine Dualität zugrunde.

Bei genauerem Hinsehen zeigt sich nun, dass diese Gegensatzpaare in Harmonie koexistieren. Stell dir nur *Krieg der Sterne* ohne Darth Vader vor. Ohne ihn gäbe es überhaupt kein Drama. So merkwürdig das scheinen mag, braucht es den Oberschurken Darth Vader, um Güte und Mut Luke Skywalkers überhaupt zur Geltung zu bringen. Obwohl die beiden miteinander im Clinch liegen, ergänzen sie sich in der Logik der Filme. Ohne die beiden Charaktere hätte es die Filmreihe nicht geben können. Das Gleiche gilt für die Harry-Potter-Reihe. Lord Voldemort braucht es ebenso sehr wie Harry Potter. Würde nur einer der beiden fehlen, wäre die Geschichte völlig anders, banal und unrund.

All die geistigen Hindernisse, um die es hier geht,
sind letztlich Ausdruck eines einzigen Problems:
Wir weigern uns, das Leben so zu akzeptieren, wie es ist.

Im Leben gibt es nun mal Gesundheit und Krankheit, Krieg und Frieden, Liebe und Hass, Licht und Schatten, Freud und Leid. Wir werden niemals an den Punkt gelangen, wo es nur noch eine Seite der Medaille gibt und die andere nicht mehr. Das ist schlicht unmöglich. Ohne Konflikt und Unruhe könntest du Friede und Harmonie überhaupt nicht erkennen. Ohne Konflikt gäbe es das Konzept von Frieden überhaupt nicht! Warum? Weil der Geist alles durch die Linse der Relativität erkennt. Er kann nichts wahrnehmen, zu dem es kein Kontrastelement gibt. Angenommen, du hättest in deinem Leben noch nie einen Berg gesehen – nicht einmal ein Foto davon – und wüsstest nicht einmal, was ein Berg ist, dann wäre dir auch nicht bewusst, dass du im Flachland lebst. Du wärst nicht fähig, es als solches zu erkennen; ebenso, wie ein Fisch vermutlich Wasser nicht wahrnimmt, weil er sich nie außerhalb von Wasser befunden hat. Für den Fisch gibt es kein *Nicht-Wasser*. Aber kaum siehst du den ersten Berg deines Lebens, erlaubt dir der Kontrast, Flachland als solches zu erkennen und zu erfahren.

So ist das Universum gemacht. Alles ist Bewegung von Energie, aufsteigend oder absteigend, von einem Pol zum anderen. Das meine ich mit *Polarität*. Das Leben ist dualer Natur, es kann und wird nie einseitig sein. Die Natur ist nicht unrund! Sie existiert in perfekter Harmonie und Balance.

Wie du bereits weißt, unterscheiden die Veden zwei unsichtbare Grundkräfte des Universums: Shiva und Shakti. Shiva ist die maskuline Kraft des reinen Bewusstseins, Shakti die feminine Kraft, die das Bewusstsein beseelt und zum Leben erweckt. Die mythische Hochzeit von Shiva und Shakti steht für die Verschmelzung widerstrebender Kräfte, die das gesamte Leben durchwirken. Sie sind Yin und Yang, Ruhe und Aktivität, das Sichtbare und das Unsichtbare. Den Veden zufolge existiert das

Universum als Tanz von Shiva und Shakti, als unendlicher Zyklus von Geburt, Tod und Wiedergeburt.

Gegen die Schwerkraft kämpfen

Und jetzt frage dich bitte mal selber: Wie oft wehrst du dich in deinem Leben gegen diese Grundtatsache? Wie oft wünschst du dir, es gäbe weder Konflikte, Unglück, Armut, Krankheit noch Kriege, sondern nur Glück, Gesundheit und Mitgefühl? Wie oft träumst du davon, dass sich die Probleme deines Lebens einfach in Luft auflösen? Wie oft sagst du dir, alles wäre gut, wenn nur dein Job, dein Ex, deine Krankheit nicht wären?

Wir weigern uns zu akzeptieren, dass das Leben aus Gegensatzpaaren besteht; ja, wir haben sogar Schwierigkeiten damit, das Prinzip überhaupt zu verstehen. All unsere Probleme erwachsen daraus, dass wir die *Dualität des Lebens nicht akzeptieren*. In dem Ausmaß, in dem wir uns ihr verweigern, verstricken wir uns in Verlangen und Widerstand, verschwenden wir Lebensenergie und unser Potenzial.

Die meisten Menschen hetzen ihr Leben lang der einen Seite der Medaille hinterher und kämpfen gegen die andere. Du möchtest doch auch nur die positive Seite des Lebens erfahren, nicht die negative, oder? Rastlos laufen wir dem Glück hinterher. Nur werden wir es nie erringen, solange wir nicht akzeptieren, dass auch das Unglück zum Spiel dazugehört.

Ich würde liebend gern fliegen können, aber leider gibt es da diese blöde Schwerkraft, die mich runterzieht. Es wäre verrückt, wenn ich herumliefe und klagte: »Ich hasse Schwerkraft. Warum muss es sie geben? Ich versuche jetzt, sie loszuwerden.«

Das Problem liegt also nicht darin, dass das Leben aus Gegensätzen besteht. Es entsteht erst dadurch, dass unser Geist dieser Dualität den Krieg erklärt. Seine Mission lautet, das Gewünschte anzustreben und alles Unerwünschte zu vermeiden. Wir versuchen, alles Unangenehme zu umgehen und nur Angenehmes zu erleben. Irgendwie haben wir uns eingeredet, dass das möglich sei. Aber, sieh es ein: Es ist nicht möglich und wird es niemals sein.

Ich möchte da jetzt nicht zu sehr darauf herumreiten, aber du musst verstehen, dass gegensätzliche Kräfte untrennbar mit unserer Existenz verbunden sind. Polarität ist das Fundament der sichtbaren Welt, all unserer Sinneseindrücke. Erst die zwei widerstreitenden Kräfte zusammen ergeben das Ganze. Das Leben, wie wir es kennen, kann ohne Dualität nicht existieren. Unvollkommenheit ist Teil der Vollkommenheit. In dieser unauslöschlichen Wahrheit liegt unsere Freiheit zu handeln, zu sein und zu gedeihen.

In diese widerstreitenden Kräfte sind wir hinein geboren. *Nicht* angeboren ist uns aber, dass wir die eine Kraft zu vermeiden suchen und der anderen nachlaufen. Dieses Verhalten wurde uns anerzogen, geradezu eingetrichtert. Seit Kindesbeinen hören wir, wir müssten anstreben, was als positive Seite des Lebens gilt, und allem Negativen ausweichen. Zuerst wollen wir Eis essen und kein Gemüse. Später wollen wir dann Erfolg und Glück statt Misserfolg und Not.

Die Erde ist eine Kugel, Wasser ist flüssig und die Schwerkraft hält uns am Boden. Das sind Tatsachen! Ich würde liebend gern fliegen können, aber leider gibt es da diese blöde Schwerkraft, die mich runterzieht. Dieser Umstand mag mir nicht gefallen, aber es wäre auch verrückt, wenn ich herumliefe und klagte: »Ich hasse Schwerkraft. Warum muss es sie geben? Ich versuche jetzt, sie loszuwerden.« Was für eine enorme Verschwendung von Energie und Gehirnschmalz wäre das!

Der Versuch, vor den Härten und Kämpfen des Lebens davonzulaufen, ist ebenso sinnlos wie ein Aufbegehren gegen die Schwerkraft. Wenn dir irgendjemand erzählt: »Mach das, und du wirst für immer glücklich«, hältst du dir am besten beide Ohren zu und wendest dich ab. Egal, wie dieser Typ sich nennt – Guru, Life Coach oder positiver Psychologe – er ist ein Scharlatan. Glücklich wird man nicht, indem man dem Positiven hinterherrennt und allem Negativen ausweicht. Das ist Selbstvermeidung. Die Alternative dazu lautet, nicht länger gegen die Schwerkraft anzukämpfen, sondern das Leben in seiner Gänze uneingeschränkt zu akzeptieren.

Diese Akzeptanz hat wie gesagt nichts Passives. Aus einer ausbalancierten und dynamischen Akzeptanz heraus können wir die Dinge verändern und dabei unseren inneren Frieden bewahren. Wir tun das in unserer Macht Stehende, um die Welt zu verändern und all das zu erringen, was wir uns wünschen, aber ohne Verzweiflung und Selbstvorwürfe.

So, und wie erheben wir uns nun über das Ziehen und Zerren der Gegensätze?

1. Option: Bewusstheit und Akzeptanz

Mach dir zutiefst bewusst, wie sinnlos dein innerer Widerstand, dein Kampf gegen die Dualität des Lebens ist. Das erlaubt dir, wieder völlig gewahr zu sein für die Natur der Realität, WIE SIE IST.

Sobald wir die Realität akzeptieren, haben wir es geschafft. Aber das wird uns nicht leicht fallen – schließlich schleppen wir die Gewohnheit, uns dagegenzustemmen, schon ein halbes Leben mit uns herum. Ich persönlich finde Akzeptanz dann, wenn ich mir die Kosten vor Augen halte, die mir dieser aussichtslose Kampf auferlegt. Das verwandelt in Sekundenschnelle, wie ich denke, fühle und handle. Mein Geist und mein gesamtes Nervensystem entspannen sich. Zum dritten Mal: Glaube nicht, Akzeptanz mache dich passiv. Sie hilft dir, Energie und Ressourcen zu sparen. Welche gewaltigen Vorteile das hat, weißt du bereits. Du bringst in jede Situation mehr geistige Klarheit mit. Du findest deine Mitte wieder. Deine Gefühle schlagen ins Positive um. Dein Horizont weitet sich.

Sobald du die Gegensätze akzeptierst, tauchst du in die Gänze des Lebens ein. Du *transzendierst* die Gegensatzpaare. Wenn du traurig bist und das als Teil des Lebens akzeptierst, hören die Selbstvorwürfe wegen dieses Gefühls auf. Das erlaubt der Traurigkeit, durch dich hindurchzuströmen, ohne eine dauerhafte Narbe im Nervensystem zu hinterlassen. Gefühle an sich sind weder gut noch schlecht. Sie sind schlicht Energieflüsse. Erst unsere Werturteile darüber führen in die Abwärtsspirale von Vergangenheit und Zukunft. Jedes Gefühl ist gesund – vorausgesetzt, es kommt und geht dann wieder. Wenn du den Zyklus der Traurigkeit oder jeder anderen

Emotion akzeptierst, vollendet er sich schneller und beeinträchtigt dich nicht weiter. Und plötzlich bist du wieder fröhlicher. Du hältst das Auf und Ab des Lebens aus. Und selbst wenn nur die Oberfläche des Verstandes sagt: »Diese Traurigkeit ist Teil des Lebens«, hast du schon einen Anfang gemacht, weil du in diesem Augenblick die Pause-Taste für dieses Gefühl gedrückt hast. Das gibt dir Gelegenheit, eines oder mehrere der Werkzeuge einzusetzen, die ich im Laufe dieses Buchs vorgestellt habe: Ändere deine Atmung, beweg deinen Körper, mach eine Meditation oder erstelle eine Bilanz über Kosten und Nutzen.

Diese »verstandesmäßigen« Pausen mögen dir anfangs noch ein wenig Mühe machen. Das ist okay. Es wird schnell besser; mit exponentieller Geschwindigkeit. Jedes Mal, wenn du ein Gefühl anhältst, durchbrichst du den Zyklus konditionierter Reaktionen an der Basis des Eisbergs. Du verdrahtest dein Unterbewusstsein neu.

Vergiss nie, dass die Kraft dynamischer Energie und Intelligenz dich nährt und am Leben erhält. Bitte nutze sie! Sie möchte dir helfen und deine Aufmerksamkeit stärken. Indem du aktiv wirst und innehältst, um dich aus der Negativität zu befreien und in Positivität zu tauchen, wirst du zum Meister deines eigenen Geschicks.

2. Option: Betrachte genauer, was glücklich und was unglücklich macht

Sollte dir der erste Ansatz für den Anfang zu schwierig erscheinen, kannst du es auch so versuchen: Achte fortan im täglichen Leben darauf, wie Dinge, die in einem Augenblick noch Glück erzeugen, im nächsten schon unglücklich machen können und umgekehrt. Eine Kugel Eis sorgt für Genuss, die nächste schon nicht mehr so sehr, und die zwanzigste Kugel verursacht nur noch Bauchweh. Ein Partner macht dich glücklich, wenn ihr zusammenkommt, und unglücklich, wenn er dir das Herz bricht. Aufgeregt und freudig steigst du in deinen neuen BMW, den du dir so lang gewünscht hast, und zwei Tage später explodierst du vor Wut, weil dir jemand seitlich reinfährt. Alles, was Freude bringt, kann auch Schmerzen verursachen und umgekehrt. Eine Scheidung oder Kündigung bringt dich kurzfristig vielleicht in Not, bereitet aber möglicherweise auch den Weg für das größte Glück deines Lebens.

Worauf ich hinauswill: Freude und Schmerz liegen nicht in den Dingen selbst. Glück und Unglück entstehen erst in der Wahrnehmung durch deinen Geist. Der Zyklus des Lebens ist weder gut noch schlecht. Er ist, wie er ist! Könnten wir das wirklich akzeptieren, würden wir uns nicht länger gegen das sträuben, was wir als unangenehm oder negativ betrachten. Wir würden aufhören, dem Positiven bis zur Erschöpfung hinterherzulaufen. Höhen und Tiefen würden uns nicht aus unserer inneren Mitte bringen. Das bedeutet Ganzheit.

Sobald du weißt, *wirklich verstehst,* dass das Leben dualer Natur ist, weitet sich dein Horizont von selbst. Du weißt, dass alles in Phasen abläuft, und kämpfst nicht länger gegen die natürlichen Rhythmen und Schwankungen deines Lebens. Ganzheit erlangt, wer verstanden hat, dass wir im Leben Höhen und Tiefen erleben. Wenn du auch schlechte Zeiten akzeptierst und sie mit erhobenem Kopf angehst, vergehen sie viel schneller, als wenn du dich dagegen wehrst. Der Versuch, Schwierigkeiten zu vermeiden, muss scheitern. Probleme verschwinden nicht von selbst, sie sickern in dein Gewebe und deine Zellen und rauben dir alle Energie.

Die Veden lehren, dass jedes Glück flüchtig ist. Traurigkeit gehört ebenfalls zum Leben und ist ebenso flüchtig. Stecken bleiben wir, wenn wir einen Teil des Zyklus zu vermeiden suchen und im anderen verharren wollen. So kommt es, dass Fünfzig- und Sechzigjährige klagen, ihr Leben sei nicht wie gewünscht verlaufen, weil ihre Mutter irgendwas getan oder unterlassen hatte, als sie sieben waren. Das heißt auch: Wenn du einmal versucht hast, einem Abschwung zu entgehen, ziehst du ihn damit nur in die Länge, anstatt dich hindurchzubewegen. Das kostet dich unnötig Zeit, Energie und Leben.

Ein ganz neuer Geist

Du bist ein Ganzes, das unendlich viel größer ist als die Summe deiner Teile. In der Welt da draußen, die du mit deinen fünf Sinnen wahrnimmst, gibt es Dualität und Trennung, aber in dir macht Einheit den Kern deiner selbst aus.

Das bringt uns zum Kern der vedischen (und übrigens auch der buddhistischen) Lehre: dem einsgewordenen Geist beziehungsweise der »Nicht-Dualität« *(Advaita)* oder dem »Prinzip des Einsseins«. Alle drei Ausdrücke meinen das Gleiche: einen integrierten, ungeteilten Geist. Du erinnerst dich: Yoga bedeutet »vereinen«, »zusammen anschirren«, »zu einem ungeteilten Ganzen zusammenbringen«. Im Zustand des Yoga ist der Geist völlig integriert und ungeteilt. Der Zweck des Yoga ist einzig und allein, uns dabei zu helfen, die Gegensatzpaare zu transzendieren.

In den Veden ist Nicht-Dualität oder Einssein der wichtigste Schlüssel zur Freisetzung der Lebensenergie. Dir ist hoffentlich inzwischen klar, dass das Konzept von Einssein und Integration das gesamte Buch wie ein roter Faden durchzieht, in immer wieder neuen Formulierungen. Ein anderer Ausdruck für einen ungeteilten Geist ist Akzeptanz, ein anderes Wort für Akzeptanz ist Präsenz, ein anderes Wort für Präsenz ist Flow. Alles hängt zusammen. Immer meinen wir das Gleiche: einen Geist im gegenwärtigen Augenblick. Das ist das universale Bewusstsein.

In vielen Traditionen beschreiben Mönche und Weise den tiefsten Meditationszustand als eine solche Integration: Der Geist ist präsent, ungeteilt und eins mit dem Fluss des Lebens. Das ist ein Zustand der Glückseligkeit und der Liebe, vergleichbar mit dem Zustand deines Geistes, wenn du dich verliebst: Er verschmilzt. Frischverliebte erleben einen derartigen Energieschub, dass sie glauben, ihnen seien Flügel gewachsen. Sie fühlen sich unbesiegbar. Genau das passiert auch, wenn ein Künstler »eins wird« mit seinem Werk, wenn er beim Schaffen in einen kreativen Flow gerät oder wenn ein Yogi den Zustand eines einsgerichteten Geistes erreicht. Im gegenwärtigen Augenblick verschmelzen Geist, Körper, Seele und Umgebung zu einer Einheit.

Dieses Konzept mag ziemlich esoterisch klingen, doch es wird auch in der Psychologie angewandt. Während die Veden davon sprechen, Zugang zu der Ganzheit zu finden, die unsere Natur ist, spricht die Positive Psychologie von Selbstverwirklichung: Wir überwinden innere Konflikte und Probleme, um unser volles Potenzial als menschliche Wesen zu verwirklichen. Abraham Maslow, der erste Psychologe, der Selbstverwirklichung definierte, beschrieb sie als »ständige Tendenz zur Einheit, Integration oder Synergie innerhalb der Persönlichkeit«. Damit formuliert er im Grunde nur die alte Weisheit der Rishis neu: Vereine deinen *Geist, um dein Potenzial freizusetzen.*

Maslow und die Veden sind sich darin einig, dass wir umso mehr von unserem Potenzial und Schwung verlieren, je stärker gespalten unser Geist ist. Ein geteilter Geist steckt mehr in der Vergangenheit fest und verstrickt sich mehr in Widerstand und Verlangen. Er trennt uns von der Positivität und der Kraft, die in unserem Kern stecken. Wir beginnen, aus der Beschränktheit des konditionierten Geistes heraus zu leben, aber das entspricht uns nicht. Es ist nur eine Maske, die wir tragen. Solange wir aus dieser engen Geisteshaltung heraus leben, vergeuden wir Lebensenergie und Vitalität, verzichten wir auf Flowzustände, fühlen wir uns abgeschnitten und isoliert. Unsere Energie, unser Potenzial zerfleddern und zerbröseln. Wir spüren, dass wir uns irgendwie »verloren« haben. Und das liegt daran, dass wir unseren Schwerpunkt verschoben haben; weg von der Einheit, die wir im Grunde sind.

Du bist ein Ganzes, das unendlich viel größer ist als die Summe deiner Teile. In der Welt da draußen, die du mit deinen fünf Sinnen wahrnimmst, gibt es Dualität und Trennung, aber in dir ist Einheit die Essenz deiner selbst. Um dich zu dieser Essenz zurückzubringen, möchte ich dir zunächst die duale Natur des Lebens bewusst machen und dann die Geisteshaltung erklären, mit der du diese Dualität transzendieren kannst. Wann immer wir zu dieser Bewusstheit zurückkehren, vereinen sich alle Schichten des Eisbergs, alle sieben Ebenen des Systems in gemeinschaftlichem Handeln. Unsere Energie, unser Potenzial erreichen dann ihr Maximum.

Die Macht der Entschlossenheit

Um zu verstehen, wie sehr ein geteilter Geist dich bremst, betrachte das Ganze aus dem Blickwinkel von Energie und Schwingung: Was passiert deiner Ansicht nach, während du zwei unvereinbare Gedanken im Kopf hast? Das Universum unterstützt beide, aber nur halbherzig. Es unterstützt das positive Ergebnis, das du erhoffst, aber auch das negative Ergebnis, das du fürchtest. Entsprechend wirst du mit deinem Vorhaben nur mäßig erfolgreich sein. Im Leben musst du dich hundertprozentig festlegen! Du musst dich voll hineinwerfen in deine Projekte! Zögere nicht, mache nichts halbherzig, sondern entscheide dich, zieh die Sache durch und ändere gegebenenfalls deinen Ansatz, sollte das nötig werden. Schreite schnurgerade nach vorn, weiche nicht von deiner Richtung ab. In einem Rennen schielst du auch nicht zu deinen Konkurrenten und grübelst, was sie wohl besser machen. Du rennst einfach, so schnell du kannst! Im Leben erzielen wir dann durchschlagende Erfolge, wenn wir uns unserem Ziel mit Haut und Haar verschreiben. Genau das bewirkt ein einsgerichteter Geist: Du eierst nicht herum, sondern legst dich auf dein Ziel fest und konzentrierst deinen Geist darauf.

Solange unser Geist in Zweifel und Unsicherheit feststeckt, vergeuden wir unsere Energie und unser Potenzial. *Soll ich dies tun? Oder jenes? Und was, wenn nichts daraus wird? Sollte ich vielleicht lieber was anderes machen?* Wahlmöglichkeiten lähmen den Geist. Wir glauben, je mehr Optionen, desto besser, doch für den Geist gilt das nicht. Zu viele Wahlmöglichkeiten ziehen uns nur Energie ab. Denk nur mal an die Auswahl im Supermarkt. Es kostet nicht nur viel Zeit, sich zwischen zwölf Zahnpasta-Sorten entscheiden zu müssen, sondern auch Gehirnschmalz – definitiv mehr, als die Entscheidung verdient! Psychologen sprechen vom »Auswahl-Paradoxon«: Je größer die Auswahl, desto mehr stresst das die Menschen – und desto schwerer können sie sich zu einer Entscheidung durchringen.

Solange du bei einer Sache hin- und hergerissen bist oder sie nur halb- oder dreiviertelherzig verfolgst, stiftest du nur Verwirrung. Entsprechend mäßig fallen deine Erfolge dann aus. Im Yoga-Sutra schreibt Patanjali, wenn du Hindernisse beseitigen willst, so gilt *Eka tattva abhyasa* (Richte dich auf ein Ziel aus). Mach also deinen Geist einsgerichtet. *Mach genau eine Sache. Vergiss alle anderen Optionen und mögliche Probleme.* Patanjali beschreibt mit seinem Satz die Macht der Entschlossenheit. Wenn du dich hundertprozentig in eine Sache hineinbegibst, lösen sich Widerstand und Verlangen auf, weil es eine Akzeptanz des Ganzen gibt. Wenn du absolut entschlossen bist, deinen Traum von der Selbstständigkeit zu verwirklichen, ziehst du die Sache durch, komme, was da wolle. Du weichst den Schwierigkeiten nicht aus, du verleugnest sie nicht, du siehst nicht auf deine Konkurrenten und wünschst dir, du hättest, was sie haben. Sondern du nimmst alle Siege und Niederlagen als Teil des großen Ganzen hin, als notwendige Etappen auf dem Weg zur Verwirklichung deines Traums, deiner Vision. Wann immer wir uns voll für eine Sache einsetzen, erleben wir Ganzheit.

Echtes Engagement in einer Ehe bedeutet, dass man die Höhen und Tiefen des Zusammenlebens akzeptiert, die guten wie die schlechten Zeiten, Gesundheit und Krankheit, Reichtum und Armut, Leidenschaft und sexuelle Flauten! *Brrr, das geht jetzt aber wirklich zu weit!* Aber im Ernst: Wer nur in guten Zeiten, Gesundheit und Reichtum beim anderen bleiben will, verpflichtet sich nicht wirklich, sondern nur halbherzig. Eine solche Ehe muss scheitern. In anderen Lebensbereichen läuft das genauso. Wir erreichen nur dann unsere Ziele und schöpfen unser ganzes Potenzial aus, wenn wir uns einer Sache mit Haut und Haar verschreiben. Kinder machen das ganz automatisch: Sie lachen mit dem ganzen Körper, sie schreien und brüllen mit dem ganzen Körper – und gehen dann frohgemut zur nächsten Sache über. In dieser Art zu leben steckt eine ungeheure Kraft. Wir machen uns nicht klar, dass in Ganzheit sogar mehr Kraft steckt als in einer positiven Einstellung. Ganzheit erlangt nur, wer versteht, dass Dunkelheit lediglich das Fehlen von Licht bedeutet.

Unvollkommenheiten akzeptieren

Wie bereits ausgeführt, halte ich nichts von Selbstverbesserung. Das ist nämlich ein Widerspruch in sich. Aus einem breiteren Blickwinkel wird sofort klar, dass die Dualität des Lebens in jedem von uns steckt – auch in dir. Es gibt also nichts zu verbessern. In dir ist nichts, das *nicht* dort hingehört.

Wie leicht vergessen wir, dass Mensch zu sein bedeutet, Teil der Natur zu sein. Entsprechend spiegelt sich die Natur des Lebens – seine Schönheit, Wildheit, Kreativität und zerstörerische Kraft – in unserer eigenen Natur wider. Wir bestehen aus Gegensätzen. Grundtatsache ist nun mal, dass niemand »perfekt« ist, ohne dass auch Unvollkommenheit dazugehört. Dagegen lässt sich nicht ankämpfen. Zur Erleuchtung gehört auch die Unwissenheit, und sei es nur ein Tropfen im Ozean.

Doch der Verstand liebt es, alles in Schubladen zu stecken, mit Etiketten zu versehen und zu bewerten. Und so ordnen wir unsere Gefühle, Erfahrungen und persönlichen Fähigkeiten in Kategorien von richtig und falsch, gut und schlecht, positiv und negativ. *Dieser Teil von mir ist okay, jener nicht.* Und dann begibst du dich auf einen Kreuzzug gegen jenen Teil von dir, der dir nicht gefällt. Dabei vergisst du aber, dass es in dir einen ganzen Ozean von Möglichkeiten gibt, und du hängst dich an ein, zwei Tröpfchen auf, die dir widerstreben. Sobald du die Angelegenheit aus einem weiteren Blickwinkel betrachtest und du dich als Ganzes akzeptierst, verstummen und verschwinden die Tendenzen, die du gern korrigiert hättest, ganz von selbst. Sie werden schlicht zu jenen Tropfen im Ozean. Genau das Gegenteil passiert, wenn du dich auf einen »negativen« Wesenszug in dir fixierst. Dadurch schnitzt du im Geist nur eine immer tiefer werdende Kerbe. So kann aus einem Haarriss ein klaffender Canyon werden.

Wie sähe es aus, wenn du dir mit einer ganzheitlichen Geisteshaltung begegnen würdest? Probiere das einen Augenblick lang aus, indem du dir einen Zug an dir vergegenwärtigst, den du nicht magst. Was empfindest du als deinen größten Mangel? Gegen welche Eigenschaft in dir kämpfst du? Was möchtest du verbessern oder überwinden? Deine Selbstzweifel? Deine Antriebslosigkeit? Deine Einsamkeit und Isolation? Dein aufbrausendes Temperament? Deine Beziehungsunfähigkeit? Deine Kindheitstraumata? Vergegenwärtige dir zwei oder drei dieser Dinge und lass sie ein paar Minuten auf dich wirken. Betrachte diese Aspekte deiner selbst neugierig und überlege, was sie in deinem Leben Gutes bewirken. Vielleicht dauert es ein bisschen, aber wenn du lange genug nachdenkst, erkennst du irgendwann, dass diese »inakzeptablen« Dinge in dir durchaus ihren Nutzen haben. Sie haben dich vielleicht stärker gemacht, widerstandsfähiger, wendiger oder einfühlsamer. Vielleicht haben sie dich etwas über dich oder das Leben gelehrt. Vielleicht führten sie zu Fehlern und Misserfolgen, die dir halfen, einen neuen Ansatz zu finden. Sobald du den Wert dieser unerwünschten Dinge erkennst, musst du sie nicht mehr bekämpfen. Und sobald du sie nicht länger verleugnest und bekämpfst, fällt es dir erheblich leichter, aus ihnen zu lernen und von ihnen zu profitieren. Erkennst du erst deine Schwächen als etwas, das dir ebenso sehr dienlich sein kann, wie es dir schaden kann, kannst du mit der Arbeit der Selbstveränderung und -verbesserung beginnen – allerdings aus einer Haltung der Akzeptanz und des Mitgefühls heraus; nicht urteilend, ablehnend und widerstrebend.

Aus ganzheitlicher Perspektive zeigt sich, dass viele Dinge, die wir als Schwächen betrachten, in Wirklichkeit zu unseren wichtigsten Vorzügen gehören. Vielleicht plagt dich schon immer das Gefühl, du würdest nicht dazugehören, nicht in deine Umgebung passen.

Was hat dir das vielleicht auch gebracht? Ein Gefühl des Andersseins weckt in vielen Menschen erst die Kraft, ihre Individualität auszuleben und sich besonders anzustrengen, ein Leben und auch Zusammenleben zu schaffen, das zu ihrer Einzigartigkeit passt. Was hätten Kunst, Literatur und Musik nicht alles verloren, wenn all diese aus der Masse herausragenden kreativen Genies versucht hätten, zu sein wie alle! Nicht dazuzugehören kann schmerzen – aber es kann auch ein Antrieb sein, Neues zu schaffen und sich selbst zu verwirklichen. Jene brillanten kreativen Geister mussten es lernen, sich zu akzeptieren, wie sie waren, und in sich selbst ein Gefühl von Zugehörigkeit zu finden. Wir können also den Schmerz des Außenseitertums als etwas verstehen, das einen positiven Zweck für dich erfüllte: Er zwang dich, dir eine ganz einzigartige Nische im Universum zu gestalten, anstatt einfach mit der Herde zu laufen.

Letztlich entspringt aus Einssein und Nicht-Dualität einfach nur ein starkes Zugehörigkeitsgefühl. Im Grunde unseres Herzens sind wir alle gleich. Wir gehören alle einer Familie an: der menschlichen Familie.

Wen juckt diese eine Sache an dir, die du einfach nicht ablegen kannst? Ist doch egal! Davon stürzt der Himmel nicht ein. Kannst du zu diesem Teil von dir freundlich sein und versuchen, mit ihm zusammenzuleben?

Erweitere den Blickwinkel, aus dem du dich betrachtest, und es entsteht echtes Mitgefühl. Im Buddhismus ist oft von *Metta*, liebender Güte, die Rede. Den meisten Menschen, die sich daran versuchen, fällt es leicht, anderen Menschen Liebe und Güte entgegenzubringen. Der Buddha mahnt allerdings, zuerst bei sich selbst anzufangen. Damit tun sich die meisten Menschen ungleich schwerer. Es fällt uns leicht, unsere guten Eigenschaften zu mögen, aber weniger leicht, auch Schmerz, Zerrissenheit und »schlechte« Charakterzüge zu akzeptieren. Auch hier liegt die Lösung wieder darin, den Blickwinkel zu erweitern. Halte dir vor Augen, dass du Teil der Natur bist, ebenso wie Bäume, Wolken, Vögel und Bienen. Du bist nicht der einzige schiefe Zahn im vollkommenen Gebiss der Natur! Du bist ein Teil dessen, was ist, ein wichtiges Stück des Ganzen. Obwohl in der Natur zum Beispiel hohe Bäume kleineren Schösslingen das Licht nehmen und so ihr Wachstum behindern, herrscht doch eine gewisse Symbiose. Ein Löwe in der Savanne tötet die Gazelle und schläft danach erst mal ein halbes Jahr. So bleibt das Leben in der Savanne erhalten. Würde der Löwe versuchen, etwas anderes zu sein, als er natürlicherweise ist, geriete das ganze System aus der Balance.

Die inakzeptablen Züge, mit denen du haderst, sind da, weil du auch akzeptable Charakterzüge hast. Das Negative sorgt letztlich dafür, dass deine Stärken wachsen. Schwierigkeiten bringen deinem Leben etwas. Wenn du diese Einstellung hast, wirst du beobachten, wie deine positiven Eigenschaften erblühen. Du surfst geschmeidiger durch deine Probleme und lernst schneller aus ihnen. Du wächst ganz natürlich zu einem größeren Ganzen, gestützt und angetrieben von deinen schwierigeren Eigenschaften. Doch das passiert nur, wenn du diese schwierigen Eigenschaften weder verleugnest noch verdammst.

Viele Kursteilnehmer sprechen mich an und sagen: »Es gibt da etwas Schlimmes an mir, das ich einfach nicht loswerde. Seit zehn Jahren meditiere ich und gehe zum Therapeuten, aber nichts hilft.« Darauf antworte ich regelmäßig: »Na und?« Wen schert denn deine schlechte Angewohnheit oder dein mieser Charakterzug? Wen juckt diese eine Sache an dir, die du einfach nicht ablegen kannst? Ist doch egal! Davon stürzt der Himmel nicht ein. Kannst du zu diesem Teil von dir freundlich sein und versuchen, mit ihm zusammenzuleben? Alles ist gut! Ich wette, dieser »Makel« ist nicht annähernd so schlimm, wie du glaubst. Betrachte das ganze Universum; das rückt dir die Perspektive zurecht. Dieser eine Makel ist dein größtes Problem? Glückwunsch, du schlägst dich prima! Lass ihn einfach, wie er ist, und mach dir keinen Kopf. Vergiss nicht, dass er Teil deines Karmas ist. Er gibt dir Gelegenheit zu lernen. Es gibt immer einen größeren Plan, auch wenn du ihn nicht erkennst.

Der Geist muss expandieren, um von den dualen Lebenskräften Shiva und Shakti unterstützt, genährt und erhoben werden zu können. Endlosschleifen wie »Oh Gott, ich kann diese Sache an mir nicht abstellen«, »Ich bekomme das nie hin« oder »Ich wünschte, ich könnte so sein« sind Ausdruck einer extrem verengten, verkümmerten Geisteshaltung. Erkenne mit deinem ganzen Herzen, dass durch die Risse in deinem Leben wenigstens auch Licht hereinkommt. Hör auf, dich so in deine Kämpfe zu verbeißen! Umarme das wunderschöne, chaotische Ganze, das dein Selbst in seiner Fülle ausmacht.

14. Kapitel

Alles hängt zusammen

Wer bin ich im Innersten? Was macht den Kern von »mir« aus? Was habe ich überhaupt gemein mit allem, was da existiert, mit dieser Welt, in der ich lebe? *Das sind keine müßigen philosophischen Fragen.*

Nun schließt sich der Kreis und wir kehren zur Frage zurück, die am Anfang unserer Reise stand: Wer bin ich? Diese Frage führte mich von meiner kulturellen Identität hin zum Kern meines Wesens. *Wer bin ich im Innersten? Was macht den Kern von »mir« aus? Was habe ich überhaupt gemein mit allem, was da existiert, mit dieser Welt, in der ich lebe?* Das sind keine müßigen philosophischen Fragen. Bis heute verwende ich sie als praktisches Mittel, um das größere Potenzial dessen anzuzapfen, was ich sein kann. Solche Fragen dienen mir als Leitfaden für die Erkundung meiner weiteren Kosmologie und wie sich diese auf mein Leben auswirkt.

Wenn wir verstehen wollen, wer wir sind, müssen wir uns zum Anfang zurückbegeben – zum Augenblick unserer Schöpfung. Sowohl die Wissenschaft als auch die Veden haben sich ausführlich mit der Frage beschäftigt, wie das Universum entstand und wie es sich weiterentwickelt. Und obwohl die beiden sehr unterschiedliche Sprachen verwenden, kommen sie doch zu sehr ähnlichen Hypothesen. Verwenden wir zunächst das uns vertrautere wissenschaftliche Vokabular: Der Wissenschaft zufolge entstand das Universum, wie wir es kennen, vor 13,7 Milliarden Jahren mit einem feurigen Ausbruch, dem Urknall. Zeit und Raum entstanden und dann, nur drei Minuten später, als die Temperatur weit genug gesunken war, die ersten Partikel der Materie.

Diese Partikel nennen wir Atome, und sie sind die Grundbausteine aller Materie und allen Lebens. Sie bekamen ihren Namen (das griechische *átomos* bedeutet unteilbar), weil man sie früher für die kleinsten Materiebausteine hielt. Heutzutage wissen wir, dass sich Atome sehr wohl aus noch kleineren Partikeln zusammensetzen. Atome bestehen wie erwähnt aus dreierlei Typen subatomarer Teilchen, die durch magnetische Anziehung zusammengehalten werden, wobei der Kern in jedem Atom *positiv* geladen ist und eine *negative* Ladung um ihn herumkreist. Von diesen Grundbausteinen ausgehend entwickelte sich das Leben hin zu immer größerer Komplexität. Atome schlossen sich zu Molekülen zusammen; aus Molekülen entstanden erst einzellige und schließlich mehrzellige Organismen; daraus erwuchsen dann Bakterien, Pflanzen und Tiere; die Tiere wurden immer klüger, es entstanden Spezies wie Delfine und Primaten und schließlich Menschen.

Wissenschaft wie auch spirituelle Traditionen gehen davon aus, dass das Leben sich ständig weiterentwickelt. Wachstum und Veränderung liegen in der Natur allen Lebens. Auch beim Menschen geht die Evolution weiter. Es gibt Individuen, die in manchen Aspekten weiter entwickelt sind als andere, bewusster, wie Nikola Tesla und Albert Einstein, wie Mahatma Gandhi, Nelson Mandela, der Dalai Lama oder Sri Sri. Nun könnte man sagen: Na ja, das sind die ganz seltenen Ausnahmen. Aber sieh mal, wie weit die Menschheit seit der Steinzeit gekommen ist! Wir entwickeln uns weiter, um Weise zu werden, Meister, Rishis, erleuchtete Buddhas, selbstverwirklichte Wesen. Im Augenblick müssen wir zwar nicht befürchten, über Nacht Erleuchtung zu erlangen, aber wir interessieren uns immerhin dafür, den Kern dessen anzuzapfen, was wir im Innersten sind, um lebendigere, dynamischere und mächtigere Wesen zu werden; die am höchsten entwickelte Version unserer selbst.

Warum haben wir uns aber jetzt zurückbegeben zu den Anfängen des Universums? Um uns klarzumachen: Egal wie komplex und hochgradig bewusst menschliche Wesen werden, wir können unsere Evolution doch immer zurückverfolgen bis zu den ersten Atomen. Diese winzigen Partikel und du entstammen derselben Energiequelle. Genau genommen ist das, was du »ich« nennst, schlicht ein Haufen unvorstellbar vieler Atome, die wiederum voller Energie stecken. Einhundert Billionen dieser Atome braucht es, um nur eine einzige Zelle deines Körpers zu bilden – der wiederum aus mehr als siebenunddreißig Billionen Zellen besteht. Rechne das mal zusammen!

Das Zentrum deines Ichs

Warum spielt das überhaupt eine Rolle? Weil du, wie das Ganze einer jeden komplexen Struktur, ein Spiegelbild deiner Einzelteile bist. Du bist, was wir einen Makrokosmos nennen. Die wissenschaftliche Theorie dazu lässt sich bis zu den alten Griechen und Indern zurückverfolgen und besagt (kurz gefasst), dass die Struktur eines Makrokosmos (in diesem Fall deines Körpers) der Struktur seiner kleinsten Bauteile entspricht. Nun besteht ja jedes Atom aus Energie, und du bestehst aus Milliarden und Abermilliarden von Atomen. Folglich bestehst du aus Energie. Das musst du dir immer vor Augen halten. Den alten Griechen und Indern zufolge gilt aber auch umgekehrt: Die Mikroebene ist ein Spiegelbild der Makroebene; die Struktur der subatomaren Welt spiegelt also die Struktur zum Beispiel eines menschlichen Wesens wider, die wiederum die Struktur des gesamten Kosmos widerspiegelt.

Du kannst sehr viel darüber lernen, wer du bist, indem du betrachtest, woraus du auf der kleinsten Ebene bestehst. Was du »ich« nennst, hat die gleiche Grundstruktur wie die Atome, aus denen sich Zellen, Gewebe und Organe zusammensetzen, die wiederum Körper, Geist, Verstand, Gedächtnis und Seele ausmachen. Und das bedeutet – ich kann mich da gar nicht oft genug wiederholen –, dass du in deinem Innersten, wie das Proton eines Atoms, aus einer positiven Energieladung bestehst. Es handelt sich um eine Anziehungskraft, keine Abstoßungskraft, eine Art Magnetismus, der uns dabei hilft, das zu schaffen, anzuziehen und zu verwirklichen, was wir im Leben wollen.

Gehen wir noch ein wenig weiter zurück. Die Energie, die den Urknall auslöste, war den Veden zufolge schon vorhanden; und zwar in einem aktiven Zustand, in einer Art Blase. Der aktive Zustand erzeugte Druck in der Blase, bis sie explodierte. Der Urknall erschuf die Energie also nicht – sie war immer vorhanden. Nach der Explosion erschuf etwas in dieser Energie die Materie und das Leben, von subatomaren Teilchen über Bakterien bis hin zu mir und dir. Die Frage lautet nun: *Was in dieser Energie machte diese Schöpfung möglich?* Wie lief die ganze Sache ab? Woher kam die Energie in der Blase überhaupt? Woher kam der erste Funke Leben?

Ich habe darauf keine Antworten, ebenso wenig wie die Wissenschaft. Doch Mystiker in aller Welt sagen seit Tausenden Jahren, diese Energie, die explodierte und dabei alle Materie erschuf, sei keine kalte, zufällige, mechanische Kraft gewesen. Sie beschrieben sie als dynamisches, pulsierendes Feld voll Intelligenz und der Kraft des Lebens selbst. Dieses Kraftfeld, sagen die Rishis, sei von seiner Art her kreativ, fürsorglich, transformativ und stets das Leben unterstützend. Es handelt sich um eine Substanz namens Liebe – nicht das Gefühl von Liebe, sondern das Prinzip der Liebe selbst.

Aus dieser Energie entstanden alle Atome, die all das ausmachen, was du bist. Du bestehst aber nicht nur aus Atomen. Deine Atome und damit du selbst bestehen aus diesem Energie- und Intelligenzfeld. Wir nennen das Urkraft. Diese Kraft ist ein Feld aller Möglichkeiten. Alles im Kosmos entspringt ihm. Es handelt sich um ein hochdynamisches Feld von Liebe und Leben, das sich und seine Intelligenz durch DICH und als DU ausdrückt. Diese Energie erschuf alles aus sich selbst heraus, folglich steckt in allem, was erschaffen wurde, das gleiche, ursprüngliche Potenzial. Diese Energie ist Schöpfer, Schöpfung und Kreativität in einem. Du bestehst aus eben diesem Stoff mit demselben Potenzial und derselben Kraft. Du bist die Quelle dieser wunderschönen, herrlichen Energie. In dir liegt die Quelle von Kreativität und Schaffenskraft. Um es klar und deutlich auszusprechen: Du bist ein Schöpfer oder zumindest ein Mit-Schöpfer deines Lebens.

Wie bereits erläutert, zeigt sich diese Urkraft in Babys ganz deutlich. Kinder bersten nur so vor Energie und Schwung. Freude, Liebe und Begeisterung dringen ihnen aus allen Poren. Kinder bestehen mehr aus Energie und Liebe denn aus Materie. Sie verfügen über endlose Energie und eine angeborene Bewusstheit. Das liegt in ihrer Natur – und damit auch in deiner. Du wurdest damit geboren und du verlierst das nie. Im Lauf des Lebens wird es nur zugedeckt, wie die Sonne, die hinter Wolken verschwindet. Viele Menschen erleben derart traumatische Dinge, dass die Wolken sich geradezu zu einem Wirbelsturm zusammenballen. Es kann eine Weile dauern, bis die Sonne wieder durch die Wolken dringt. Aber sie tut es letztlich immer.

Du bist unendlich viel mächtiger, wenn du dein Leben aus dem Kern deines Seins lenkst und planst statt von seinem Rand. Bei der ganzen Reise, die wir in diesem Buch unternahmen, ging es darum, unsere Randschichten abzutragen, um wieder zu unserem Kern zu gelangen.

Gehen wir noch einmal zurück zum energetischen Aufbau von Atomen. Vergiss nicht: Positivität bildet deinen Kern. Sie ist deine Essenz, deine Natur, dein Kern, dein Innerstes. Und du weißt bereits, welch gewaltige Energie in jedem einzelnen Atom steckt – denk nur an die Atombombe. Diese Kraft steckt in deinem Innersten. Die Elektronen, die um den Kern herumkreisen, tun das ganz *am Rand* dessen, der du bist. Diese negative Ladung ist Teil des Ganzen, aber nicht sein Kern. Wenn wir immer nur auf das Negative starren, wächst es. In uns steckt nun mal das Potenzial, das zu erschaffen, worauf wir unsere Aufmerksamkeit und Energie richten. Und sobald wir unser Augenmerk auf das Negative konzentrieren, verlagert sich unser Gravitationszentrum vom Kern unseres Wesens weg und zerfleddert in der Peripherie – unsere Gedanken und Gefühle stecken in Vergangenheit und Zukunft fest; wir bleiben in konditioniertem Denken, beschränkten Einstellungen, Widerstand und Verlangen stecken. Das erleben wir innerhalb unseres gesamten Systems als Stress. Indem wir unsere Aufmerksamkeit auf die negative Ladung richten, erzeugen wir weitere Negativität. Es ist sinnlos, diese Negativität zu verurteilen. Machen wir uns lieber bewusst, dass – egal wie sehr wir festzustecken meinen – dieses Ding, das uns zurückhält, nicht unseren Kern ausmacht.

Egal wie stark sie sich anfühlt, die negative Ladung ist niemals größer als die positive. So funktionieren Atome nicht! Wiegt man die Masse der beiden Teilchen, stellt man fest, dass Elektronen *erheblich* leichter sind als Protonen. Genau genommen, wiegen Protonen das 1837-Fache von Elektronen. Wäre ein Elektron so schwer wie ein Centstück, wäre ein Proton so schwer wie eine Bowlingkugel! Entsprechend ist deine Positivität ungeheuer viel größer und mächtiger als deine negative Ladung. Was bedeutet das für dein Leben? Dass du unendlich viel mächtiger bist, wenn du es aus dem Kern deines Seins lenkst und planst statt von seinem Rand.

Bei der ganzen Reise, die wir in diesem Buch unternahmen, ging es darum, unsere Randschichten abzutragen, um wieder zu unserem Kern zu gelangen. Wir sahen: Wenn wir von unserem Rand aus agieren, aus einem konditionierten Geist heraus, raubt uns das ungeheuer Energie, erzeugt Stress im gesamten System, wodurch nur weitere negative Gedanken und Gefühle entstehen, die uns noch weiter von unserer Mitte entfremden. Doch auch wenn wir lange weg waren, können wir doch jederzeit die Heimreise zurück zu unserer wahren Natur antreten. Diese Reise ist der Pfad von Selbstbeherrschung und Selbstverwirklichung. Ob du nun vedische Praktiken anwendest oder andere, es kommt auf das Gleiche heraus: Du entfernst die Masken des konditionierten Geistes, ähnlich wie du die Schichten einer Zwiebel abschälst, bis du zur Mitte gelangst. Wobei die alten Rishis ein großes Geheimnis kannten. Wenn wir uns nämlich mit unserer Lebensenergie verbinden und sie zum Fließen bringen, schält sich die Zwiebel ganz von selbst.

Während dieser Reise leitet unsere angeborene Lebensenergie uns und treibt uns an. Bei ihrer wissenschaftlichen Beobachtung der Innenwelt begannen die Rishis an den äußersten Schichten ihres Seins und folgten dem Energiefluss bis tief hinein in ihren Kern. Hier fanden sie einen Ozean des Bewusstseins, unvorstellbar tief und mächtig. Aber er unterschied sich nicht vom Fluss. Lebensenergie und Bewusstsein waren zwei Seiten derselben Medaille: Shakti und Shiva, das weibliche und das männliche Prinzip, die sichtbare und die unsichtbare Seite des Lebens. Beide bestehen aus Wasser, Wasserstoff- und Sauerstoffatomen, ein strömender Fluss, der sich in den Ozean ergießt. Die Rishis erkannten, dass dieses Bewusstsein, das sie auch als reine Bewusstheit oder Intelligenz bezeichneten, keine leere, unpersönliche Kraft war, sondern die Beschaffenheit von Satchitananda hatte und deshalb unveränderlich, lebendig und glückselig war.

Welle und Teilchen

Betrachten wir die Struktur des Atoms noch einmal genauer. Inzwischen ist unser physikalisches Verständnis der Welt gewachsen, und wir wissen, dass jedes Atom, jedes Teilchen nicht nur ein Teilchen ist, sondern auch eine Welle. Physiker bewiesen das mit dem berühmten »Beobachtereffekt«. Ihm zufolge verhält sich ein Teilchen, solange es beobachtet wird, sich also Aufmerksamkeit und Bewusstheit des Beobachters darauf richten, wie ein Teilchen: Es nimmt Raum ein und hat eine Masse. Kaum schaut der Beobachter aber weg, kollabiert das Teilchen zu einer Welle, verhält sich also eher wie reine Energie, hat keine Masse mehr und keinen fest definierten Ort. Eine Welle existiert in unmanifestierter Form, als reine Potenzialität in einem Feld von Möglichkeiten.

Die Rishis nannten dieses Feld der Möglichkeiten das »einheitliche Feld« oder Bewusstsein. Sie verstanden es als Substrat für alles Leben. Es handelt sich um ein Feld der Allwissenheit, das alle Informationen enthält, über alles, was war, sein könnte und sein wird. Wissenschaftler jagen dem schon lange vergeblich nach – einer Weltformel, die alle Realität auf das Wirken einer einzigen Kraft zurückführt. Ich fände ganz toll, wenn sie sie noch entdeckten, aber mir kommen sie bei ihren Forschungen vor wie Fische, die den Ozean zu erkennen versuchen. Der Fisch muss aus dem Ozean heraustreten, um sich *und* den Ozean erkennen zu können. Aber das geht nicht. Fisch und Ozean existieren als eines. Nimm den Ozean weg, und es bleibt nichts als ein toter Fisch. Den Ozean hingegen gibt es auch ohne den Fisch. Er wird nur lebloser, unbewegter.

Das einheitliche Feld verbindet alles Leben zu einem einzigen, unteilbaren Ganzen. Wenn Religionen und Traditionen von Ganzheit sprechen – in den Veden heißt sie Advaita, Nicht-Dualität –, meinen sie alle im Grunde das gleiche vereinheitlichte Feld des Bewusstseins. Wenn man sich ein physikalisches Teilchen als Wassertropfen vorstellt, dann ist die Welle das sich ständig wandelnde Individuum oder Ereignis in dem Feld namens »Ozean«. Und du bist das Teilchen und die Welle, ein Tropfen im Ozean und der Ozean selbst. Du bist sowohl ein Individuum, ein eigenständiges Wesen als auch ein untrennbarer Teil des Lebens in seiner Gänze.

Wie leicht vergessen wir, dass wir mit allen und allem verbunden sind! Wir gieren nach Individualität und vergessen mit unserem konditionierten Geist, dass in unserem Leben alles mit allem verbunden ist. Die schlichte Wahrheit lautet: Wir brauchen einander zum Überleben. Allein für unsere Ernährung braucht es ein ganzes Ökosystem. Jemand muss säen, jemand muss sich um die Pflanze kümmern, ernten, die Ware transportieren, verkaufen, kaufen und kochen. Nicht mal verdauen könnten wir unsere Nahrung ohne die Hilfe von Mikroben in unserem Verdauungstrakt. Als wir auf die Welt kamen, funktionierten wir hauptsächlich aus diesem einheitlichen Feld heraus. Noch identifizierten wir uns nicht mit unserem Körper, unserer Erziehung, unserer Persönlichkeit, unserer beschränkten Identität. Wir betrachteten die Welt nicht aus einer Perspektive von Getrenntheit, Isolation und Angst, sondern mit den liebenden und umarmenden Eigenschaften des Bewusstseinsfelds, Satchitananda. Dorthin kehren wir zurück: Zu unserem Kern, zu dem Zustand, in dem wir zur Welt kamen.

Inzwischen weißt du, dass Energie und Bewusstsein auf das Gleiche hinauslaufen. Sie sind ein und dasselbe. Wenn wir unsere Energie erhöhen, erweitern wir auch unser Bewusstsein. Wir konzentrieren uns auf die Energie, weil wir besseren Zugang zu ihr haben und sie leichter durch physische Prozesse kontrollieren können. Wenn unser Energielevel steigt, kommen wir dem einheitlichen Feld näher, und unser Bewusstsein ändert sich. Allmählich ändert die Energie ihre Erscheinungsform, wird weniger grob und weniger oberflächlich. Diese subtilere Energie erhebt uns nun zu den Qualitäten und der Kraft des Bewusstseins. Die gröbere Erscheinungsform von Energie heißt physikalisch Masse; im Geist manifestiert sie sich als Gefühl von Isolation, in negativen Gefühlen, Nicht-Akzeptanz, Verharren in Gedanken bezüglich Vergangenheit und Zukunft – kurz, in allem, was uns klein hält. Die subtile Form dieser Energie äußert sich in Zugehörigkeitsgefühl, Liebe, Offenheit, Positivität, Klarheit, Akzeptanz, Präsenz, Resilienz und Zusammenarbeit. Die Rishis nennen das »universales Bewusstsein«.

Unser Energieniveau steigt, das Bewusstsein weitet sich, wir werden stärker und stärker. Wir finden immer besseren Zugang zur positiven Ladung im Atomkern.

Von der Steinzeit ins Quantenzeitalter

Die Zeiten sind vorbei, da wir die Welt nur als Ansammlung von Teilchen betrachteten. Inzwischen akzeptieren wir die Dualität von Teilchen und Wellen.

In der westlichen Kultur bestimmte das Denken in Teilchen den Großteil der Geschichte. Wir mussten mit der *sichtbaren* Welt anfangen, bevor wir uns zur *unsichtbaren* vorarbeiten konnten. Wissenschaft, wie wir sie heute kennen, begann, als wir Menschen anfingen, die stoffliche Welt um uns zu beobachten, zu benennen, in Kategorien zu ordnen, zu erklären und Voraussagen zu treffen. Das ist nur logisch: Mit offenen Augen blicken wir auf die Welt da draußen. Wie sollten wir nicht versuchen, die Logik hinter dem zu ergründen, was wir sehen? Im Osten hingegen arbeiteten Wissenschaft und Spiritualität Hand in Hand. Die eine fragte: *Was ist das?*, die andere: *Was bin ich?* Wo die Wissenschaft endete, begann die Spiritualität. Im Westen hielt man die beiden strikt getrennt. Wissenschaftler schieden Kopf und Herz.

Die westliche Wissenschaft begann mit den offenkundigsten materiellen Elementen des Lebens und wandte sich allmählich immer subtileren Dingen zu. Mit Isaac Newton entstand die Teilchenphysik. Newton erklärte: »Alles ist Materie.« Alles was wir sehen, hören, fühlen und berühren können. Damals wurde alles in den Kategorien Materie, Trennung, Teilung und Vielfalt betrachtet. Das Universum galt als Uhrwerk, das von einem Satz physikalischer Gesetze bewegt wurde.

Diese newtonsche Sichtweise war beschränkt, ebnete der Wissenschaft aber den Weg in eine subtilere Richtung. Auf Newton folgte Einstein, der über die Materie hinausblickte, auf Energie und Licht, Zeit und Raum. Später machten Physiker wie Planck und Bohr dort weiter, wo Einstein aufhörte, und betrachteten die Quantenebene der Wirklichkeit. Es entstanden die Ideen von Wellenfunktion, einheitlichem Feld und der Beobachtereffekt. Und da wird die Sache spannend. Der Beobachtereffekt beweist, dass das Bewusstsein des Beobachtenden die beobachtbare Realität verändert, zumindest auf subatomarer Ebene. Wissenschaftler beginnen zu erkennen, dass wir allein durch Aufmerksamkeit und Absicht Dinge erschaffen, ganz real. Unser Bewusstsein formt die Wirklichkeit, die wir erleben, ganz fundamental.

Ich rätsele immer noch, wer ich denn bin.
Aber eines weiß ich: In uns steckt so viel mehr als das,
was für das Auge sichtbar ist.

Jetzt haben wir den ganzen Bogen von Newton bis hin zu den modernsten Theorien über das Bewusstsein geschlagen – die wiederum dem entsprechen, was indische Mystiker schon vor Tausenden Jahren durch Betrachtung innerer Geisteswelten herausfanden. So wie wir Menschen die materielle Welt inzwischen besser verstehen, entwickeln wir uns auch innerlich weiter; weg von einer atomisierten, newtonschen Sichtweise und hin zu etwas viel tiefer Gehendem. Allmählich erkennen wir die vereinende, grundlegende Wirklichkeit, die den einzelnen Teilen unserer Identität zugrunde liegt.

Ich habe dieses Umdenken von Teilchen zu Quanten am eigenen Leib erfahren. Früher betrachtete ich mich, wie die meisten Menschen, als Körper und als Ansammlung von Rollen und Identitäten, Gedanken und Gefühlen. Meine Identität bestand für mich nur aus dem, was ich sah, hörte, berührte und fühlte. Doch nachdem sich mein Bewusstsein auf die subtileren Aspekte des Lebens erweitert hatte, gab es kein Zurück mehr zu dieser alten Sichtweise. Meine eigene Lebenserfahrung wurde mir Beleg und Maßstab. Ich sah, dass ich mit allen und allem anderen verbunden war. Es gab da einen Teil von mir, der irgendwie über meinen physischen Körper hinausreichte, über meine Rollen und Identitäten und sogar über meine Persönlichkeit hinaus, auch wenn ich nicht ansatzweise verstand, was das war.

Ich rätsele immer noch, wer ich denn bin. Aber eines weiß ich: In uns steckt so viel mehr als das, was für das Auge sichtbar ist. Kann es denn wirklich ein Zufall der Natur sein, dass sich Billionen Zellen in perfekter Harmonie miteinander abstimmen, um das Wunder des physischen Systems zu erschaffen, das dich am Leben hält; Atmung, Herzschlag, das Feuern der Neuronen, jede Sekunde neu? Das wäre eingeschränktes newtonsches Denken. Es gibt eine Energie und eine Intelligenz, die jedes Ein- und Ausatmen bewirken. Denk nur mal nach: Einatmen benötigt Energie, stimmt's? Was kam also zuerst, Atem oder Energie? Damit Luft einströmen kann, muss die Lunge sich erst weiten. Aber was macht, dass die Lunge sich weitet? Was treibt diese Bewegung an? Energie *und* Intelligenz. In dieser Energie steckt ein Wissen, das die Lungen antreibt, sich zu weiten, das den Atem hereinholt und das Herz schlagen lässt. Dein Herz schlägt unablässig in deiner Brust, aber was bringt es zum Schlagen? Der Herzschlag selbst ist Lebensenergie. Das Herz braucht Energie, um sich zusammenzuziehen und dann loslassen zu können.

Eine Quantenperspektive lenkt das Augenmerk von den getrennten, atomisierten Teilen deiner Identität auf das größere, einheitliche Ganze, das dein wahres Selbst ausmacht, und auf das noch größere Ganze, dem du angehörst. Du weißt, dass diese grundlegende Kraft, auf der alles beruht, dieses Ding ist; ein Feld von Bewusstsein und Energie, von Allwissenheit und reiner Kreativität.

Nur mal hypothetisch: Was wäre, wenn du dich als Teil dieser größeren Kraft betrachten könntest? Wenn du die Welle hinter dem Teilchen sehen könntest? Das würde alles verändern! Statt Isolation würdest du Verbundenheit wahrnehmen. Statt fixer Positionen würdest du Potenzial und Möglichkeiten sehen.

Der Tropfen und der Ozean

Sehen lernen, das ist genau, was wir hier machen.
Wenn wir die Weise ändern, wie wir die Welt betrachten,
ändern wir alles in unserem Leben.

Während sich das Bewusstsein erweitert – oder, anders formuliert, das Energieniveau steigt –, gelingt es uns immer besser, *gemeinsam* mit dem Leben etwas zu schaffen. An deinen Rändern, wo alles sich um Überleben und Konkurrenz dreht, kannst du nur innerhalb dieser begrenzten Denksphäre kreativ sein. Doch je näher du deinem Kern kommst, desto mehr breiten sich Freude und Großzügigkeit aus. Dankbarkeit regt sich. Klarheit entsteht. Wir bewegen uns hin zu höheren Erscheinungsformen von Bewusstsein, für die es ein höheres Energieniveau braucht. Eine der größten Veränderungen, die wir auf dem Weg hin zum Kern unseres Seins erfahren, ist, dass wir die Verbundenheit allen Lebens erkennen und zu schätzen lernen.

Leonardo da Vinci versuchte sein ganzes Leben lang, Wissenschaft und Kunst zu vereinen. Folgender Spruch von ihm gefällt mir sehr gut: »Entwickle deine Sinne – lerne insbesondere zu sehen. Erkenne, dass alles mit allem verbunden ist.« *Sehen lernen*, das ist genau, was wir hier machen. Wenn wir die Weise ändern, wie wir die Welt betrachten, ändern wir alles in unserem Leben.

Die alten Weisen wussten sehr wohl, dass alle Teile des Lebens in perfekter Ausführung mit dem großen Ganzen verbunden sind. Sie wussten, dass hinter allem ein größerer Zweck und Plan steckt, als wir uns überhaupt ausmalen können. Pflanzen, Tiere, Berge, Ozeane, Sterne – im ganzen Kosmos herrscht perfekte Ordnung. Schon das geringste Anzeichen von Chaos ließe alles implodieren. Bäume, Blumen, alle Vegetation wachsen in dem Klima, das ihr schnellstes Wachstum fördert. Das Gleiche gilt für dich und mich. Wie kommt es, dass wir Menschen uns von diesem kosmischen Plan ausnehmen wollen? Wir glauben, uns über ihn erheben zu können, weil wir über einen freien Willen verfügen. Aber deswegen stehen wir noch lange nicht außerhalb des großen Ganzen. Sobald wir den größeren Plan erkennen, sobald wir wirklich verstehen, dass alles miteinander verbunden ist, finden wir, was wir wirklich suchen: die Erkenntnis, Teil von etwas Größerem zu sein.

Zweifellos treibt eine intelligente Kraft alles an; die Genetik der Genetik. Wir müssen in der Lage sein, voller Staunen auf das Wunder des Lebens zu blicken, das sich um uns herum abspielt. Wir müssen unsere innere Einstellung erweitern, um das Gesamtbild erfassen zu können. Dann können wir die dem Pflanzenreich innewohnende Intelligenz erkennen, die sich in etwa darin äußert, wie die Fotosynthese funktioniert und wie Bienen Pflanzen bestäuben. Alle Natur ist geprägt von Synchronizität, Kohärenz und Harmonie, solange der Mensch nicht dazwischenpfuscht. Und selbst diese destruktive Kraft wird letztlich ausgeglichen, wegen der natürlichen Neigung des Lebens, sich weiterzuentwickeln und alles zu verbinden.

Sobald du über deinen Tellerrand hinaussiehst, erkennst du unweigerlich, dass alles zusammenhängt. Erinnerst du dich an die Übung, als du auf etwas vor dir blicken solltest und gleichzeitig *darüber hinaus?* Das hier ist ziemlich das Gleiche. Wenn du dein Bewusstsein für die tiefere, verborgene Realität des Lebens öffnest, beginnst du, die Welle hinter den individuellen Teilchen zu erkennen. Nicht nur die Menschheit, sondern alle Natur ist in einem engmaschigen Netz miteinander verwoben. Zenmeister und Yogis sagen das schon seit Jahrhunderten, und endlich erkennt auch die Wissenschaft die Vernetztheit des Lebens als Tatsache an. In einem berühmten Experiment trennten niederländische Forscher zwei Protonen räumlich voneinander. Doch alles, was sie mit einem Proton anstellten, wirkte sich auf das andere Proton aus.[1] Und zwar genau zur gleichen Zeit; nicht eine Nanosekunde später. Die Entfernung spielte keine Rolle, die Veränderung geschah auch nicht durch etwas vermittelt, das mit Lichtgeschwindigkeit von einem Proton zum anderen geflitzt wäre. Ob man das nun wie die Physiker »Nichtlokalität« nennt oder wie die Rishis Verbundenheit, gemeint ist das Gleiche: ein einheitliches Feld, das alles Leben zu einem unteilbaren Ganzen verbindet. Darum verändern sich beide Protonen exakt im gleichen Augenblick. Darum gibt es Empathie, durch die wir das Leid eines anderen spüren, als wäre es unser eigenes.

Diese Verbundenheit des Lebens ist immer da, doch solange wir peinlich darum bemüht sind, unser Ich von den anderen abzugrenzen, können wir sie nicht erkennen. Solange wir das Leben als unzusammenhängendes Chaos betrachten, stecken wir auch unser Selbst in einengende Schubladen mit Etiketten wie Geschlecht, Rasse, Religion oder Beruf. Aber wenn du genauer hinschaust – auch wenn du dich selbst gerade noch in diesen Kategorien beschrieben hast –, dann spürst du auch, dass es darüber hinaus noch etwas gibt. Es kommt uns nur deshalb so vor, als würde unserem Bild von uns selbst etwas fehlen, weil uns meist *das Bewusstsein* fehlt, dieser tiefste Kern unseres Selbst. In Wirklichkeit ist unsere Identität aber unendlich viel weitgefasster, als wir uns nur vorstellen können.

Ein Kind handelt ganz natürlich aus diesem umfassenden Gefühl von Selbst heraus; aber bei Erwachsenen verengt sich das Denken auf mein Beruf, meine Familie, meine Vergangenheit, mein Eigentum, meine Einstellungen … Noch mal: Das sind die starren Vorstellungen des newtonschen Weltbilds. Hör auf! Es wird Zeit, über Bord zu werfen, was sich längst als unvollständige Theorie der Wirklichkeit erwiesen hat. Willkommen im einundzwanzigsten Jahrhundert! Akzeptiere die Quantenrealität des Lebens und erweitere deinen Sinn dafür, wer du bist.

Sich verbinden mit dem universalen Bewusstsein

In dem Augenblick, da du erkennst, dass jenseits all der Rollen und Geschichten etwas Tieferes in dir steckt, nimmst du Kontakt auf zum Bewusstsein in deinem Kern, zur Kraft des universalen Bewusstseins. Dein Energieniveau explodiert förmlich. Du fühlst dich unbesiegbar! Du begreifst all diese einschränkenden Merkmale, mit denen du dich beschreibst, als flüchtige Phänomene. Prana, der Lebenshauch, verstärkt sich, weil du auf dem festen Fundament einer »soliden« Identität zu stehen lernst, statt im Treibsand sich ändernder Rollen zu schwimmen. Deine Identität befindet sich in einem ständigen Fluss, doch das Bewusstsein bleibt immer gleich. Diese unwandelbare Qualität ist das Sat in Satchitananda. Es ist, was aus deinen Augen blickt, das all deine Rollen spielt, ohne aber von ihnen angetastet zu sein. Erinnere dich: Gegensätze verleihen einander Wert, und Veränderungen erkennst du nur anhand eines unveränderlichen und ewigen Bezugspunktes. Wenn du nur mal siehst, dass etwas in dir steckt, das von all den Kämpfen, Verletzungen, dem Bullshit unberührt bleibt, kannst du dir ein gewaltiges Energiereservoir erschließen.

Um zu dieser erweiterten Identität zurückzugelangen, genügt ein gelegentlicher Blick in den Spiegel – wobei du, wie wir das schon kennen, gleichzeitig auf dein Spiegelbild und *darüber hinaus* blickst. Sieh über deine Klamotten hinweg, deine Gesichtszüge, Haare und Haut, und schaue direkt in deine Augen. Schaue abwechselnd in das eine und das andere Auge. Anfangs möchtest du den Blick am liebsten abwenden. Doch wenn du die Übung durchhältst, merkst du bald, wie dein Blick absichtsvoll zwischen den Augen hin und her wandert. Irgendwann geht dir vielleicht auf, dass du etwas *hinter* deinen Augen bist, etwas, das durch sie hindurchblickt. Genau an dieser Stelle erhebt sich die Frage: *Wer bin ich?* Erwäge sie in aller Ruhe. Nimm dir Zeit. Erkennst du, dass es jenseits deines Aussehens und deiner Erfahrungen noch etwas gibt? Tief in dir drin steckt viel mehr, etwas Unwandelbares, das wir das Selbst nennen.

Es gibt eine tolle Methode, um Verbindung zu jenem unwandelbaren Teil in uns aufzunehmen, der über den gesamten Lebenszyklus hinweg – Geburt, Wachstum, Alter und Tod – gleich bleibt. Allerdings lässt sie sich nur in einem Kurs erlernen. Hier eine kleine Übung, die dir einen Vorgeschmack vermitteln soll: Stell dir vor, du wärst wieder vier Jahre alt. Rufe dir die Vergangenheit so deutlich und lebendig in Erinnerung, wie du nur kannst. Dann erinnere dich an die Zeit, als du acht Jahre alt warst, dann zwölf, dann sechzehn und so weiter. Irgendwann erreichst du dein aktuelles Alter und überlegst dir, wer du gerade bist. Als Nächstes blickst du in die Zukunft und stellst dir vor, wie du in ein paar Jahren sein wirst, dann in zehn Jahren und so weiter, bis zur Stunde deines Todes. Diese Übung kann Gewaltiges bewirken. Wenn du sie voller Energie und Konzentration anpackst, wirst du deine Essenz, deinen Kern, diese positive Ladung spüren, von der ich die ganze Zeit spreche.

Dein schüchternes vierzehnjähriges Selbst mag im Vergleich zu deinem erfolgreichen, selbstbewussten dreißigjährigen Selbst wie eine völlig andere Person wirken, aber ist da kein Kern, den die beiden gemeinsam haben? Siehst du diesen Kern nicht auch, wenn du dir dein fünfundachtzigjähriges Selbst vorstellst, das im Schaukelstuhl auf der Veranda sitzt und die Welt beim Vorüberziehen beobachtet? Dieses Selbst hat Triumphe und Tragödien erlebt, Beziehungen, Trennungen, Fehlschläge, Erfolge, Freude und Leid. Erkennst du, dass diese Ereignisse dich natürlich irgendwo geprägt haben, dass du jenseits dessen aber mehr bist? In dir steckt etwas Unwandelbares, ein Kern, der von all den Höhen und Tiefen unberührt blieb.

Alles hängt zusammen. Wenn du eine Verbindung zu einem tieferen Verständnis deiner selbst herstellst, stärkst du ganz natürlich auch die Verbundenheit zu der Welt um dich herum. Und letztendlich wollen wir alle doch nur Teil des Ganzen sein. Sobald dir bewusst ist, dass du mit allem im Leben zu einer Einheit verwoben bist, erwacht die Energie in deinem Kern. Wenn du sowohl die Vielfalt des Lebens als auch sein Einssein freudig akzeptierst, akzeptierst du auch die Ganzheit, was den Puls des Bewusstseins und die reine Energie noch weiter weckt. Du fühlst dich energiegeladener, selbstbewusster, entspannter. Du betrachtest dein Leben und sagst: *So ist es jetzt; aber alles kann sich ändern*.

Indem du deine Aufmerksamkeit auf die Wellenfunktion des Lebens richtest, verändert sich auf Zellebene die Art, wie Dinge sich in den Geist bewegen. Du schaffst jene Risse im Eisberg, sodass der Ozean hindurchfließen kann. Du transzendierst den Eisberg und begibst dich in den Ozean selbst. Du erkennst, dass du durch deine Gedanken und Handlungen den Ozean bewegen kannst. Jeder Gedanke von uns, jedes Wort, jede Handlung verursacht kleine Wellen. Es ist wie beim Schmetterlingseffekt: Das Schlagen von Schmetterlingsflügeln im Amazonasbecken kann auf einem anderen Kontinent einige Wochen später einen Sturm auslösen. Eine winzige Veränderung in einem riesigen, komplexen System verursacht mitunter gewaltige Veränderungen in ganz anderen Teilen des Systems. Und du bist so viel mehr als ein Schmetterling. Stell dir also nur vor, wie viel du mit deinen Gedanken, Wahrnehmungen und Handlungen bewirken kannst!

Das Bewusstsein bestimmt das Sein

Ob es dir nun also bewusst ist oder nicht, du flatterst unentwegt mit den Flügeln wie ein Schmetterling; du beeinflusst und erschaffst nicht nur dein Leben, sondern auch die Welt um dich herum. Nicht nur deine Handlungen, auch deine Gedanken prägen und formen deine Wirklichkeit. Deine Welt entsteht aus deiner Wahrnehmung heraus.

Ich möchte dich ermuntern, dir folgende Frage zu stellen: Was ist es, das du in diesem Feld unbegrenzter Möglichkeiten erschaffen willst, das sich Leben nennt?

Die Rishis erklärten alles, was du siehst, berührst und fühlst, zur Illusion, weil alles sich allein in deinem Geist abspielt. Inzwischen hat die Wissenschaft das gewissermaßen belegt: Unter der sichtbaren Realität gibt es eine unsichtbare. Wir wissen, dass die materielle Welt nicht die gesamte Wirklichkeit darstellt, sondern nur ihre Oberfläche. Gelingt es dir, mit deinem Blick diese Oberfläche zu durchdringen, kannst du mehr erschaffen, als du für möglich hältst.

Denk mal daran, wie du als Laie Schmuck ansiehst und wie ein Goldschmied ihn betrachtet. Beim Blick in eine Schatulle siehst du vielleicht einen Armreif, einen Ring, eine Kette und Ohrringe – lauter verschiedene Dinge, die aber alle aus demselben Grundstoff bestehen, nämlich Gold. Ring und Kette mögen einen Wert an sich haben, doch der Goldschmied nimmt mit seinem professionellen Blick den Ring nicht nur als Ring wahr, sondern auch als reines Gold mit all seinem Potenzial.

Unsere Perspektive hingegen ist beschränkter. Wir wurden unser Leben lang darauf getrimmt, Dinge mithilfe des Verstandes zu kategorisieren, zu bewerten und einzugrenzen; unsere Wahrnehmung auf das zu beschränken, was sich sehen und berühren lässt; und so nehmen wir das Gold nicht mehr wahr. Es ist natürlich nichts Falsches daran, den Ring zu sehen, aber es ist ein unvollständiges Bild der Realität. Wer durch den äußeren Anschein hindurchblicken kann, schafft mehr Raum für Kreativität.

Alles ist Wahrnehmung. Das wissen wir, sonst nichts. Alles, was wir erleben, ist ein Ergebnis unserer Wahrnehmung. Die Welt, wie wir sie erfahren, ist relativ: Wir müssen alles mit etwas anderem vergleichen, um es einordnen zu können. Hart und weich, heiß und kalt sind relativ. Weil du an das glaubst, was du siehst, existieren die Dinge genau in dem Umfang, in dem du deiner Wahrnehmung vertraust. Worauf du deine Aufmerksamkeit richtest, das erschaffst du in deinem Leben. Was geschähe nun, wenn deine Wahrnehmung eine andere wäre? Wenn du den Armreif nicht nur als Armreif sehen würdest, sondern auch als Gold mit all seinem Potenzial. Du könntest es zu einer Kette, Ohrringen oder beliebigen anderen Dingen verwandeln. Du könntest einen Türknauf daraus machen, sollte dir danach sein!

Solange du die Welt durch die »Ich kann nicht«-Brille betrachtest, kannst du wirklich nicht. Wer sich als klein und beschränkt wahrnimmt, bleibt es auch. Glaubst du dagegen, du wärst allen anderen überlegen, machst du sie nach Kräften runter und konzentrierst deine Energie aufs Konkurrieren und Siegen. Stufst du dich als minderwertig ein, bleibst du ein ewiges Opfer. Welche Perspektive wir wählen, steht uns frei. Was wir glauben, bringen wir auch hervor. Solange du glaubst, du könntest etwas nicht, gelingt dir auch nichts. Die Gründe, warum du etwas nicht kannst oder es gar nicht probierst, spielen dabei keine Rolle.

Nun könntest du natürlich versuchen, jede einzelne deiner Überzeugungen zu verändern. Oder du vertraust endlich darauf, dass du in deinem Kern wunderbar bist. Sobald du dich als unbeschränkte, grenzenlose Kraft, Intelligenz und Potenzialität erkennst, bedingungslos unterstützt vom Leben selbst, kannst du die Welt als deinen kreativen Spielplatz auffassen. Du kannst deine Kreativkraft nutzen, um dich in jede Potenzialität zu verwandeln, die dir gefällt. Bei dieser Reise geht es darum, sich umzublicken und allmählich zu begreifen: *Alles, was ich sehe, berühre und fühle, ist nur eine Teilwahrheit.* Es ist nur eine Seite der Medaille. In mir und hinter allem, was ich sehe, berühre und fühle, steckt so viel mehr, als mir bewusst ist. Wenn du nur glaubst, dass du all diese Macht hast, strengt das ganze Universum sich an, dich zu unterstützen.

Selbst-Beherrschung erringt man, indem man diese Macht der Wahrnehmung weise einzusetzen lernt, um gemeinsam mit dem Leben etwas zu erschaffen. Wenn unsere Absicht klar ist und unser Bewusstsein gesteigert, reorganisieren sich molekulare Strukturen von selbst so, dass wir bekommen, was wir wollen. So kommt es zu einer Art Spontanheilung. So verwirklichst du Dinge. So kommt das Leben zu dir, statt dass du ihm hinterherlaufen musst. So geschehen Wunder. Ein Wunder ist nichts weiter als eine entschlossene Absicht, gepaart mit einem erhöhten Bewusstseinszustand.

Abschließend möchte ich dich ermuntern, dich in einem letzten Augenblick der Selbstreflexion Folgendes zu fragen: Was ist es, das du in diesem Feld unbegrenzter Möglichkeiten erschaffen willst, das sich Leben nennt?

Ein letztes Wort

Die wahre Reise der Lebensenergie führt dich vom *Ich* zum *Wir*. Lebensenergie ist die Macht unserer Gesamtheit als menschliche Wesen. Es ist die Kraft der Ganzheit, des Friedens, des uns allen innewohnenden Potenzials, die liebende, schwingende Kraft dessen, wer wir wirklich sind, wer du wirklich bist. Je mehr Liebe, Freude, Fülle du genießt, desto näher kommst du dem Kern deiner Identität, desto mehr strahlt diese Kraft auch auf alle anderen ab. Der Ausgangspunkt bist du.

Die Erkenntnis, dass du kein mängelbehaftetes, isoliertes Wesen bist, das »verbessert« gehört, öffnet dir den Blick dafür, wie mächtig und großartig du tatsächlich bist. Du trittst nicht nur in Verbindung zu deinem eigenen Selbst, sondern zur gesamten Menschheit. Mit diesem Bewusstsein und den Techniken ausgestattet, um aus deiner ureigenen Natur heraus zu handeln, behandelst du auch andere automatisch wie deine Liebsten. Liebe, Friede, Dankbarkeit und das Gefühl, du seist ein außerordentlicher und notwendiger Teil des Ganzen – all das wird dir mit der Zeit selbstverständlich.

Die Reise der Selbsterkenntnis kann höchst erquickend sein – oder auch demütigend. Aber wir alle müssen da durch, ob es uns nun passt oder nicht. Wir alle sehnen uns nach einem tieferen Sinn, egal wie berühmt, reich oder mächtig wir sind. Die äußerliche Welt kann diese Sehnsucht niemals erfüllen. Letztlich soll die Sehnsucht uns dazu inspirieren, in uns selbst nach Größe zu suchen.

Dann was wir suchen, steckt in uns selbst. Die Liebe, das Geliebtwerden und der Liebende stecken alle in uns. Der Schöpfer, die Schöpfungskraft und die Schöpfung stecken alle in uns. Der Erfolg, der Erfolgsmensch und die Kraft, Erfolge zu erzielen, stecken ebenfalls alle in uns. Die Vollkommenheit des Lebens steckt in dir; so wie du bist. Verschlafe sie nicht. Wach auf! Öffne deine Augen und wende dich ihr zu. Erkenne, dass alles, wonach du strebst, mühelos dir gehören kann, denn es ist bereits da.

Ich möchte dich ermutigen, deine Träume zu verfolgen, als wäre alles möglich. Als könntest du alles, was du anstrebst, mühelos erreichen. Geist, Herz und Hände müssen dafür von den »ollen Kamellen« lassen, an die du dich so verzweifelt klammerst.

Ich wünsche dir, dass du ein Leben lebst, gestützt und genährt von der liebenden Kraft des Lebens selbst, die nichts weiter will, als dir zu dienen und zu helfen.

Während sich unsere Welt technologisch weiterentwickelt, geht es mit den menschlichen Grundwerten bergab. Unsere hektische Kultur mit ihrem Zeit- und Erfolgsdruck nimmt uns genau das, was uns und die Welt retten könnte: unser Vertrauen in uns selbst.

Diese Erkenntnis verschafft dir Zugang zu deiner inneren Kraft und zu deinem Potenzial, in freudvollen wie in schwierigen Zeiten. Sie wird von dir in die Welt hinausstrahlen. Du selbst wirst zu dem Punkt, an dem sich nicht nur dein eigenes Leben wendet, sondern auch das des ganzen Planeten. Wieder beginnt alles mit dir.

Erkenne mit ganzem Herzen, dass Veränderungen immer möglich sind. Um noch ein letztes Mal zur Sprache der Wissenschaft zurückzukommen: Forscher fanden heraus, dass wir unser Gehirn und die Genexpression verändern können, indem wir unser Verhalten, unseren Lebensstil, unsere Gedanken und unsere Gefühle ändern. Der Ausdruck dafür lautet Neuroplastizität: Das Gehirn hat die phänomenale Gabe, sich im Lauf des Lebens immer wieder neu zu organisieren, indem es neue Neuronenverbindungen bildet. Nach vedischer Lehre entsteht die größte Veränderung in Gehirn und Wahrnehmung durch den Blick nach innen. Du musst beschließen, die Vergangenheit loszulassen. Du musst beschließen, die Sorge darum, was in der Zukunft vielleicht passiert, fahren zu lassen. Lass von deinen Einstellungen ab, die vielleicht zum Überleben reichen, aber nicht zum Leben. Verzichte auf Widerstand und Verlangen, auch wenn dir dieses Verhalten in Fleisch und Blut übergegangen ist. Mit jedem Loslassen bildet sich ein weiterer Spalt in deinem Dickkopf. Du bringst den Eisberg zum Schmelzen. Du lässt dich vom Fluss der Lebensenergie mittreiben, zurück in den Ozean des Bewusstseins.

Eine einfache Möglichkeit, das zu erreichen, besteht darin, jeden Augenblick so zu nehmen, wie er ist, statt so, wie du ihn gern hättest. Sei bereit, so geschmeidig und anpassungsfähig zu sein wie Wasser. Sei bereit zu fließen und den Kurs zu ändern, während das Leben dir den Weg weist. Sei bereit, gleichzeitig mächtig und sanft zu sein.

Das Gehirn kann sich nicht selbst verändern. Der Geist kann sich nicht selbst verändern. Doch genau das, was dir Leben verlieh, kann das Leben auf allen Ebenen verändern und verbessern. Nimm Kontakt auf zur Quelle des Lebens als dem Kern deiner Identität, und du wirst ganz natürlich die guten Eigenschaften dieser Quelle übernehmen. Aber mach das nicht zu einem großen, fernen Ziel. Fang einfach irgendwo an. Beginne hier und heute. Entscheide dich für Liebe, wenn du vor der Wahl stehst, zu lieben oder dich abzusondern. Gib, anstatt zu nehmen, verlasse deine beschränkte Komfortzone, auch wenn es schwerfällt und wehtut. In dem kurzen Augenblick, da du beschließt, aus deinem Kern heraus zu handeln, bilden sich Risse im Eisberg. Du beginnst, dich nicht mehr als soliden Eisklotz zu sehen, sondern als Wasser, als Wasserstoff und Sauerstoff, als Protonen und Photonen. Du entdeckst die Macht des Ozeans in deinem eigenen Herzen. Und irgendwann stellst du fest, dass du aus dem Feld der Möglichkeiten heraus lebst, dieser Energie und Intelligenz, in denen mehr Liebe steckt, als du dir ausmalen kannst.

Ich wünsche dir, dass du ein Leben lebst, gestützt und genährt von der liebenden Kraft des Lebens selbst, die nichts weiter will, als dir zu dienen und zu helfen. Mögest du immer im Bewusstsein leben, dass diese Lebenskraft nichts von dir Getrenntes ist; dass sie DU ist. Mögest du deine unbegrenzte Kraft ausgiebig und weise nutzen, um ein Leben voll Schönheit, Sinn, Verbundenheit und wahrem Glück zu erschaffen, nicht nur für dich selbst, sondern für alle, die in deinen Fußstapfen folgen.

Anmerkungen

3. Kapitel: Antikes Biohacking

1. Joel Wong und Joshua Brown – How Gratitude Changes You and Your Brain. *Greater Good,* Juni 2017.
   Patrick L. Hill, Mathias Allemand und Brent W. Roberts – Examining the Pathways between Gratitude and Self-Rated Physical Health across Adulthood. *Personality and Individual Differences* 54, Nr. 1 (Januar 2013), 92–96.
   Stephen M. Yoshimura und Kassandra Berzins – Grateful Experiences and Expressions: the Role of Gratitude Expressions in the Link between Gratitude Experiences and Well-Being. *Review of Communication* 17, Nr. 2 (März 2017), S. 106–118.
2. Sara B. Algoe und Baldwin M. Way – Evidence for a role of the oxytocin system, indexed by genetic variation in CD38, in the Social Bonding Effects of Expressed Gratitude. *Social Cognitive and Affective Neuroscience* 9, Nr. 12 (Dezember 2014), S. 1855–1861.
3. American Psychological Association – Review of Research Challenges Assumption That Success Makes People Happy. *ScienceDaily,* 19. Dezember 2005.
4. Martin Seligman – *Der Glücks-Faktor*. Bastei Lübbe, München 2005.

5. National Center for Complementary and Integrative Health – Meditation: In Depth. 2. Januar 2019.

4. Kapitel: Eine Maschine namens Geist

1. Habib Yaribeygi et al. – The impact of stress on body Function: A review. *EXCLI Journal* 16 (Juli 2017), S. 1057–1072.
2. Arne Dietrich – Functional Neuroanatomy of altered states of consciousness: The transient hypofrontality hypothesis. *Consciousness and Cognition* 12, Nr. 2 (Juni 2003), S. 231–256.

5. Kapitel: Die Vergangenheit ist gegenwärtig

1. Sally S. Dickerson et al. – Immunological Effects of Induced Shame and Guilt. Psychosomatic Medicine 66, Nr. 1 (Januar-Februar 2004), S. 124–131. https://pdfs.semanticscholar.org/4931/c608ccc857c1c7bb6e52528a06815cb8a138.pdf
2. Bhagavadgita 3,34, übertragen von Leopold von Schroeder, in: *Bhagavadgita / Aschtavakragita. Indiens heilige Gesänge.* Diederichs, München 1990, S. 42.
3. Zak Stambor – How reliable is eyewitness testimony? *Monitor on Psychology* 37, Nr. 4 (April 2006).
4. 30 Years on Death Row: Wrongfully Convicted Man Offers Forgiveness. CBN News, 2. April 2018. https://www1.cbn.com/cbnnews/us/2018/april/30-years-on-death-row-wrongfully-convicted-man-offers-forgiveness

6. Kapitel: Die Achtsamkeitsfalle

1. Jon Kabat-Zinn – *Im Alltag Ruhe finden. Meditationen für ein gelassenes Leben.* Knaur, München 2015.

7. Kapitel: Das Geheimnis des Lebens

1. Relaxation Techniques: Breath control helps quell errant stress response. *Harvard Health,* Januar 2015. https://www.health.harvard.edu/mind-and-mood/relaxation-techniques-breath-control-helps-quell-errant-stress-response
2. Sameer A. Zope und Rakesh A. Zope – Sudarshan kriya yoga: Breathing for health. *International Journal of Yoga* 6, Nr. 1 (Januar-Juni 2013), 4–10. DOI: 10.4103/0973-6131.105935.
3. Emma M. Seppälä et al. – Breathing-based meditation decreases posttraumatic stress disorder symptoms in U.S. military veterans: a randomized controlled longitudinal study. *Journal of Traumatic Stress* 27, Nr. 4 (August 2014), S. 397–405.
4. Yoga, deep breathing used to address soldiers' post-traumatic stress. *Milwaukee Journal Sentinel,* 15. August 2012. http://archive.jsonline.com/news/iraq/yoga-deep-breathing-used-to-address-soldiers-posttraumatic-stress-rs6fuh4-166332636.html

8. Kapitel: Meditation für Vielbeschäftigte

1. Fred Travis und Jonathan Shear – Focused attention, open monitoring and automatic self-transcending: Categories to organize meditations from Vedic,

Buddhist and Chinese traditions. *Consciousness and Cognition* 19, Nr. 4 (Dezember 2010), S. 1110–1118.

2. Fred Travis und Niyazi Parim – Default mode network activation and Transcendental Meditation practice: Focused Attention or Automatic Self-Transcending? *Brain and Cognition* 111 (Februar 2017), S. 86–94.
3. American Association for the Advancement of Science – New study shows Transcendental Meditation improves brain functioning in ADHD students. *EurekAlert!*, 26. Juli 2011.
4. American Association for the Advancement of Science – Research validates the defining hallmark of Transcendental Meditation – effortlessness. *EurekAlert!*, 4. November 2016.
5. Moby – Moby on Meditation: As a profoundly lazy person, I appreciate TM. *Transcendental Meditation: Latest News & Opinions,* 19. Mai 2014.
6. Lorenza S. Colzato, Ayca Szapora und Bernhard Hommel – Meditate to Create: The Impact of Focused-Attention and Open-Monitoring Training on Convergent and Divergent Thinking. *Frontiers in Psychology,* 18. April 2012.
7. Fred Travis, 2011 – The Transcendental Meditation Technique and Creativity: A Longitudinal Study of Cornell University Undergraduates. *The Journal of Creative Behavior* 13, Nr. 3 (September 1979), S. 169–180.
8. David Lynch – *Catching the Big Fish.* Alexander Verlag, Berlin 2016, S. 59 ff.

9. Emily Ionson et al. – Effects of Sahaj Samadhi meditation on heart rate variability and depressive symptoms in patients with late-life depression. *The British Journal of Psychiatry* 214, Nr. 4 (April 2019), S. 218–224.

14. Kapitel: Alles hängt zusammen

1. Wenjamin Rosenfeld et al. – Event-Ready Bell Test Using Entangled Atoms Simultaneously Closing Detection and Locality Loopholes. *Physical Review Letters* 119, Nr. 1 (Juli 2017).

Dank

Diese Phase meines Lebens war erfüllt von vielen Höhen und noch mehr Tiefen. Es war eine Phase, in der das Universum mich antrieb, die Kraft in mir zu finden, eine neue Realität für mich aufzuzeichnen und mitzugestalten. Diese Phase und dieses Buch sind Zeugen der unsichtbaren Kraft und Intelligenz hinter allem in meinem Leben.

Mein größter Dank gilt also der Kraft, die an meiner Seite war, egal, was ich tat oder nicht tat, egal, ob ich mir ihrer bewusst war oder nicht.

Es wäre eine Übertreibung zu sagen, dieses Buch sei von Rajshree Patel verfasst. Ohne die Lehren und die unermessliche Liebe von Sri Sri Ravi Shankar gäbe es dieses Buch definitiv nicht.

Darüber hinaus stehen die zahllosen »Munchkins«, »Chotus« und »Chickens« ganz oben auf der Liste meiner Dankbarkeit, die zu diesem Buch beitrugen, entweder durch ihre An- oder Abwesenheit.

Ausdrücklich möchte ich einigen Menschen danken, die bei der Geburt dieses Buchs anwesend waren, insbesondere während der letzten Wehen.

Koesma, danke für dein offenes Herz und Heim.

Reshma, danke, dass du meine Augen und Ohren warst.

Sushmita und Pramod, danke, dass ihr mich »adoptiert« habt.

Kanan, danke für die Freude, die du in mein Leben bringst.

Ale, Renata und mein italienischer Bruder, danke, dass ihr stets Ja sagt und mich ermutigt habt, diese wunderschönen Weisheiten zu verbreiten.

Michael Edlestein, danke, dass du mein »großer Bruder« warst und mich mit deiner Güte aufgepäppelt hast.

Carolyn Gregoire, danke für deine helfenden Hände und dass du einen »Rüssel« hieltest, als du dich in Ganesha verwandeltest.

Giles Anderson, danke, dass du meine Stimme der Vernunft warst.

Und schließlich möchte ich meiner Familie danken. Ich liebe euch!

Papa, du warst mir Vorbild, wie ein Löwe zu leben, indem du deinen ganz eigenen Weg gingst. Du hörst sicher gern, dass du recht behalten hast. Die Welt ist nicht schwarz oder weiß. Ich wünschte, du wärst noch am Leben, um diese Worte persönlich zu hören.

Mama, deine gewaltigen Opfer und deine Resilienz durchziehen dieses Buch.

Hemant und Sweta, ich schulde euch großen Dank, dass ihr euch um Mama und Papa gekümmert habt. Euer Einsatz verlieh mir Freiheit.

Paresh und Chaula, eure Bereitschaft, etwas zu riskieren, euch in Sachen hineinzuwerfen, euch zu kümmern und immer euer Bestes zu geben, inspiriert mich auf eine Weise, die ihr nie erahnen werdet.

Kamlesh, voller Ehrfurcht bewundere ich, wer du bist, eine gewaltige liebende Kraft, dich sich um jedes einzelne Mitglied unserer Familie kümmert. Du hast mir den Rücken freigehalten, damit ich meine Träume verfolgen konnte.

Scottie, ich weiß, es war nicht einfach für dich, der Schleppkahn zu sein, während ich mich in meine Höhle verkroch. Ohne deine Resilienz, dein sanftes und stilles Herz wäre ich heute nicht, wo ich bin.

Über die Autorin

Rajshree Patel ist eine international tätige Selbsterfahrungs-Coachin, Lehrerin und Rednerin. In mehr als fünfunddreißig Ländern unterwies sie Hunderttausende Menschen in Meditation, Achtsamkeit, Atemtechniken und weiteren uralten Methoden, die uns Zugang zu unserer angeborenen Energie, zu Kreativität und innerer Erfüllung ermöglichen.

Patel kam in Uganda zur Welt und wuchs im ländlichen Indien sowie in New York auf. Sie arbeitete als Staatsanwältin und Bezirksstaatsanwältin in Los Angeles, als eine zufällige Begegnung mit dem spirituellen Meister Sri Sri Ravi Shankar ihr Leben veränderte. Von den Strafgesetzen wandte sie sich den universalen Gesetzen des Lebens zu und verbrachte Hunderte Stunden mit Shankar, um direkt von ihm die Lehren der Veden zu erfahren.

In den folgenden drei Jahrzehnten gründete sie mehr als sechshundert Meditationszentren, bildete Tausende Lehrer für die Art of Living Foundation aus und war damit eine treibende Kraft für deren Expansion zu einer weltweit tätigen gemeinnützigen Organisation im Bereich Selbstentfaltung und humanitäre Hilfe.

Mit ihrer einzigartigen Mischung aus Intuition, Humor und uralten Techniken hat sie unzähligen Menschen mit unterschiedlichstem Hintergrund – vom Regierungschef bis zur Hausfrau – ein tieferes Verständnis für die

Funktion des Geistes, für Stressabbau sowie berufliche und private Resilienz ermöglicht. Sie hielt Vorträge und Seminare bei NBCUniversal, IBM, LinkedIn, Gap, der Weltbank, Shell, Morgan Stanley, der Harvard University, den Vereinten Nationen, UNESCO und vielen anderen.

RajshreePatel.com

Register